临床儿科疾病诊治

张炳坤◎著

吉林科学技术出版社

图书在版编目（CIP）数据

临床儿科疾病诊治/张炳坤著.--长春:吉林科
学技术出版社，2024.5
ISBN 978-7-5744-1304-7

Ⅰ.①临…Ⅱ.①张…Ⅲ.①小儿疾病 – 诊疗Ⅳ.
①R445

中国国家版本馆 CIP 数据核字(2024)第 089035 号

临床儿科疾病诊治

著	张炳坤
出 版 人	宛 霞
责任编辑	隋云平
封面设计	刘梦杏
制 版	刘梦杏
幅面尺寸	185mm × 260mm
开 本	16
字 数	303 千字
印 张	13
印 数	1~1500 册
版 次	2024年5月第1版
印 次	2024年12月第1次印刷

出 版	吉林科学技术出版社
发 行	吉林科学技术出版社
地 址	长春市福祉大路5788号出版大厦A座
邮 编	130118
发行部电话/传真	0431–81629529 81629530 81629531
	81629532 81629533 81629534
储运部电话	0431–86059116
编辑部电话	0431–81629510
印 刷	三河市嵩川印刷有限公司

书 号	ISBN 978-7-5744-1304-7
定 价	75.00元

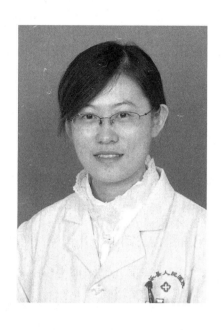

　　张炳坤，女，1983年出生，2007年毕业于山东第二医科大学，临床医学专业，大学本科学历，现任山东第二医科大学附属昌乐县人民医院儿二科副主任，儿科学教研室副主任（主持工作），主治医师，现任潍坊市预防医学会儿童保健委员会委员，潍坊市预防医学会小儿心血管与呼吸病专业委员会委员，潍坊市预防医学会儿童感染与重症疾病预防与控制委员会委员。17年来一直从事儿科临床及教学工作，临床工作中一直始终坚持"以病人为中心"的服务理念，爱岗敬业，立足本质工作，始终把患儿的需求放在第一位，对儿科常见病、多发病及有丰富的治疗经验。教学工作中一直秉承"以学生为中心"的理念，积极参与教学改革，培养了数届医学生。现已发表论文十余篇，著作2部，主持参与科研课题四项，已截题2项。

前　言

　　《临床儿科疾病诊疗》本书从儿科基础知识为出发点，介绍了儿科临床常见病的临床诊治，主要包括新生儿疾病、呼吸系统、心血管系统、消化系统、血液系统、泌尿系统、神经系统、内分泌系统的病因、临床表现、诊断与治疗以及消化内科常见病的中医治疗。本书旨在拓宽临床儿科工作者在儿科病研究中的思路，使儿科中、西医师在诊治技巧上得到进一步深入和提高，力求为基层儿科医师提供一本较为系统的参考书。

　　本书在编撰过程中，参阅了大量相关专业文献书籍，对稿件进行了多次认真的修改。但由于编写经验不足，加之编写时间有限，书中如存在遗漏之处，敬请广大读者提出宝贵的修改建议，以期再版时修正完善！

目　　录

第一章　新生儿疾病

第一节　早产和早产儿

世界卫生组织确定的早产儿定义为:任何胎龄小于 37 周的新生儿。美国 1997 年的报道显示早产儿的发生率为 7.5%,国内一般报道早产儿的发生率为 5%～8%。早产儿死亡率与胎龄和体重有关,胎龄愈低,体重愈低,死亡率愈高。近年来,随着医疗护理技术的进步,早产儿死亡率逐年降低。

一、生理与解剖特点

(一)外部特点

1.头面部特点

早产儿头大,头部与身体的比值高于正常新生儿达 1:3;前后囟宽大,骨缝明显分离(非脑水肿或颅压增高的表现);头发呈短绒毛状,色黄,且缺乏光泽;耳郭软,缺乏软骨,可以紧贴在头颅上,部分低胎龄早产儿的耳郭可以呈折叠状。

2.皮肤

早产儿皮肤薄嫩,呈鲜红色,部分早产儿皮肤有明显的水肿,胎龄愈小的早产儿皮肤下血管愈清晰可见;胎脂多于正常足月儿,胎龄愈小,胎脂愈多;皮下脂肪少,并与胎龄大小成正比;指、趾甲软,并且不超过指、趾端。足底纹少,仅在足前部可见少数跖纹,足跟光滑。

3.胸腹部

胸部呈明显的圆筒状,肋间肌无力,吸气时可以出现明显的胸壁凹陷,呼吸主要依靠膈肌的升降,呈明显腹式呼吸;乳晕浅,乳房小结较小或不明显,与胎龄大小成正比;腹部呈较明显的蛙状腹,腹壁肌层薄,部分早产儿可有脐疝。部分早产儿进食后可见肠型(非腹胀或肠梗阻的表现)。

4.生殖器

男婴的睾丸可完全未降或单侧未降,女婴的大阴唇不能遮盖小阴唇。

5.四肢

早产儿的四肢肌张力明显低下,很少呈正常足月儿的屈曲状,随着胎龄的增加,四肢肌张力逐渐增加。

（二）各脏器及系统特点

1.呼吸系统

早产儿呼吸系统及其中枢发育不完善，呼吸功能不稳定，呼吸浅快而不规则，呼吸做功差；呼吸肌发育不完善，肋骨活动差，吸气无力，可引起肺膨胀不全；肺泡数量少，通过加快呼吸频率以弥补通气不足；肺泡Ⅱ型上皮细胞包括功能和数量均不足，容易发生肺表面活性物质产生不足，引起肺泡表面张力增加而发生肺透明膜病。1/3 以上的早产儿发生呼吸暂停，胎龄愈小，发生率愈高。部分早产儿可以发生喂奶后暂时性发绀，可能与进食后腹压升高，膈肌活动减弱，导致腹式呼吸减弱有关。红细胞内碳酸酐酶缺乏，由碳酸分解成二氧化碳的量减少，而体内二氧化碳是刺激呼吸的重要内源性物质，也是导致早产儿呼吸暂停和发绀的原因。咳嗽反射弱，排出气管内分泌物时发生困难，容易导致肺不张或吸入性肺炎，也可在患肺炎后恢复时间延长。

2.循环系统

部分早产儿可发生动脉导管开放（PDA），特别在患呼吸窘迫综合征或呼吸衰竭时多见，重者可引起持续肺动脉高压症（PPHN）。

3.消化系统

胎龄愈小，吸吮能力愈差，胃容量愈小，糖原储备愈少，容易发生低血糖。吞咽反射不协调，贲门括约肌松弛，胃容量小，早产儿容易发生溢乳和呛咳。消化酶发育的结果使早产儿对蛋白质的消化能力较强，而对脂肪的消化能力较弱，对脂溶性维生素的吸收较差。新生儿出血性坏死性小肠结肠炎在早产儿中的发生率较高。肝脏功能不成熟，葡萄糖醛酸转移酶的数量和活性均低，对胆红素的代谢能力低，造成生理性黄疸持续时间长，黄疸程度严重，甚至可以发生核黄疸。肝脏合成蛋白质的能力也不足，容易造成水肿，增加感染和核黄疸发生的危险性。

4.神经系统

胎龄与神经系统的发育成正比，早产儿的觉醒程度低于正常足月新生儿，对包括光、声音等的外界刺激的反应能力低下，各种反射也较弱或不完全，如拥抱反射不能完全引出。肌张力低，胎龄愈小，肌张力愈低。脑室管膜下存在着未完全退化的胚胎生发层，其中具有丰富的缺乏支撑的毛细血管，很容易发生脑室管膜下出血；脑内血管床对缺氧的耐受性差，容易发生脑实质内出血。

5.血液系统

胎龄愈小，贫血的发生时间愈早，这与早产儿红细胞的寿命更短、促红细胞生成素水平低下、生长迅速、体内储铁量不多等有关。肝脏内储存的维生素 K_1 量少，各种肝脏依赖的凝血因子合成能力低下，容易导致出血或出血后凝血缓慢；血小板数低于足月新生儿，血管脆弱，也容易造成出血。外周血中红细胞数量较高的持续时间长于足月新生儿。

6.泌尿系统

肾小球和肾小管的发育不成熟，肾小球滤过率低，浓缩功能差，因而需要比足月新生儿更多的水分，以完成对溶质（如尿素、氯、钾、磷等）的排出。肾小管重吸收葡萄糖的阈值低，尿糖阳性率高。

7.代谢

基础代谢率低,体温调节能力差,不能维持稳定的正常体温,故需要在暖箱内生活一段时间。糖原储备少,肝脏将糖原转化为葡萄糖的能力弱,血糖较足月新生儿低;皮下脂肪少,体表面积大,散热量大;摄食能力差,热能供应相对不足。新生儿产热依赖棕色脂肪的分解,但是早产儿棕色脂肪的含量少,同时肌张力低且缺乏活动和寒战反应,均影响产热,所以早产儿容易发生硬肿症。体温中枢发育不完善,汗腺发育不全,均可导致早产儿容易随周围环境温度的变化而出现低体温或高热。酸碱平衡的调节功能差,早产儿容易发生代谢性酸中毒,尤其在生后3～4周,这与肾脏排泄固定酸的能力低下有关。

8.免疫系统

由于提前出生导致早产儿在孕晚期通过胎盘从母体获得的 IgG 量减少,以致对特异性感染的抵抗能力下降。早产儿发生败血症和脑膜炎的机会是足月新生儿的 4 倍,败血症死亡率高达 30%。由于接受较多的侵入性诊治措施,如气管插管、静脉留置针等,容易发生医源性感染。

二、早产儿的管理

(一)早产儿管理的内容

1.保暖

早产、低出生体重儿保暖设备主要是暖箱。中性温度的选择,根据小婴儿日龄和体重不同时最低耗氧量且能维持正常体温所需的环境温度,低于或高于 2℃ 都会影响婴儿的代谢和体温。暖箱湿度一般为 60%～80%,胎龄和出生体重越低相对湿度越高。

2.监测生命体征

(1)皮肤颜色。观察是否红润,经皮测血氧饱和度是否正常,如果发绀,氧饱和度<90% 应吸氧,同时监测,避免高浓度吸氧。如果氧气浓度>40%,仍不能维持,除外青紫型先天性心脏病或同时伴有呼吸困难,频发性呼吸暂停,应立即应用呼吸机治疗。

(2)自主呼吸。观察呼吸是否规律,有无呼吸困难,对于<32 周早产儿可应用肺泡表面活性物质(PS)预防呼吸窘迫综合征(Respiratory distress syndrome, RDS)的发生,对于出现发绀、呻吟、呼吸困难的早产儿应立即应用 PS 和呼吸机治疗。

(3)循环。监测心率和血压的变化。

3.其他

(1)及时开放静脉通道。

(2)监测血糖血气变化。

(3)保持适宜的环境温度,保持舒适体位,减少噪声、光线、疼痛等刺激。

(二)早产儿管理的原则

早产儿管理的原则如下。

(1)遵循全面、有序的原则。

(2)重视并发症的处理。

(3)结合病因,有针对性地进行管理。

(4)不要忽视晚期早产儿。

(5)要重视早期早产儿的随访。

三、近足月儿问题

近足月儿又称晚期早产儿,即34～36周早产儿。近足月儿介于早产和足月之间,往往被认为与足月新生儿无差异而忽视对其监护。这些婴儿虽然孕周较大、各脏器功能较<34周的早产儿相对成熟,但近足月儿在生后最初的12h内,出现低血糖和低体温的危险性较高。与足月儿比,近足月儿肺内液体清除较慢,肺表面活性物质较少;近足月儿发生猝死综合征的危险是足月儿的2倍;近足月儿消化道蠕动较慢,括约肌控制力发育不全,导致吸吮及吞咽能力不能很好地协调发展;近足月儿生理性黄疸持续时间更长。复旦大学附属儿科医院研究提示近足月儿与足月儿在一般情况如孕期并发症率、分娩方式、羊水异常率、性别构成比、出生体重和新生儿重度窒息率及轻度窒息率和阿普加(Apgar)评分均没有差异,但是近足月儿更易出现呼吸困难、体温不稳定、低血糖、黄疸及呼吸暂停等临床表现,导致住院时间延长,有47.7%的近足月儿发生呼吸困难,原因有吸入性肺炎、湿肺和RDS,这些疾病的发生率明显高于足月儿。脑发育在胎龄35周时,脑重只有足月儿的60%,在孕期最后四周神经轴突、少突胶质细胞、星形胶质细胞、小胶质细胞急剧增加。有研究发现,19%～20%近足月儿在8岁时有明显的行为问题。由于近足月儿的特殊性,而剖宫产又使这些患儿大量产生,由此而产生的一系列临床问题值得关注和思考。

(一)常见问题

1.体温不稳定及早期低血糖

近足月儿在出生后头12h易出现体温不稳定及低血糖,可能会加重呼吸困难。

2.心肺系统

由于肺内液体清除不足,表面活性物质的缺乏,易出现RDS。然而需要较严格的标准来鉴别RDS和肺炎。

研究显示,近足月儿发生婴儿猝死综合征的危险度是足月儿的2倍。

3.消化系统

胎儿消化道的发育持续于整个孕期。近足月儿可较快地适应对多糖、蛋白质、脂类的吸收、消化。但是,整个消化道的发育与足月儿相比仍不成熟,在出生后前几周易引起吸吮与吞咽功能不协调,延迟成功的母乳喂养,体重不升、脱水等。

4.脑发育

近足月儿与足月儿相比脑发育明显不成熟,在胎龄35周时,脑重只有足月儿的60%且脑表面积显著减少。在孕期最后4周神经轴突、少突胶质细胞、星形胶质细胞、小胶质细胞急剧增加。

5.高胆红素血症

近足月儿发生高胆红素血症明显高于足月儿且持续时间长,故其发生胆红素引起的脑损伤的危险性升高。

6.药理学及药物治疗

现在几乎没有34～40周胎龄儿关于药物清除率的逐周成熟度的研究。如果对近足月儿的用药是基于足月儿的资料,则会由于药物剂量与肝肾发育不成熟而对药物清除不足不适应。

7.住院管理

尽管美国儿科学会推荐38～42周单胎儿可早期出院,但是许多近足月儿出院也较早,通常在生后24h内。但是在此期间近足月儿仍有许多问题需要解决,如黄疸、喂养困难等。

8.长期预后

目前关于近足月儿长期神经发育状态的研究很少,因此,我们尚不知道近足月儿神经功能障碍的确切发生率。有一个869名低出生体重儿的研究发现,19%～20%近足月儿在8岁时有明显的行为问题。

(二)近足月儿家长应知道的问题

1.喂养

近足月儿喂奶的速度要慢些,其配方奶应有别于足月儿。一旦出现拒乳,甚至是奶量减少都应与医院联系。有一些近足月儿会有母乳喂养困难的问题,应及时向医护人员寻求帮助。

2.睡眠

近足月儿睡眠时间相对较长,可能在需要喂养时仍处于睡眠状态,应间隔3～4h唤醒喂奶。

3.呼吸

足月儿有较高的发生呼吸困难的危险性,如果婴儿有呼吸问题的倾向,应与医院联系。

4.体温

近足月儿由于皮下脂肪较少,其调节体温的能力不如足月儿,易出现体温不稳定。所以室温应该暖和以保证婴儿的正常体温。应比成人多穿一层衣服。

5.黄疸和感染

近足月儿更易出现黄疸,高胆红素血如果诊断处理不及时可能导致脑损伤。故出院前应对黄疸进行筛查,出院后24～48h或者任何时候出现皮肤黄染或喂养困难。都应与医院联系。

近足月儿免疫系统不成熟,易发生感染,一旦出现感染相关的症状,如发热、喂养困难,应及时就诊。

第二节　新生儿窒息

新生儿窒息是指由于出生前、出生时或生后的各种病因使新生儿出生后不能建立正常呼吸,引起缺氧并导致全身多脏器损害。正确的复苏是降低新生儿窒息死亡率和伤残率的主要手段。

一、发生率

新生儿窒息是导致全世界新生儿死亡、脑瘫和智力障碍的主要原因之一。世界卫生组织

2005 年的统计数字表明,每年 400 万的新生儿死亡中约有 100 万死于新生儿窒息,亦即新生儿窒息导致的死亡已经占到了新生儿死亡的 1/4。

我国妇幼卫生监测显示,2005 年新生儿死亡率为 19.0‰。前三位的死因为早产和低体重、窒息、肺炎,窒息占第二位。2005 年我国 5 岁以下儿童因窒息死亡的比例占 20.5%,为第二大致死原因。中国残联等有关部门 2003 年年底的一项抽样调查结果显示,每年新增 0～6 岁残疾儿童为 19.9 万,在五类残疾儿童中,智力残疾占 54.2%。智力残疾原因依次为:出生时窒息、早产、宫内窘迫等,出生时窒息为智力残疾的首位原因。

二、病因

新生儿窒息是由于出生前、出生时或出生后的各种病因引起气体交换障碍,使新生儿出生后不能建立正常的自主呼吸。因此,凡使胎儿或新生儿血氧浓度降低的因素都可引起窒息。缺氧可出现于妊娠期,但绝大多数出现在产程开始后。若缺氧发生较早且严重,可致胎死宫内;若发生在产程中或产后,则为出生时窒息或出生后的新生儿窒息。出生前和产程中的高危因素可以造成胎儿宫内缺氧,与新生儿窒息的发生密切相关。有报道存在产前高危因素时,新生儿窒息的发生率可达 70%,应高度重视,做好复苏的准备。

由于有如下特点,早产儿更容易发生窒息及其并发症:

(1)肺部缺乏肺表面活性物质,会导致通气困难。

(2)脑发育不完善,可能会减少对呼吸的驱动。

(3)肌肉张力低,可能会使自主呼吸更困难。

(4)皮肤薄,体表面积大,皮下脂肪少,所以热量丢失快。

(5)大脑血管脆弱,应激时可能导致出血。

(6)血容量少,增加了对失血所致低血容量的敏感性。

(7)不成熟的组织更易受过度氧气的损害。

(8)免疫功能差,易受感染。

因此,对早产儿分娩应更重视,积极复苏,防止并发症。

三、病理生理

(一)呼吸暂停的概念

实验室研究显示,新生儿围生期窒息的首要症状是呼吸停止。经历如下演变过程。

1.原发性呼吸暂停

胎儿或新生儿缺氧时,先有呼吸运动加快,若缺氧继续,则呼吸运动停止,心率减慢,此为原发性呼吸暂停。此阶段若给予刺激(如擦干全身或拍打足底),能使新生儿重新出现呼吸。

2.继发性呼吸暂停

如原发性呼吸暂停期间,心肺受累持续存在,新生儿会有多次短暂的喘息样呼吸,心率继续下降,同时血压开始下降,呼吸越来越弱,在一次深呼吸后进入继发性呼吸暂停。在此阶段,心率、血压及血氧饱和度均持续下降,新生儿对外界刺激无反应,此时必须给予正压通气。

出生时很难确定新生儿已有缺氧和(或)循环损害多长时间,体格检查不能区分原发性和继发性呼吸暂停。而对刺激的反应能帮助估计缺氧开始的时间。如刺激后立即开始呼吸,是处于原发性呼吸暂停阶段;如刺激后仍无呼吸,则为继发性呼吸暂停,必须开始呼吸支持。通常,新生儿继发性呼吸暂停的时间越久,恢复自主呼吸所需要的时间越长。一旦正压通气建立,大多数窒息新生儿的心率会迅速改善。如有效的正压通气不能使心率迅速增加,则缺氧可能已经导致心肌受累,并且血压已经降低到危险水平,需要心脏按压,还可能需要药物复苏。

(二)出生前后肺和肺循环的改变

胎儿期由于氧的供应来自胎盘,胎儿只有很少部分的血液流经胎肺。胎肺不含气,肺泡内充满了液体,灌注胎肺的小动脉因胎儿氧分压低而处于收缩状态。由于胎肺血管收缩和血流阻力增加,来自右心室的血液无法进入肺,大部分通过阻力低的旁路(即动脉导管)流入主动脉。

出生后新生儿不再与胎盘相连,只能靠肺呼吸作为氧气的唯一来源。所以肺泡内液体必须被吸收并被空气所替代。1/3肺液出生时经产道挤压由口鼻排出,其余由肺部淋巴组织吸收。由于空气提供充足的氧(21%),肺泡充气和氧含量增加,肺血管扩张并降低了血流阻力。脐动脉收缩和脐带结扎后,脐动脉和脐静脉的关闭去除了低阻力的胎盘循环并提高了体循环的血压。体循环血压的升高使肺动脉压力低于体循环,导致肺血流增加,通过动脉导管的血流减少。

虽然正常过渡的步骤发生在出生后几分钟之内,但整个转变过程要数小时,甚至几天才能完成。研究发现,足月儿的正常过渡需要10min才能达到氧饱和度90%或以上。动脉导管关闭要到生后12~24h,肺血管的完全扩张要数月之后。

(三)窒息时缺氧及肺灌注减少

窒息的新生儿出生未能建立正常的呼吸,肺泡未扩张,肺液不能排出,不能进行气体交换,造成缺氧。窒息时血氧饱和度下降、酸中毒,使新生儿肺内小动脉仍保持收缩状态,动脉导管继续开放,血液不经肺而进入主动脉,即使肺泡开放,氧气也不能进入血液,从而加重缺氧。

窒息造成的低氧血症引起多脏器损害,尤其是呼吸中枢供氧不足加重呼吸抑制。故正压通气改善全身缺氧,尤其是改善呼吸中枢缺氧是窒息复苏的关键措施。

四、临床表现

(一)胎儿缺氧表现

先出现胎动增加、胎心增快,胎心率≥160次/min;晚期则胎动减少(<20次/12h),甚至消失,胎心减慢,胎心率<100次/min,严重时甚至心脏停搏;窒息可导致肛门括约肌松弛,排出胎便,使羊水呈黄绿色。

(二)窒息程度判定

Apgar评分是临床评价出生窒息程度的经典而简易的方法。

1.时间

分别于生后1min和5min进行常规评分。1min评分与动脉血pH相关,但不完全一致,如母亲分娩时用麻醉药或止痛药使新生儿生后呼吸抑制,Apgar 评分虽低,但无宫内缺氧,血气改变相对较轻。若 5min 评分低于 8 分,应每 5min 评分一次,直到连续 2 次评分大于或等于 8 分为止;或继续进行 Apgar 评分直至生后 20min。

2.Apgar 评分内容

包括皮肤颜色、心率、对刺激的反应、肌张力和呼吸。这样,Apgar 也与上述 5 个英文单词的字头对应。评估标准:每项 0～2 分,总共 10 分(表 1-2-1)。

表 1-2-1 新生儿 Apgar 评分标准

体征	评分标准值			评分时间	
	0	1	2	1min	5min
皮肤颜色	青紫或苍白	躯干红,四肢青紫	全身红		
心率(次/min)	无	<100	>100		
弹足底或插鼻管后反应	无反应	有些皱眉动作	哭,喷嚏		
肌张力	松弛	四肢略屈曲	四肢活动		
呼吸	无	慢,不规则	正常,哭声响		

3.评估标准

每项 0～2 分,总共 10 分。1min Apgar 评分 8～10 分为正常,4～7 分应密切注意窒息的可能性,0～3 分为窒息。

4.评估的意义

1min 评分反映窒息严重程度;5min 及 10min 评分除反映窒息的严重程度外,还可反映复苏抢救的效果。

5.注意事项

应客观、快速及准确地进行评估;胎龄小的早产儿成熟度低,虽无窒息,但评分较低;单凭 Apgar 评分不应作为评估低氧或产时窒息以及神经系统预后的唯一指标。

(三)并发症

由于窒息程度不同,发生器官损害的种类及严重程度各异。常见并发症有如下几种:①中枢神经系统:缺氧缺血性脑病和颅内出血;②呼吸系统:胎粪吸入综合征、呼吸窘迫综合征及肺出血;③心血管系统:缺氧缺血性心肌损害(三尖瓣闭锁不全、心力衰竭、心源性休克);④泌尿系统:肾功能不全或衰竭及肾静脉血栓形成等;⑤代谢方面:低血糖、低钙及低钠血症等;⑥消化系统:应激性溃疡和坏死性小肠结肠炎等。

五、辅助检查

对宫内缺氧胎儿,可通过羊膜镜了解胎粪污染羊水的程度或在胎头露出宫口时取胎儿头皮血进行血气分析,以估计宫内缺氧程度;生后应检测动脉血气、血糖、电解质、血尿素氮和肌酐等生化指标。

六、诊断

目前,我国新生儿窒息的诊断及程度判定仍依赖单独 Apgar 评分,但由于 Apgar 评分受多种因素的影响,单凭 Apgar 评分并不能准确诊断窒息及预测神经发育结局。因此,1996 年,美国儿科学会(AAP)和妇产科学会(ACOG)将围生期窒息定义为:①严重的代谢性酸中毒(pH<7);②5min 后 Apgar 评分仍≤3 分;③有新生儿脑病表现;④伴有多器官功能障碍。

七、窒息复苏

(一)复苏的准备

1.医务人员的配备

每个婴儿出生时,应做好复苏的准备,至少要有 1 名熟练掌握复苏技能的医务人员在场,应掌握正压人工呼吸、气管插管、胸外按压及药物的使用等技能。还应有一名助手,掌握除插管以外的复苏技能。如果预计复苏情况较为复杂,可能还需要其他人员的协助。

2.器械和用品的准备

产房内应备有整个复苏过程所必需的、功能良好的全部器械。预计新生儿高危时,应将器械打开备用。

常用的器械和用品如下:

(1)吸引器械。吸引球囊、吸引器和管道、吸管(5F 或 6F、8F、10F、12F)、胃管(8F)及注射器(20mL)、胎粪吸引管。

(2)正压人工呼吸器械。新生儿复苏气囊(气流充气式或自动充气式气囊)或 T 组合复苏器、不同型号的面罩(最好边缘有软垫)、配有气流表和导管的氧源。

(3)气管内插管器械。带直镜片的喉镜(0 号,早产儿用;1 号,足月儿用)、喉镜的备用灯泡和电池、不同型号的气管导管、金属芯、剪刀、气管导管的胶带或固定装置、酒精棉球。有条件者准备喉罩气道、二氧化碳监测器。

(4)其他。辐射保暖台或其他保暖设备、温暖的毛巾、无菌手套、时钟、听诊器(最好新生儿专用)、胶布。有条件者准备空氧气混合仪、脉搏氧饱和度仪。

3.药品和给药的准备

1:1000 肾上腺素,用前配成 1:10000(0.1mg/mL)等渗晶体液(生理盐水或乳酸林格液)。纳洛酮 0.4mg/mL(每安瓿 1mL)或 1.0mg/mL(每安瓿 2mL)。葡萄糖 10%,250mL。注射用水。脐血管插管用品:消毒手套、解剖刀或剪刀、碘酒溶液、脐带胶布、脐导管(3.5F、5F)、三通管、注射器(1、3、5、10、20、50mL)、针头。

(二)复苏方案

新生儿窒息目前采用的复苏方案为 ABCD 方案。

A:建立通畅的气道。

B:建立呼吸,进行正压人工通气。

C:进行胸外心脏按压,维持循环。

D：药物治疗。

大约 90% 的新生儿可以毫无困难地完成宫内到宫外环境的过渡。他们需要少许帮助或根本无须帮助就能开始自主且规则的呼吸。约有 10% 的新生儿在出生时需要一些帮助才能开始呼吸；约有 1% 需要使用各种复苏措施才能存活。

（三）复苏的实施

1.快速评估

出生后立即用几秒的时间快速评估以下 4 项指标：

（1）是否足月儿。早产儿常常由于肺发育不成熟、肌肉无力而不能进行有效的呼吸，而且生后不能很好地保持体温，因此，应当将早产儿与母亲分开并在辐射保暖台对其进行评估和初步复苏。

（2）羊水是否清亮。羊水正常是清亮的，如羊水有胎粪污染则不清亮，常是宫内缺氧的结果。如羊水胎粪污染且新生儿"无活力"，则应气管插管，将胎粪吸出。

（3）是否有哭声或呼吸。是判断新生儿有无窒息的最重要指标，观察新生儿胸部就可以看出是否有呼吸，有力的哭声也说明有呼吸。喘息是在缺氧或缺血时发生的一系列单次或多次深吸气，说明有严重的呼吸抑制。

（4）肌张力是否好。也是判断新生儿有无窒息的重要指标，健康足月新生儿应四肢弯曲且活动很好。

如以上任何一项为"否"，则需要进行以下初步复苏。

2.初步复苏

（1）保温。将新生儿放在辐射保暖台上或因地制宜采取保温措施，如用预热的毯子裹住婴儿以减少热量散失、将床垫预热、提高环境温度等。

早产儿，尤其是极低出生体重儿（VLBW），即使用传统的措施减少热丢失，仍会发生低体温。因此，对体重 <1500g 的 VLBW 推荐如下保温措施：放婴儿于辐射源下，同时用透明的薄塑料布覆盖，防止散热。但以上保温措施不应影响复苏措施如气管插管、胸外按压、开放静脉等进行。

（2）建立通畅的呼吸道。①摆正体位。新生儿应仰卧，颈部轻度仰伸到"鼻吸气"位置，使咽后壁、喉和气管成直线，可以让空气自由出入。应注意勿使颈部伸展过度或不足，这两种情况都会阻碍气体进入。②吸引。胎儿娩出后，用吸球或吸管（8F 或 10F）先清理口咽和鼻腔分泌物。过度用力吸引可能导致喉痉挛和迷走神经性的心动过缓及延迟自主呼吸的开始。应限制吸管的深度和吸引时间（<10 秒），吸引器的负压不超过 13.3kPa（100mmHg）。③羊水胎粪污染时的处理。对羊水胎粪污染的新生儿首先判断有无活力："有活力"的定义是哭声响亮或呼吸规则，肌张力好，心率 >100 次/min。对羊水胎粪污染"有活力者"不需气管插管吸引胎粪。对羊水胎粪污染"无活力者"，即无呼吸或喘息样呼吸，肌张力低下，心率 <100 次/min（3 项具备 1 项即可）的新生儿，应生后即刻气管插管吸引胎粪。④气管插管吸引胎粪的方法。插入喉镜，用 12F 或 14F 吸管清洁口腔和后咽部，直至看到声门。将气管导管插入气管，将气管导管经胎粪吸引管与吸引器相连，边吸引边慢慢（3″～5″）拔出气管导管，必要时可重复操作。

（3）擦干。快速擦干全身。吸引在前，擦干在后。

(4)刺激。用手拍打或手指弹患儿的足底或摩擦背部 2 次以诱发自主呼吸,如无效,表明新生儿处于继发性呼吸暂停,应继续进行复苏,初步复苏需时 30 秒。

3.正压通气

新生儿复苏成功的关键是建立充分的正压通气。

(1)指征。①呼吸暂停或喘息样呼吸。②心率<100 次/min。

2011 年新指南不再评估肤色,如有呼吸困难和(或)持续中心性发绀或氧饱和度监测有低氧血症,可常压给氧或给持续气道正压通气(Continuous positive airway pressure,CPAP),特别是早产儿。

(2)有关正压通气用氧的推荐。建议有条件的医疗单位在产房添置脉搏氧饱和度仪和空氧混合仪。无论足月儿或早产儿,正压通气均要在氧饱和度仪的监测指导下进行。足月儿可以用空气开始进行复苏,早产儿开始给 30%～40%的氧,用空氧混合仪根据氧饱和度调整给氧浓度,使氧饱和度达到流程图所列的标准值。

脉搏氧饱和度仪的传感器应放在导管前位置(即右上肢,通常是手腕或手掌的中间表面)。在传感器与仪器连接前,先将传感器与婴儿连接有助于最迅速地获得信号。

如暂时无空氧混合仪,可用接上氧源的自动充气式气囊去除储氧袋(氧浓度为 40%)进行正压通气。如果有效通气 90 秒心率不增加或氧饱和度增加不满意,应当考虑氧浓度提高到 100%。

(3)正压人工呼吸的实施。①通气压力需要 20～25cmH$_2$O(1cmH$_2$O=0.098kPa),少数病情严重的初生儿可用几次 30～40cmH$_2$O 压力通气,以后通气压力维持在 20cmH$_2$O。②正压通气频率为 40～60 次/min(胸外按压时为 30 次/min)或略少于 1 次/秒。为帮助维持 40～60 次/min 的呼吸频率,当你给新生儿正压通气时应一边操作一边念。在念"呼吸"时挤压气囊或堵塞 T-组合复苏器的 PEEP 帽,在念"二、三"时放开,以获得适合的呼吸频率和呼吸比(1:1.5)。③有效的正压通气应显示心率迅速增快,如正压通气达不到有效通气,胸廓起伏不好,须检查面罩和面部之间的密闭性,是否有气道阻塞(可调整头位,清除分泌物,使新生儿的口张开)或气囊是否漏气,通气压力是否足够。面罩型号应正好封住口鼻,但不能盖住眼睛或超过下颌。④经 30 秒充分正压通气后,如有自主呼吸,且心率≥100 次/min,可逐步减少并停止正压通气。如自主呼吸不充分或心率<100 次/min,须继续用气囊面罩或气管插管施行正压通气,并检查及矫正通气操作。如心率<60 次/min,气管插管正压通气并开始胸外按压。⑤持续气囊面罩正压通气(>2min)可产生胃充盈,应常规经口插入 8F 胃管,用注射器抽气并保持胃管远端处于开放状态。胃管插入的长度应等于鼻梁到耳垂加上耳垂到剑突和脐之间连线中点的距离。

(4)正压人工呼吸复苏装置的应用。①自动充气式气囊:是目前最常用的复苏装置,如名称所指,在无压缩气源的情况下,可自动充气,如不挤压,一直处于膨胀状态。它的吸气峰压(PIP)取决于挤压气囊的力量,它不能提供呼气末正压(PEEP)。结构上有如下特点:a.氧与空气混合气体的出口为单向,有单向阀门,加压、吸气时打开,呼气时关闭。不能做常压给氧用。b.储氧器功用:不用储氧器,供 40%氧。用密闭式储氧器,供 100%氧;管状储氧器,供 90%氧。c.安全装置:减压阀,当压力>3.43kPa(35cmH$_2$O)时,阀门被顶开,防止过高的压力进入肺脏。

②气流充气式气囊：又称麻醉气囊，靠压缩气源来的气流充盈，不用时处于塌陷状态，当气源将气体压入气囊，且面罩紧贴面部时气囊才能充盈。PIP由进入气体的流速、气流控制阀的调节和挤压气囊的力量决定。可提供PEEP，PEEP由一个可调节的气流控制阀控制。可做常压给氧。③T-组合复苏器：是近年来国际上应用比较多的一种正压通气装置，由一个调节压力的装置和一个手控的T形管道构成。与气流充气式气囊一样，也需要压缩气源。是单手操作，操作者用拇指或其他手指堵塞或打开T-形管的开口，使气体交替进出新生儿体内，给予间断的PIP。主要优点是可提供PEEP，预设PIP和PEEP，并使PIP和PEEP保持恒定，更适于早产儿应用。④面罩的特点和有效应用：面罩有不同的形状、大小，可以用不同的材料制成。新生儿面罩的选择取决于是否适合新生儿的面部。应使面罩与新生儿的面部形成密封。面罩的周围可有或无缓冲垫。缓冲垫可使面罩与婴儿面部的形状一致，更容易形成密封，并减少对新生儿面部的损伤。

面罩分为2种形状：圆形和解剖形。解剖形面罩适合面部的轮廓，当放在面部时，它的尖端部分恰好罩在鼻上。面罩有不同的大小，适于足月儿或早产儿。面罩边缘应能覆盖下颌的尖端、口和鼻，但勿覆盖眼睛。面罩过大可损伤眼睛，且密封不好。过小不能覆盖口和鼻，且可堵塞鼻孔。

4.胸外按压

(1)胸外按压的指征。30秒有效的正压人工呼吸后，心率持续<60次/min，应在继续正压人工呼吸的同时开始胸外按压。为保证与胸外按压有效配合，应进行气管插管正压通气。

(2)胸外按压的手法。胸外按压有两种手法。①拇指法：用两个拇指按压胸骨，两手环绕婴儿胸廓，其余手指支撑其脊柱。②双指法：用一手的中指加食指或中指加无名指，用指尖压迫胸骨。无硬垫时用另一手支撑患儿背部。

两种方法各有优缺点。拇指法较可取，因为拇指法比双指法能产生更高的收缩压和冠状动脉充盈压，拇指法通常不易疲劳，且能更好地控制压迫深度。但当患儿较大而操作者的手较小时，双指法则更方便。脐血管给药时，双指法更不影响脐部操作。

(3)胸外按压的位置和深度。应在新生儿两乳头连线中点的下方，即胸骨体下1/3进行按压，注意避开剑突。下压深度为胸廓前后径的1/3。

(4)胸外按压的操作。胸外按压的下压时间应稍短于放松时间，使心脏输出量达到最大。胸外按压时拇指略弯曲，拇指或其他手指的指尖(根据使用按压方法的不同)在按压和放松的过程中，应始终不离开胸骨的压迫区。两次压迫之间，拇指或其他手指不得离开胸部。

(5)胸外按压与正压通气的配合。胸外按压要两人合作完成，一人进行正压通气，一人做胸外按压。胸外按压要与通气很好地配合，按压与通气的比例为3∶1，即每分钟按压90次，正压通气30次，共120次，每一个循环(按压3次，通气1次)需时2秒。每次正压通气后第1次按压时呼气。按压45~60秒后评估心率，如心率>60次/min，停止胸外按压，继续正压通气，如心率仍<60次/min，加用药物肾上腺素。

5.气管插管

(1)气管插管的指征。①新生儿羊水胎粪污染且无活力时需气管插管吸引胎粪。②如正压人工呼吸不能充分改善临床症状，无良好的胸廓起伏或需要正压人工呼吸持续超过数分钟时,可考虑气管插管,以改善正压人工呼吸的效果。③如须胸外按压,气管插管可有利于人工呼吸和胸外按压更好的配合,并使每次正压呼吸取得最大效率。④如需要用肾上腺素刺激心脏,在建立静脉途径前常用的途径是直接注入气管,需要气管插管。⑤疑有膈疝,不用面罩而用气管插管,可防止空气进入胃肠道,妨碍肺扩张。

(2)气管插管的实施。①选择喉镜:足月儿使用的型号喉镜镜片为 1 号,早产儿为 0 号。②根据体重选择合适内径的气管导管。③确定气管插管深度:按体重计算管端至口唇的长度(cm),可按出生体重(kg)加 5~6kg 计算。④气管插管的步骤:a.操作者左手持握喉镜。b.保持新生儿的头部呈"鼻吸气"位置,准备插入喉镜。整个过程中,应常压给氧。c.喉镜应沿着舌面右侧滑入,将舌推至口腔左侧,推进镜片直至尖端超过舌根,到达会厌软骨谷。d.轻轻水平提起镜片,提升整个镜片而非镜片尖端。e.寻找解剖标记,声带看起来像反向的字母"V"。必要时,吸引分泌物改善视野。f.如声门关闭,等待其开放。插入气管导管端直到声带线达到声门水平。g.撤出喉镜时,将导管紧贴患儿上腭。如有金属芯,握住导管,将金属芯从管中撤出。以上步骤需要在 30 秒内快速完成。如无法暴露声门并在 30 秒内插入导管,则撤出喉镜,用气囊面罩给新生儿做正压人工通气使新生儿稳定,然后重试。⑤气管插管位置的判断:如导管已在正确位置,应观察到:a.心率和肤色改善,心率迅速增加是插管位置正确和正压通气有效的重要指征;b.每次呼吸时胸廓对称扩张,有双肺呼吸音,但胃区无声音;c.呼气时,管内壁有雾气凝结;d.CO_2 检测器可确定呼出 CO_2 的存在;e.胸片显示导管管端在二、三胸椎水平。

(3)气管插管的替代装置——喉罩气道(LMA)。当面罩-气囊正压人工呼吸失败以及气管插管不可能或不成功的情况下,可用喉罩气道。喉罩气道是一个用于正压人工呼吸的气道装置,为一个带有边圈可扩张的软椭圆形喉罩与弯曲的气道导管连接而成的装置。操作者用食指将此装置插入新生儿的口腔并沿其硬腭直到顶端接近食管。当喉罩完全插入,打气使边圈扩张,扩张的喉罩覆盖喉口并使边圈与咽下区的轮廓一致,用低压封堵住食管。该气道导管有一个 15mm 的连接管,可连接复苏囊或呼吸器。施行正压人工呼吸时,压力通过气道导管传送到喉罩,进入到新生儿的气管。

喉罩气道是气管插管的替代装置,随机对照研究发现当气囊面罩人工呼吸不成功时应用喉罩气道和气管内插管的应用无明显的区别。但有以下情况,如需吸引胎粪污染的羊水、胸外按压、VLBW 或需要气管内给药时应用气管内插管而不应用喉罩气道。

6.药物

在新生儿复苏时,很少需要用药。新生儿心动过缓通常是因为肺部充盈不充分或严重缺氧,而纠正心动过缓的最重要步骤是充分的正压人工呼吸。但是在足够的 100% 氧正压人工呼吸和胸外按压 45~60 秒后心率仍<60 次/min,应给肾上腺素或扩容或两者皆给。

(1)肾上腺素。①给药指征:在 30 秒正压人工呼吸和 45~60 秒胸外按压配合人工呼吸后,心率仍<60 次/min,需要使用心脏兴奋剂肾上腺素。②剂量和给药途径:过去推荐首剂量肾上腺素通过气管内导管给予,因为建立静脉给药途径需要时间,气管内给药迅速。但近年来研究显示气管内给药如发挥作用所需剂量远大于通常的推荐剂量,因此推荐一旦静脉途径建立,应尽可能静脉给药。推荐剂量是每次 0.01~0.03mg/kg(即 1:10000 溶液 0.1~0.3mL/kg),不推荐大剂量静脉给药。在静脉通道未建立或正在建立时可先气管内给药,剂量大于静脉剂量,为

$0.05 \sim 0.1mg/kg$(即 $1:10000$ 溶液 $0.5 \sim 1.0mL/kg$),最大量不得超过 $0.1mg/kg$,因其安全性尚未得出最后的结论。不论何种途径给药,肾上腺素的浓度应为 $1:10000(0.1mg/mL)$。

(2)扩容剂。①扩容剂的应用指征:有低血容量的新生儿、已怀疑失血或新生儿休克(苍白、低灌注、脉弱)且对其他复苏措施无反应时考虑扩充血容量。②扩容剂的选择:可选择等渗晶体溶液,推荐生理盐水或乳酸林格液,不选择胶体液如白蛋白。大量失血则需要输入与患儿交叉配血阴性的同型血或 O 型红细胞悬液。③使用方法:生理盐水首次剂量为 $10mL/kg$,经外周静脉或脐静脉缓慢推入($>5 \sim 10min$)。在进一步的临床评估和观察反应后可重复注入。

(3)纳洛酮。纳洛酮不推荐作为产房呼吸抑制新生儿开始复苏努力的药物,心率和氧合应当靠支持通气来恢复。

如应用纳洛酮应有严格的适应证,必须具备如下条件:①正压人工呼吸使心率和肤色恢复正常后出现严重呼吸抑制。②母亲在分娩前 4h 以内有应用麻醉、镇痛剂历史。

应用时要注意:①必须首先完成建立通畅的气道和气囊面罩正压通气。②母亲吸毒者或使用美沙酮者不能使用纳洛酮,否则导致新生儿惊厥。纳洛酮剂量为 $0.1mg/kg$,静脉或肌内注射。

(4)新生儿复苏时不推荐使用碳酸氢钠。

7.复苏后的监护和护理

复苏后的新生儿可能有多器官损害的危险并仍有再恶化的可能,一旦足够的通气和循环建立,应给予密切监护和护理。复苏后应继续进行生命体征的监测如心率、血压、呼吸的监测,实验室检查如血气分析、血糖、血钙、血钠的检测等;复苏后的新生儿要给予最佳的护理,做好保暖,体温维持在 $36.5℃$ 的中性温度,保持呼吸道通畅,适当限制入量和控制脑水肿,维持血糖在正常水平,防止低血糖。及时对脑、心、肺、肾及胃肠等器官功能进行监测,早期发现异常并适当干预,以减少窒息的死亡率和伤残率。

8.早产儿的复苏

近年来,早产儿窒息的复苏越来越受到人们的关注,对早产儿的复苏和复苏后的处理提出了更高的要求。

(1)早产儿体温中枢不成熟,保温能力差,易发生低体温,应置于适合的中性温度的暖箱。对 $<1500g$ 的 VLBW,尤其 $<1000g$ 的超低出生体重儿(ELBW)需复苏者可采用塑料膜保温。

(2)VLBW 儿,尤其是 ELBW 儿,因肺不成熟,缺乏肺泡表面活性物质(Pulmonary surfactant, PS),易发生呼吸窘迫综合征,出生后如有可能应立即气管插管,气管内注入 PS 进行防治。

(3)由于脑生发层基质的存在,易造成室管膜下、脑室内出血。心肺复苏时应保温、避免使用高渗药物、注意操作轻柔、维持颅压稳定、避免颅内出血。

(4)窒息缺氧缺血易引起坏死性小肠结肠炎,应密切观察、延迟或微量喂养。

(5)早产儿对高动脉氧分压非常敏感,易造成氧损害。需要规范用氧,复苏时尽量避免使用 100% 浓度的氧,最好应用空氧混合仪调整用氧浓度并进行经皮氧饱和度的动态监测,使经皮氧饱和度维持在 95% 以下。

第三节　新生儿呼吸窘迫综合征

新生儿呼吸窘迫综合征(NRDS)为肺表面活性物质缺乏所致,多见于早产儿,生后数小时出现进行性呼吸困难、发绀和呼吸衰竭。病理上出现肺透明膜,又称肺透明膜病(HMD)。我国发病率约为1%。

一、病因和发病机制

1959年Avery和Mead首次发现NRDS为PS缺乏所致。NRDS主要发生在胎龄小于35周的早产儿,这与胎儿肺合成和分泌PS量不足直接有关。但近年来,足月儿NRDS发生率明显增加。NRDS病因主要有以下几方面:

(一)早产

早产儿肺发育未成熟,PS合成分泌不足。胎龄15周时,可在细支气管测得肺表面活性物质相关蛋白B(SP-B)和C(SP-C)的mR-NA,胎龄24~25周开始合成磷脂和活性SP-B,以后PS合成量逐渐增多,但直到胎龄35周左右PS量才迅速增多。因此,胎龄小于35周的早产儿易发生NRDS。

(二)剖宫产

剖宫产新生儿NRDS发生率比非剖宫产高,尤其是择期剖宫产,因分娩未发动,未经正常宫缩,儿茶酚胺和肾上腺皮质激素的应激反应较弱,PS分泌释放较少。近年选择性或社会因素剖宫产较多,一些足月儿或近足月早产儿也发生NRDS。

(三)母亲患糖尿病

母亲患糖尿病时,胎儿血糖增高,胰岛素分泌相应增加,胰岛素可抑制糖皮质激素,而糖皮质激素能刺激PS的合成分泌,因此,糖尿病母亲新生儿PS合成分泌受影响,即使为足月儿或巨大儿,仍可发生NRDS。

(四)围生期窒息

缺氧、酸中毒、低灌注可导致急性肺损伤,抑制肺Ⅱ型上皮细胞产生PS。

(五)肺表面活性物质相关蛋白A(SP-A)基因变异

为什么有些早产儿易发生NRDS,而有些早产儿不易发病?研究显示可能与SP-A等位基因变异有关,SP-A等位基因$6A^2$和1A是NRDS的易感基因,等位基因$6A^3$和$1A^5$为保护基因,NRDS患儿$6A^2$和1A基因过度表达,$6A^3$和$1A^5$基因表达下调。

(六)SP-B基因缺陷

已有报道因患儿SP-B基因缺陷,不能表达SP-B,PS不能发挥作用,这些患儿不论足月或早产,均易发生NRDS。

(七)重度Rh溶血病

患儿胰岛细胞代偿性增生,胰岛素分泌过多抑制PS分泌。

肺表面活性物质缺乏时肺泡壁表面张力增高,肺泡逐渐萎陷,进行性肺不张,发生缺氧、酸中毒-肺小动脉痉挛,肺动脉高压,导致动脉导管和卵圆孔开放,右向左分流,缺氧加重,肺毛细血管通透性增高,血浆纤维蛋白渗出,形成肺透明膜,使缺氧和酸中毒更加严重,造成恶性循环。

二、病理

肺呈暗红色,质韧,在水中下沉。光镜下见广泛的肺泡萎陷,肺泡壁附一层嗜伊红的透明膜,气道上皮水肿、坏死、脱落和断裂。电镜下肺Ⅱ型细胞中的板层小体成为空泡。

三、临床表现

主要见于早产儿。生后不久即出现呼吸增快、急促,呼吸频率为 60 次/min 以上,继而出现呼吸困难,呼气性呻吟,吸气时出现三凹征,病情呈进行性加重,至生后 6h 症状已十分明显。严重病例发生呼吸不规则、呼吸暂停、发绀、呼吸衰竭。体检两肺呼吸音减弱。血气分析 $PaCO_2$ 升高,PaO_2 下降,BE 负值增加,生后 24~48h 病情最重,病死率较高,能生存 3 天以上者肺成熟度增加,可逐渐恢复,但不少患儿并发肺部感染或 PDA,使病情再度加重。轻型病例可仅有呼吸困难、呻吟,而发绀不明显,经连续气道正压通气(CPAP)治疗后可恢复。

选择性剖宫产发生的 NRDS 多见于胎龄 37~38 周的足月儿,起病时间为生后 1~72h 不等,可先有湿肺表现,病情非常重,常合并持续肺动脉高压(PPHN)。遗传性 SP-B 缺陷症纯合子临床表现严重,肺表面活性物质和机械通气治疗效果较差,多于数天内死亡,杂合子临床表现较轻。

X 线检查:本病 X 线检查有特征性表现,多次床旁摄片可观察动态变化。按病情程度可将胸片改变分为 4 级:1 级,两肺野普遍透亮度降低(充气减少),可见均匀散在的细小颗粒(肺泡萎陷)和网状阴影(细支气管过度充气);2 级,除 1 级变化加重外,可见支气管充气征(支气管过度充气),延伸至肺野中外带;3 级,病变加重,肺野透亮度更低,心缘、膈缘模糊;4 级,整个肺野呈白肺,支气管充气征更加明显,似秃叶树枝。胸廓扩张良好,膈肌位置正常。

四、并发症

(一)动脉导管未闭(PDA)

早产儿动脉导管组织发育未成熟,常发生动脉导管开放。在 NRDS 早期由于肺血管阻力较高,易出现右向左分流,在恢复期肺血管阻力下降,出现左向右分流。NRDS 患儿 PDA 发生率可达 30%~50%,常发生在恢复期,发生 PDA 时,因肺动脉血流增加致肺水肿,出现心力衰竭、呼吸困难,病情加重。在心前区胸骨左缘第 2、3 肋间可闻及收缩期杂音,很少呈连续性杂音。

(二)持续肺动脉高压(PPHN)

由于缺氧和酸中毒,NRDS 患儿易并发肺动脉高压,发生右向左分流,使病情加重,血氧饱和度下降。

(三)肺部感染

因气管插管、机械通气,易发生肺部感染,使病情加重,两肺闻及湿啰音。

（四）支气管肺发育不良（BPD）

长时间吸入高浓度氧和机械通气造成肺损伤,肺纤维化,导致 BPD。

（五）肺出血

严重病例常发生肺出血,主要与早产、缺氧有关,常发生于病程第 2～4 天。

（六）颅内出血

NRDS 可发生颅内出血,主要与早产、缺氧有关,亦与机械通气治疗有关。

五、诊断和鉴别诊断

主要诊断依据包括:①病史,多见于早产儿和剖宫产新生儿。②临床表现,生后进行性呼吸困难。③肺 X 线变化,1 级和 2 级为早期,3 级和 4 级病情重。NRDS 须与下列疾病鉴别:

（一）B 族溶血性链球菌感染

宫内或分娩过程中发生的 B 族溶血性链球菌肺炎或败血症极似 NRDS,但该病常有孕妇羊膜早破史或感染表现,肺部 X 线改变有不同程度的融合趋势,病程经过与 NRDS 不同,用青霉素有效。

（二）湿肺

湿肺也多见于剖宫产新生儿和早产儿,生后不久出现呼吸困难,有时鉴别诊断比较困难。但多数湿肺病例病程短,呈自限性,肺部 X 线表现以肺泡、间质、叶间胸膜积液为主,肺野模糊,肺部渗出不均匀。

（三）吸入性肺炎

生后即呼吸困难、呻吟,但不呈进行性发展,X 线表现肺气肿较明显。

六、治疗

（一）肺泡表面活性物质（PS）治疗

PS 对 RDS 有显著效果,应及时使用。

治疗时机:要早期给药,一旦出现呼吸困难、呻吟,胸片提示 RDS,立即给药,不要等到胸片出现严重 RDS 改变。

1.给药剂量

不同 PS 种类都有各自推荐剂量,多数 PS 推荐剂量一般为每次 100mg/kg 左右,严重病例须加大剂量,可用 100～200mg/kg。有些 PS 推荐剂量为 50～100mg/kg。剖宫产新生儿 RDS 多比较严重,须加大剂量。

2.给药次数

一般较轻者给 1 次即可,应根据病情需要决定给药次数,如吸入氧浓度（FiO_2）>0.4 或平均气道压（MAP）>8cmH_2O 才能维持正常血气,应重复给药。严重病例须用 2～3 次,少数严重病例须给 4 次,但给 4 次后病情仍未能改善,不必再给药。

3.给药方法

PS 有 2 种剂型,冻干粉剂和混悬剂,须冷冻保存,干粉剂用前加生理盐水摇匀,混悬剂用前解冻摇匀,在 37℃温水中预热,使 PS 分子更好地分散。用 PS 前先给患儿吸痰,清理呼吸道,然后将 PS 经气管插管注入肺内。

根据来源不同,将 PS 分为两种类型,天然型从牛或猪肺制备提取,合成型为人工合成,天然型 PS 疗效明显优于合成型 Ps。

(二)无创呼吸支持

主要使用持续气道正压呼吸(CPAP)和鼻塞间歇正压通气。CPAP 能使肺泡在呼气末保持正压,防止肺泡萎陷,并有助于萎陷的肺泡重新张开。轻度或早期 RDS 应尽早使用鼻塞CPAP,压力 5～6cmH$_2$O。及时使用 CPAP 可减少机械通气的使用,避免机械通气造成的各种并发症,如用 CPAP 后出现反复呼吸暂停、PaCO$_2$ 升高、PaO$_2$ 下降,应改用机械通气。

(三)机械通气

对较重病例无创呼吸支持不能维持,应及时改为机械通气。一般先用常频机械通气,宜用间歇正压(IPPV)和呼气末正压(PEEP),初调参数:呼吸频率 30～40 次/min,吸气峰压(PIP)15～20cmH$_2$O,PEEP 5～7cmH$_2$O,根据病情变化及时调整呼吸机参数。严重病例如常频机械通气难以维持,须采用高频振荡通气(HFOV)。要注意机械通气的不良反应,如感染性肺炎、气漏和支气管肺发育不良症等。

(四)支持疗法

RDS 因缺氧、高碳酸血症导致酸碱、水电解质、循环功能失衡,应予及时纠正,使患儿度过疾病极期。液体量不宜过多,以免造成肺水肿,生后第 1～2 天控制在 60～80mL/kg,第 3～5 天80～100mL/kg;代谢性酸中毒可给 5%NaHCO$_3^-$ 稀释 2～3 倍静脉滴注;血压低可用多巴胺,剂量 5～10μg/(kg·min)。

(五)合并症治疗

合并肺动脉高压(PPHN)时,应吸入一氧化氮(NO),一般先用 15～20×10^{-6}(ppm),大部分患者可取得明显疗效,然后逐渐下调。少数患者疗效不理想,可逐渐增加至 20～30×10^{-6}(ppm),取得疗效后再逐渐下调。吸入 NO 疗程一般 3～5 天。剖宫产新生儿 RDS 常合并严重 PPHN,应及时使用吸入一氧化氮。治疗过程中须观察吸入 NO 的不良反应,一般监测高铁血红蛋白和凝血功能。

没有条件吸入 NO 的医院,可使用西地那非,剂量每次 1～3mg/kg,6～8h 一次,口服,须监测血压。

合并 PDA 时,使用吲哚美辛,首剂 0.2mg/kg,第 2、3 剂 0.1mg/kg,每剂间隔 12h,静脉滴注效果比较好,日龄<7 天者疗效较好,吲哚美辛不良反应有肾功能损害、尿量减少、出血倾向、血钠降低、血钾升高,停药后可恢复。布洛芬治疗 PDA 的效果与吲哚美辛相似,但不良反应较吲哚美辛少,静脉滴注首剂 10mg/kg,然后每天 5mg/kg,用 2 次。若药物不能关闭,并严重影响心肺功能时,应行手术结扎。

(六)体外膜肺

少数严重病例须使用体外膜肺(ECMO)治疗,近年由于肺表面活性物质和吸入一氧化氮的广泛使用,体外膜肺已非常少用。

七、预防

(一)出生前预防

对胎龄<35周可能发生早产的孕妇推荐产前使用皮质激素(倍他米松或地塞米松),一疗程用2剂,每剂12mg,肌内注射,间隔24h,应在分娩前24h～7天给药。对非高危分娩者避免39周前择期剖宫产。

(二)出生后预防

对胎龄<27周或出生体重<1000g的早产儿可考虑使用PS预防,在生后15min即给PS 100mg/kg,用1次,可使RDS发生率减少1/3～1/2。

第四节 胎粪吸入综合征

胎粪吸入综合征(MAS)或称胎粪吸入性肺炎,是由于胎儿在宫内或产时吸入混有胎粪的羊水而致,以呼吸道机械性阻塞及肺部化学性炎症为主要病理特征,于生后不久出现呼吸窘迫为主要表现的临床综合征。多见于过期产儿。

一、病因和病理生理

(一)胎粪吸入

当胎儿在宫内或分娩过程中缺氧,肠道及皮肤血流量减少,迷走神经兴奋,肠壁缺血,肠蠕动增快,导致肛门括约肌松弛而排出胎粪。与此同时,缺氧使胎儿产生呼吸运动将胎粪吸入气管内或肺内或在胎儿娩出建立有效呼吸后,将其吸入肺内。

(二)不均匀气道阻塞

1.肺不张

部分肺泡因其小气道被较大胎粪颗粒完全阻塞,其远端肺泡内气体吸收,引起肺不张,使肺泡通气/血流降低,导致生低氧血症。

2.肺气肿

部分肺泡因胎粪颗粒不完全阻塞小气道,形成"活瓣",吸气时气体能进入肺泡,呼气时气体不能完全呼出,导致肺气肿。若气肿的肺泡破裂则发生肺气漏,如间质气肿、纵隔气肿或气胸等。

3.正常肺泡

部分肺泡的小气道可无胎粪,但该部分肺泡的通换气功能均可代偿性增强。

(三)化学性肺炎

于胎粪吸入后12～24h,因胆盐(胎粪成分之一)等刺激,局部肺组织可发生化学性炎症及间质性肺气肿。此外胎粪还有利于细菌生长,故也可肺部继发细菌性炎症。

(四)肺动脉高压

在胎粪吸入所致的肺不张、肺气肿及肺组织炎症,以及PS继发性被灭活的基础上,缺氧和混合性酸中毒进一步加重,使患儿肺血管阻力不能适应生后环境的变化而下降,帮忙现持续性增高,导致新生儿持续性肺动脉高压(PPHN)。

二、诊断

(1)常见于足月儿或过期产儿,多有宫内窘迫史和(或)出生窒息史。

(2)有吸入混合胎粪和羊水的证据是诊断的必备条件。①分娩时可见羊水混胎粪;②患儿皮肤、脐带和指、趾甲床留有胎粪污染的痕迹;③口、鼻腔吸引物中含有胎粪;④气管插管时声门处或气管内吸引物可见胎粪(即可确诊)。

(3)临床表现。①常于生后开始出现呼吸窘迫,12~24h随胎粪吸入远端气道,症状及体征则更为明显。②表现为呼吸急促、发绀、鼻翼扇动和吸气性三凹征等,少数患儿也可出现呼气性呻吟。查体可见胸廓前后径增加似桶状胸,听诊早期有鼾音或粗湿啰音,继之出现中、细湿啰音。若呼吸困难突然加重,听诊呼吸音明显减弱,应疑似气胸的发生;如患儿出现持续而严重的发绀,哭闹、哺乳或躁动时进一步加重,仍疑似PPHN的发生。③患儿上述表现可持续数天至数周。若吸入少量或混合均匀的羊水,可无症状或症状轻微;若吸入大量或黏稠胎粪者,可致死胎或生后不久即发生死亡。

(4)辅助检查。

①实验室检查:动脉血气分析示pH值下降,PaO_2降低,$PaCO_2$增高;还应进行血常规、血糖、血钙和相应血生化检查,气管内吸引物及血液的细菌学培养。

②X线检查:两肺透过度增强伴有节段性或小叶性肺不张,也可仅有弥散性浸润影或并发纵隔气肿、气胸等肺气漏。须注意,部分MAS患儿,其胸片的严重程度与临床表现并非成正相关。

③超声波检查:彩色Doppler可用于评估和监测肺动脉的压力,有助于PPHN诊断。

三、鉴别诊断

羊水被胎粪污染是诊断本病的前提,而气管内吸引物中含有胎粪即可被确诊,因此,本病一般不难诊断,仅少数情况下注意与其他疾病相鉴别:

(一)大量羊水吸入

吸入大量羊水后,由于羊水内脱落的上皮细胞阻塞远端气道,引起呼吸困难。但此类患儿常有胎儿宫内窘迫或产时窒息史,呼吸急促多数在复苏后即发生,一般48~72h恢复正常,临床预后相对良好。此外,前者羊水清澈,后者有胎粪污染,更有助于鉴别。

(二)新生儿感染性肺炎

主要指宫内感染性肺炎,病原体常为B组链球菌、大肠杆菌等。但母亲产前常有发热、羊膜早破或羊水浑浊伴有异味史,母血或宫颈拭子培养有细菌生长;患儿外周血象、C-反应蛋白、血培养等也可提示有感染证据,此外,此类患儿抗生素治疗有效,X线征象即动态观察也助于两者鉴别。

四、治疗

(一)清除胎粪和气道吸引

分娩时遇到胎粪污染的新生儿应做如下抉择:如果出生患儿为有活力儿(即有自主呼吸,肌张力基本正常,心率达到 100 次/min),则只需要用冲洗球或大口径吸引管清理口腔和鼻腔分泌物以及胎粪。如果患儿为无活力儿(即无自主呼吸,肌张力低,心率小于 100 次/min),立即进行气管插管,吸出声门下气道内胎粪,每次吸引时间不要超过 5 秒钟。反复气道吸引可能降低 MAS 临床危重程度,但是经反复吸引的 MAS 发展为依赖呼吸机治疗的情况仍比较普遍。由于胎粪污染羊水可以被吞咽,因此在胎儿出生后趋稳定时,可以经胃管吸引,以防止胃内容物反流,再吸入肺内。

(二)氧疗

对于有呼吸困难者可以吸氧,并可以给予持续气道正压通气(CPAP),3~7cmH$_2$O,以保持扩张中小气道,改善通气和灌流。如果吸入 100% 氧时,动脉氧分压仍然低于 50mmHg,应给予气道插管和机械通气。

(三)常规机械通气

常规机械通气(CMV)应用原则为适当加快通气频率,降低 PEEP,保持分钟通气量足够,避免过大潮气量通气。因此,可以采用的参数为:通气模式采用定容或定压 A/C 或 SIMV,供气时间<0.5 秒,通气频率 40~60 次/min,PEEP 在 2~3cmH$_2$O,潮气量在 6mL/kg,分钟通气量为 240~360mL/kg,PIP 在 20~25cmH$_2$O。如果出现呼吸机对抗现象,可以先采用触发敏感度调节,获得相对合适的实际通气频率,如 50~60 次/min,尽量控制少用或不用镇静剂和肌松剂。对抗可能造成颅内血压和血流的剧烈波动,但抑制自主呼吸会降低气道内纤毛黏液系统借助咳嗽运动将气道内容物排出。如果自主呼吸比较强烈,有烦躁不安,也可以用 SIMV+PSV 或 PSV 模式通气,可以降低平均气道压(MAP),可以减少肺泡压力差剧烈变化导致的气胸。呼气时间宜适当延长,以避免内源性 PEEP 形成带来肺泡破裂和气漏。

(四)高频通气

高频通气(HFOV)是目前治疗 MAS 普遍采用的通气方式,其优点为持续扩张气道,增加肺泡通气量,有助于改善通气-灌流比例。对于足月新生儿,HFOV 的参数一般采用 10Hz(600 次/min),振荡幅度一般在 30~40cmH$_2$O,达到肉眼可视小儿胸廓振动,通过调节 PEEP 使 MAP 较 CMV 时高 2~3cmH$_2$O,一般在 15~25cmH$_2$O。HFOV 进行 1~2h 后,会使深部气道和肺泡内的吸入物逐渐排出,氧合状况会有所改善,二氧化碳排出效率提高。

(五)肺表面活性物质

由于胎粪可以抑制肺表面活性物质功能,同时窒息缺氧也导致肺泡Ⅱ型上皮细胞合成分泌表面活性物质障碍。因此,外源性表面活性物质治疗成为一种可以选择的方法。一般用表面活性物质治疗后 3h,氧合指数(OI=FiO$_2$×MAP×100/PaO$_2$)由给药前的平均 36 下降到 24,给药后 12~24h,FiO$_2$ 由 1.0 下降到 0.73,提示肺表面活性物质治疗 MAS 后短期内可以显著提高气血交换及氧合水平,改善通气效率。临床研究采用多剂量表面活性物质可以显著改善低氧血症。FindLay 等应用牛肺肺表面活性物质制剂随机对照治疗 40 例 MAS 得到显著临床效果。在给药组 20 例中,作者采用气道插管侧孔连续注入技术,将每千克体重 150mg 肺表面活性物质制剂在 20min 内给入,同时保持机械通气不停。给药后使 a/A 比值由 0.09 升高到 0.30 以上,OI 由 24 下降到 10 以下,多数患儿须在随后的 6~12h 内再给予 1~2 剂(首剂的 1/2量),方可使疗效稳定。此种治疗使得机械通气时间和住院天数减少,并对氧疗依赖程度较低。

(六)吸入一氧化氮

由于窒息导致的持续肺血管痉挛,可以发展成持续肺动脉高压症,表现为机械通气依赖＞60%氧供,动脉导管和卵圆孔出现右向左分流、三尖瓣反流等,可以经床旁彩超测定出。应用带吸入一氧化氮(NO)供气装置的呼吸机(如西门子 300 型),可将 NO 气体以低流量接入供气回路。如 NO 钢瓶供气浓度为 1×10^{-3}(1000ppm,1ppm = 1/1000000 体积),目标浓度为 10ppm,可以将 NO 供气流量调节到供气管道通气流量的 1%获得。应用电化学或光化学技术的 NO/NO_2 浓度测定仪,从三通接口连续抽样,测定出实际进入患儿肺部的 NO 浓度。常用的起始浓度为 10~20ppm,在有效时逐渐下调为 5~10ppm,治疗时间为 1~3 天。治疗有效者,可以在吸入 NO 后数分钟至数小时内,动脉氧分压提高 10mmHg,吸入气氧浓度下降 10%~20%,同时可以经彩超检查发现右向左分流转变为双向分流或左向右分流,提示肺动脉压开始下降。

(七)体外膜肺(ECMO)

为生命支持技术中挽救肺功能丧失的主要手段。系采用颈外静脉引流出血液,经膜氧和器完成气血交换、加温、抗凝等步骤后,再将含氧血经颈总动脉输回体内,供应全身脏器。此时肺处于休息和修复状态。在数天至数周后,如果肺得到修复,可以恢复功能活动,则将体外循环关闭,使体内肺循环重新工作。MAS 是新生儿中进行 ECMO 治疗的主要对象,约占 40%~50%。目前,由于 HFOV 和吸入 NO 治疗的开展,新生儿中依赖 ECMO 治疗的患者数显著下降到以往的 20%左右。由于存在结扎颈总动脉导致脑血供减少以及抗凝控制上的困难,产生微血栓,有脑栓塞的危险;加上人力和消耗品费用上的巨大开支,因此对此技术的应用存在局限性。中国尚未见新生儿常规开展此项技术。

第五节　新生儿缺氧缺血性脑病

围生期窒息引起脑缺氧缺血,进而导致胎儿和新生儿的脑损伤,称为缺氧缺血性脑病(HIE),临床表现为意识障碍、肌张力改变和原始反射异常的神经系统综合征,常合并有窒息所致的其他脏器功能障碍。HIE 是新生儿期最常见的脑损伤疾病之一,严重者可能遗留严重的神经发育障碍,如脑瘫、认知障碍、感知异常和癫痫等。我国制定的 HIE 的诊断标准主要针对足月新生儿,但这并不是因为其主要发生在足月儿,也可见于早产儿。所以,有时会采用一个更广义的名词来描述窒息所致脑损伤,即缺氧缺血性脑损伤(HIBD)。尽管我们对 HIE 的临床表现、病理类型和主要的不良预后有了较清楚的认识,但是至今为止对其尚缺乏有效的治疗,因此防止围生期窒息的发生是预防此病的关键。

一、病因

发达国家的 HIE 在活产新生儿中的发生率为 2‰～3‰。围生期任何导致胎儿及新生儿窒息的因素均是本病病因。此外,围生期的感染,特别是宫内感染可能还是导致早产儿脑损伤的重要原因。产前窒息所致脑损伤约占 20%,产时窒息约占 35%,产前和产时窒息约占 35%,而生后窒息仅占 10%。从窒息的环节分析,新生儿脑损伤多半在产前就已发生,因此出生时是否有严重的窒息表现并不能作为 HIE 诊断必备条件。

二、发病机制

脑损伤的始动因素是窒息,窒息导致器官的缺氧缺血,更确切地说,窒息产生的严重缺氧使脑灌注降低和脑血流调节异常是脑损伤发生的关键环节,单纯的低氧血症或单纯的脑缺血均不是 HIE 的发生条件,窒息致脑缺血可能是不完全性,亦可能是完全性(严重窒息致低张性缺氧,脑供血暂时中断)。缺氧缺血的直接结果是血氧分压、血氧含量降低,组织代谢底物(葡萄糖)缺乏及代谢终产物的堆积,脑灌注降低和血流调节异常。

(一)脑灌注变化

正常情况下,脑血流、脑功能和脑代谢三者相互依赖。脑血流自身调节是机体的一种适应功能,广义地说是指脑组织按基本功能和代谢需要来调节脑血液供应的内在能力;狭义地说,脑灌注压在一定范围内变化时应能保持恒定的脑血流供应(Bayliss 效应),即脑血流量-脑灌注压/脑血管阻力-(平均动脉压-平均静脉压)/脑血管阻力。若脑灌注压在一定范围内变化,脑血流量仍能维持恒定,其主要是通过改变脑血管阻力来实现的。脑灌注压一定的变化范围称为脑血流自调平台,那么维持脑血流量恒定的最高平均动脉压即为自身调节的上限,最低平均动脉压为下限。动物研究表明,新生动物脑血流自调平台范围较窄,如新生犬为 30～75mmHg,胎羊为 45～80mmHg,新生猪为 50～90mmHg。随着发育的成熟,自调范围增大,自调上限增高;高血压使自调限值可能再调而发生自调平台右移。可以推测,从胎儿到新生儿的成熟过程中,自调平台逐渐右移。目前,我们仍不十分清楚新生儿脑血流的自调范围。但可以判定,当平均动脉压超过自调上限时将发生过度灌注,而低于下限时将发生低灌注,由此预测出血或缺血性脑损伤发生的风险。脑血流自身调节破坏常常是脑血管阻力变化所致:异常阻力增高导致低灌注,反之血管麻痹,脑血流量将随平均动脉压变化而变化,即“压力被动依赖性”脑血流。此外,脑血流调节破坏时还常表现为对 CO_2 反应性的丧失,即呼吸性酸中毒时没有使脑血流增加,呼吸性碱中毒时也未能使脑血流减少。

一般窒息缺氧为不完全性时,体内器官间血液再分布,这时脑血流不减少。当缺氧持续存在,则这种代偿机制失败,主要原因为:严重缺氧、酸中毒致心肌损害,发生泵功能衰竭,脑血流自身调节破坏,必然导致脑灌注明显减少,特别是皮层下及白质区的血流减少更明显。试验表明,即使灌注恢复,早产儿白质血流也很难恢复到原来水平。可见这时的易损区是在白质区和矢状旁区,如脑室周围深部的白质区(动脉供应的边界或终末区,缺血时发生边界性或终末性损伤),大脑前、中后动脉的交界区也是缺血的易损区(缺血时易发生分水岭样梗死)。当急性完全性窒息缺氧或反复窒息缺氧(不完全性),基底核、丘脑、脑干血流减少,将会导致更严重的损伤。

(二)脑组织生化及细胞学变化

目前认为,一般情况下葡萄糖是中枢神经细胞代谢的唯一底物。窒息时,葡萄糖转运障碍,使得神经细胞可利用的葡萄糖明显减少。由于缺氧,能量的产生主要靠无氧酵解,这势必导致大量乳酸堆积,ATP 产生减少,细胞内 pH 降低,进而细胞膜的泵功能不足,大量钠、钙离子流入细胞内,造成细胞源性水肿。应用磁共振波谱(MRS)的动物实验研究表明,窒息的急性期,ATP 可在 30min 内迅速下降,脑内乳酸水平急剧升高,细胞内 pH 降低。复苏后 2~3h,ATP 可恢复至原有水平,乳酸水平下降,但并没有完全恢复。随后的 24h,ATP 再次下降,36~48h,ATP 降低更明显,而这时细胞内 pH 可正常,但乳酸增加,这种现象称为"二次能量衰竭"。严重窒息导致的 HIE 发生"二次能量衰竭"的时间为 48~72h,这时临床表现也最重。"二次能量衰竭"的病理基础是严重的线粒体功能障碍,线粒体崩解和减少,同时脑组织严重肿胀伴有大量神经元坏死。

钙离子的大量内流不但可使细胞氧化磷酸化障碍,最终可致细胞不可逆的损害;还可使脂酶、蛋白质酶等激活,进而使膜磷脂破坏,产生大量不饱和脂肪酸、血栓素、白三烯、血小板活化因子(PAF),使细胞膜的通透性增强,微循环障碍(可有微血栓形成)。ATP 降解产生大量腺苷,后者转化为次黄嘌呤,再灌注时,次黄嘌呤在黄嘌呤氧化酶的作用下可产生大量氧自由基;钙内流激活一氧化氮合酶。结果产生大量过氧亚硝酸盐和一氧化氮,这不可避免地使组织损害进一步加重。此外,缺氧缺血时突出前膜去极化,大量谷氨酸盐以出胞的形式释放至突触间隙,激活 N-甲基天冬氨酸(NMDA)、α-氨基羟甲基恶唑丙酸(AMPA)和海人草酸盐(KA)受体,使突触后膜对钙离子通透性增强,使细胞内的游离钙进一步增加,激活脂酶、蛋白酶和内切核酸酶,启动细胞的死亡过程。近年来研究还证明,缺血再灌注后诱发明显的炎症反应,损伤的神经组织区域有大量细胞因子表达[白介素(IL)-16、IL-6、肿瘤坏死因子(TNF)α、细胞间黏附分子(ICAM)-1 等],应用 IL-1 抗体可以明显减轻缺血性脑损伤。目前认为细胞因子介导的炎症反应在宫内感染时是导致脑损伤的主要病理过程。

目前认为细胞的死亡过程可能存在两种形式,一种是坏死,一种是凋亡。神经细胞究竟以哪种死亡形式为主尚不清楚。细胞凋亡有其特征性的病理改变:细胞皱缩、胞膜完整、染色质浓聚和 DNA 合段,电泳后可见典型 DNA 梯。实际上细胞的凋亡是由基因调控的一种程序性死亡,上述发病机制均可在细胞凋亡过程中起重要作用。

三、神经病理

缺氧缺血性脑损伤的神经病理类型主要决定于窒息的严重程度、作用时间及脑发育的成熟度。脑发育细胞代谢最旺盛区、血供最薄弱区是最易损伤的区域。一般成熟的脑易损性为:神经元≥少突胶质细胞>星形胶质细胞>小胶质细胞。

四、临床表现

HIE 的临床表现一般有明显的阶段性,包括起病(出生至 12h)、典型表现期(12~24h)、高峰期(24～72h)及恢复期(72h后)。因此,对于窒息所致脑损伤的表现,需要密切观察演变经过,切不可根据一时的早期表现过早下结论。描述其临床表现一般从以下几个方面:意识状态、肌肉张力、原始反射、惊厥及脑干症状。

(一)起病期(出生—12h)

一般表现有兴奋、激惹或意识状态正常,肌肉张力增高或正常、原始反射正常。但严重窒息时,可表现有明显的意识障碍,反应迟钝,甚至昏迷,呼吸节律改变,甚至呼吸暂停、惊厥。瞳孔反射可能正常。

(二)典型表现期(12—24h)

兴奋激惹、肢体活动较多,肌张力开始降低,原始反射正常或减弱。若此时肌肉张力和原始反射正常、意识状态正常或激惹兴奋不明显,多数为轻度HIE。对于中重度HIE,此期即可表现为肌张力降低,原始反射减弱,对于足月儿,上肢张力降低较明显,而早产儿与之相反。此外,常有尿潴留表现,而且可持续到恢复期后。

(三)高峰期(24—72h)

主要表现为嗜睡,反应迟钝,重者昏迷,原始反射减弱或消失,肌肉松软,有时可见僵直,甚至有角弓反张,有脑干症状(瞳孔扩大或缩小、呼吸节律不齐、血压不稳、心率明显减慢、眼球震颤),前囟张力明显增高,可有频繁惊厥,重者死亡多数在此期。若无昏迷,原始反射消失、有脑干症状、频繁惊厥,可诊断为中度HIE,否则为重度。

(四)恢复期(72h后)

中重度HIE意识状态、肌肉张力、原始反射等的临床表现开始逐渐恢复,惊厥已明显减少,但仍可有尿潴留,所有症状体征不可能立即恢复正常,亦不可能持续加重,一般7～10天可大致恢复正常。除上述神经系统临床表现之外,尚伴有其他系统功能障碍表现,危重者常死于心源性休克和急性肾衰竭。

五、辅助检查

(一)血液及体液的生化分析

窒息新生儿血清中肌酸激酶(CPK)、乳酸脱氢酶(LDH)、肌酸激酶同工酶(CPK-MB)显著增高,与脑损伤程度平行;脑脊液中CPK-BB、神经特异性烯醇化酶(NSE)明显增高对预后判定有一定价值。有报道,尿中乳酸和肌酐(^{1}HNMRS方法)比值可以判断窒息的严重程度及脑损伤的严重程度,准确判定预后(病情越重,乳酸与肌酐的比例越高,预后越差)。

(二)头部超声检查

超声检查对脑室内和生发基质出血及脑室周围白质软化的敏感性和特异性较好。脑室周围白质软化早期主要表现为局灶性或弥散性高回声,一般1～3周可见低回声的囊腔,随后消失,逐渐表现为脑室扩张。基底节和丘脑损伤时显示为对称性强回声;脑梗死早期表现为相应动脉供血区强回声,数周后梗死部位可出现脑萎缩及低回声囊腔。多普勒超声可以分析颅内动脉的血流速度,测定的平均血流速度与脑血流量呈高度正相关。此外,可以分析血流频谱形态,测定搏动指数和阻力指数。血流频谱早期为低矮的“单峰”型,极期为“宽大”高舒张期血流型频谱。阻力指数小于0.55常提示预后不良。

(三)CT 与 MRI 检查

由于新生儿,特别是早产儿脑组织含水量高,对于脑缺血性改变及脑室周围白质软化,在早期,CT 和 MRI 的敏感性和特异性较低。但对颅内出血敏感、特异性高。此外,若建立正常的判定标准,CT 值的显著降低(特别是生后 2 周后)与预后有一定的关系。丘脑及基底核的损伤在 CT 上可以表现为"信号反转"现象,即早期表现为明显的低密度,10～14 天左右可见明显的密度增高。多在出生 2～7 天实施 MRI 检查,不但可判定损伤的严重程度,还可鉴别是否存在脑发育畸形、先天性遗传代谢病所致脑损伤,以及评估髓鞘及皮层的发育。足月新生儿 HIE 的 MRI 主要表现为:①轻中度 HIE,皮层及皮层下、脑室周围白质、半卵圆中心(白质)在 T_1WI 呈局限性高信号影,而 T_2WI 表现为低信号或等信号影,增强后发现该处常有增强效应,提示可能与血脑屏障破坏有关,可能是渗出或淤血的改变。弥散加权像(DWI)为高信号,提示有局部的细胞毒性水肿表现。但在 2 周左右的 MRI 检查发现,T_1WI/T_2WI 异常信号转为正常,说明病理改变不一定为出血性损伤,也可能为胶质细胞增生。②中重度 HIE,皮层脑沟处(如 Rolandic 区)和顶枕部 T_1WI 可见曲线条状或点片状高信号影,严重者整个皮层呈一致性"雪花"状高信号影,晚期可能发生囊性脑软化。③深部核团受累,主要是基底核、丘脑和丘脑腹外侧核,T_1WI 呈点片状高信号影,内囊后肢呈一致性低信号,多见于重度 HIE。④脑梗死,急性缺血期的数小时内 DWI 即可做出诊断,表现为缺血区的一致性高信号,而常规 MRI T_1WI/T_2WI 常在 24h 后改变方明显,1 周后常规 MRI 改变明显,而 DWI 可能有假性正常现象,2 周左右表现为一致性低信号,提示液化坏死。

(四)磁共振频谱(¹HMRS,³¹PMRS)

磁共振频谱(MRS)可以在体反映脑代谢的情况,主要是通过对脑组织中的天冬氨酸盐(NAA)、胆碱、乳酸盐、肌酐(Cr)、ATP、磷酸肌酐(PCr)、无机磷(Pi)分析获得(还可以分析其他物质的含量,如谷氨酸盐、肌醇等)。³¹PMRS 研究证明,HIE 患儿生后 2～4 天,PCrlPi/ATP 降至最低点,其降低程度与窒息严重程度、脑损伤的严重程度及预后密切相关。¹HMRS 分析天冬氨酸盐/胆碱、乳酸盐/肌酐、乳酸盐/天冬氨酸盐可反映脑损伤的严重程度及预后。主要表现为,乳酸盐峰值明显增高,甚至可以持续几个月,生后 18h 内乳酸盐/肌酐即显著增高,此改变与 1PMRS 分析所得 PCr/Pi 变化较一致,可以用于判定神经发育的预后,而乳酸盐/天冬氨酸盐是反映亚急性期、慢性期非常好的指标,重度 HIE 患儿明显高于轻度者和正常儿。

(五)磁共振弥散加权成像(DWI)和弥散张量成像(DTI)

DWI 主要是描述组织中水分子的弥散程度,可用表观弥散系数(ADC)定量评价;而 DTI 是描述水分子运动的各方向性程度,即各向异性,特别适合神经纤维束的损伤和发育评价。缺氧缺血性脑损伤时,神经细胞水肿以细胞毒性水肿为主要病理改变,细胞内水分子移出受限,ADC 值降低,DWI 表现为高信号影,在损伤后的 2～4 天最明显,这可能与"二次能量衰竭"的发生有关,当水肿减轻后,细胞内水分子移出增加,DWI 的信号减弱或恢复正常,ADC 值升高,一般需 7～10 天(可能为假性正常),若组织发生坏死,细胞内水分子大量移动到细胞外,ADC 值异常增高,DWI 表现为低信号。重度 HIE 时应用 DWI 在 24～48h 丘脑-基底节即表现为对称性高信号影,而常规 MRI 在 4～7 天左右最明显。

(六)脑电图

脑电图改变主要是低电压、爆发抑制、等电位及局灶性周期性单侧癫痫样放电(PLEDS)。爆发抑制、等电位常见于弥散性的皮层神经坏死,PLEDS 主要见于局灶性脑缺血梗死,对预后判定有很大价值。早产儿脑室周围白质软化(PVL)或出血性脑梗死常在新生儿早期(最早生后第 4 天)可以记录到 Rolandic 区正相尖波,是 PVL 较特异的依据。晚期应用振幅整合脑电图(aEEG)连续监测早期脑电活动,对 HIE 预后判定有一定意义。

(七)正电子断层扫描(PET)

PET 目前尚未常规用于 HIE 的临床评价。PET 既可以分析局部脑血流变化,也可以准确测定不同区域脑组织的代谢情况。PET 研究证明,高代谢区往往是易损区,矢状窦旁损伤患者常有脑血流降低,脑组织葡萄糖的代谢率(CMRgl)与 HIE 严重程度呈负相关,对预后判定有重要价值。

六、诊断与鉴别诊断

新生儿 HIE 在我国主要指足月新生儿,对其诊断的关键点如下:

(一)围生期窒息史

有明确的可导致胎儿窒迫的异常产科病史,以及严重的胎儿宫内窒迫的表现:胎心 < 100 次/min,持续 5min 以上;和(或)羊水Ⅲ度污染;或者在分娩过程中有明显窒息史。出生时有重度窒息表现:1min Apgar 评分 ≤3 分,且延续至 5min 时仍 ≤5 分;和(或)出生时脐动脉血气 pH ≤7.00。

(二)临床有脑病表现

出生后不久出现神经系统症状,并持续至 24h 以上。HIE 患儿一般规律表现为兴奋、激惹→抑制/昏迷(原始反射消失)→逐渐恢复正常,疾病高峰多在 24~96h 阶段。窒息重者高峰前移,多在 72h 内死亡。临床分度标准可参见我国制定的标准。值得说明的是,临床分度不能根据窒息程度来确定。

(三)除外其他原因所致脑损伤疾病

(1)遗传代谢性疾病。往往窒息史不明显,出生时正常,多数症状出现在生后 72h 以后,且随进奶增加,症状逐渐加重。若临床表现为进行性加重,常伴有严重代谢紊乱且难以纠正,反复低血糖,高氨血症,应考虑有遗传代谢性疾病的可能,应进一步进行尿和血的有机酸和氨基酸分析。

(2)宫内感染所致脑损伤。特别是病毒感染,如巨细胞病毒、单纯疱疹病毒等所致中枢神经系统损伤,应注意询问母亲感染史及性接触史。

(3)先天性脑发育畸形。应进行相应的影像学检查鉴别。

(4)非窒息性围生期动脉缺血性脑损伤。

(5)低血糖脑病。常多发生在巨大儿、小于胎龄儿、糖尿病母儿或有其他高危因素、开奶延迟的患儿。如有低血糖表现,血糖纠正后仍可有惊厥等神经系统损伤表现,MRI 有时表现为顶枕部皮层或皮层下白质坏死软化。

七、治疗

目前新生儿 HIE 尚缺乏特异的治疗方法,主要以对症支持治疗为主。1999 年我国 HIE 治疗协作组制订了"新生儿 HIE 治疗方案(试行稿)",提高了我国新生儿 HIE 治疗水平。但随着对新生儿 HIE 基础、临床及循证医学研究的不断深入,对既往制订的部分治疗措施应重新认识。

(一)维持正常体温

维持正常体温,避免医源性体温升高。研究发现,患儿体温高于 38℃,不良预后发病率明显增加;体温每升高 1℃,死亡和发生重度神经功能障碍的风险提高 3.6～4.0 倍。因此,认为体温升高不利于新生儿 HIE 的治疗。

(二)维持良好的通气、换气功能

除了维持良好的通气、换气功能,保持 pH 值在正常范围,$PaO_2 > 50～70mmHg$,$PaCO_2 < 40mmHg$;此外,因研究发现,严重的高氧血症和低碳酸血症与 HIE 不良预后有明确相关性,故还应避免严重的高氧血症($PaO_2 > 200mmHg$)和严重的低碳酸血症($PaCO_2 < 20mmHg$)。

(三)维持良好循环功能

维持全身和各脏器足够的血液灌注,使心率和血压保持在正常范围:当心音低钝、心率<120次/min 或皮肤苍白、肢端发凉,毛细血管再充盈时间≥3 秒,选用多巴胺[$5～10\mu g/(kg \cdot min)$]或多巴酚丁胺[$2～10\mu g/(kg \cdot min)$]治疗。同时,可采用超声心动图和血乳酸指标增强评价的客观性和可操作性。

(四)维持血糖正常高值

维持血糖在正常高值 5.0mmol/L。研究表明,脐血 pH<7.0、血糖≤2.22mmol/L 与近期脑损伤预后不良有关。国外 HIE 治疗方案中,也明确要求血糖应>2.22mmol/L,同时<5.0mmol/L。

(五)维持电解质平衡

监测血钠、血钙和血镁等电解质变化,维持电解质在正常水平,在 HIE 治疗中十分重要。

(六)控制惊厥

首选苯巴比妥,负荷量为 20mg/kg,静脉缓慢注射或侧管(输液器上的试管)滴入,负荷量最大可达 30mg/kg,12h 以后予维持量 $5mg/(kg \cdot d)$,若负荷量为 30mg/kg,维持量应为 $3mg/(kg \cdot d)$静脉滴注或肌内注射,一般用到临床症状明显好转停药。新近研究表明,HIE 66%患儿惊厥仅表现为 EEC 异常,而无临床症状。国外 HIE 治疗方案中,建议对临床症状性和 EEG 异常性惊厥均使用苯巴比妥治疗。但由于患儿对苯巴比妥治疗存在个体差异,而且苯巴比妥在体内蓄积后,可引起药物毒性反应,因此,使用苯巴比妥时进行血药质量浓度检测,以达到个体化治疗的目标很有必要。

(七)降低颅内压

在我国新生儿 HIE 治疗方案中,降低颅内压的主要措施包括药物(呋塞米、甘露醇)治疗和限制液体入量。但近年来许多研究认为,HIE 并发脑水肿及颅内压增高是缺氧缺血性损伤的结果及严重脑损伤的标志,而非导致脑损伤的原因,并无呋塞米降低颅内压减轻 HIE 脑细胞损伤的相关证据;在动物实验和临床实验的研究中,也发现甘露醇不能有效降低 HIE 脑水肿所致的颅内高压,不能降低 HIE 的病死率和神经伤残率。因此,建议在 HIE 中不宜常规使用甘露醇降低颅内压。

其次,我国在降低颅内压的方案中,要求静脉输液限制在 $60\sim80$ mL/(kg·d),速度控制在 3mL/(kg·h)左右;在国外 HIE 的治疗方案中,要求限制静脉输液量的同时,强调要监测尿量,并维持尿量 1mL/h 作为限量、限速后的监测指标。

(八)消除脑干症状

我国新生儿 HIE 治疗方案中,对出现脑干症状的患儿,应及早开始使用纳洛酮。但 2004 年及 2008 年 McGuire 等两次系统评价纳洛酮治疗生产期窒息的临床疗效,结果没有有效证据证明其临床疗效。因此,为消除脑干症状使用纳洛酮未纳入国外 HIE 治疗方案中。我国专家 2011 年制订的"足月儿缺氧缺血性脑病循证治疗指南"中亦不推荐纳洛酮治疗足月儿 HIE。

(九)亚低温治疗

目前,多中心随机对照临床实验已证明轻度亚低温(33~34℃)持续 48~72h 治疗新生儿脑病能有效降低 HIE 的病死率和远期伤残率。其神经保护作用的机制是:①降低脑能量代谢,减轻细胞内酸中毒和乳酸堆积;②抑制兴奋性氨基酸的释放;③保护内源性抗氧化酶;④减少 NO 合成;⑤预防脑水肿和血脑屏障的改变;⑥抑制凋亡。亚低温治疗作为新生儿 HIE 的治疗措施,已纳入澳大利亚和英国新生儿脑病的治疗方案中。

目前,亚低温治疗降低脑部温度的方法有头部降温、全身降温、头部降温联合轻度全身降温等几种方法。但目前由于未通过临床研究对比不同亚低温方法进行直接比较研究,尚不能确定哪一种亚低温治疗方法更优越。

(十)高压氧(HBO)治疗

高压氧是指在高于一个大气压下进行纯氧吸入,血液物理溶解和肺泡氧分压的氧量比在常压下吸入空气的氧量要高 10 倍以上,能显著地改善组织供氧,防止氧自由基损伤脑细胞,防治脑水肿。动物实验证明疗效显著,可降低死亡率。但临床缺乏大样本多中心的随机对照研究资料,且远期安全性尚不确切,故我国足月儿 HIE 循证治疗指南中不建议高压氧治疗足月儿 HIE。

第二章　呼吸系统疾病

第一节　急性上呼吸道感染

急性呼吸道感染通常分为急性上呼吸道感染和急性下呼吸道感染。急性上呼吸道感染（简称上感），指自鼻腔至喉部之间的急性炎症的总称，是最常见的感染性疾病，90%左右由病毒引起。细菌感染常继发于病毒感染之后，是小儿时期最常见的疾病，亦常用"急性鼻咽炎""急性咽炎""急性扁桃体炎"等名词诊断，统称为上呼吸道感染，简称"上感"。急性上呼吸道感染一年四季均可发生，以冬春季节发病率最高，常可侵及口腔、中耳、眼部、颈淋巴结等邻近器官。

一、病因

（一）病毒感染（35%）

以病毒为主，可占原发上呼吸道感染的90%以上，支原体和细菌较少见，病毒感染后，上呼吸道黏膜失去抵抗力，细菌可乘虚而入，并发混合感染。

1.鼻病毒

有100余种不同血清型，冠状病毒分离需特殊方法，两者皆为常见的病原，其感染症状局限于上呼吸道，多在鼻部。

2.柯萨基病毒及埃可（ECHO）病毒

此类病毒均微小，属于微小病毒常引起鼻咽部炎症。

3.流感病毒

分甲、乙、丙三种血清型，甲型可因其抗原结构发生较剧烈的变异而导致大流行，估计每隔10~15年一次，乙型流行规模较小且局限，丙型一般只造成散发流行，病情较轻，以上三型在小儿呼吸道疾病中主要引起上感，也可以引起喉炎、气管炎、支气管炎、毛细支气管炎和肺炎。

4.副流感病毒

分4种血清型，1型称"红细胞吸附病毒2型"（HA2）；2型称"哮吼类病毒"1型（HA1），往往引起细支气管炎或肺炎，也常出现哮吼；3型为地方性流行，全年均可发生，传染性强，能引起婴儿气管炎和肺炎，多数1岁内可感染；4型又称M-25，较少见，可在儿童及成人中发生上呼吸道感染。

5.呼吸道合胞病毒

仅有一型，对婴幼儿呼吸道有强致病力，可引起小流行，1岁以内婴儿约75%左右发生毛细支气管炎,30%左右致喉炎、气管炎、支气管炎及肺炎等,2 岁以后毛细支气管炎发病减少,5 岁以后,仅表现为轻型上感,下呼吸道感染明显减少,以上所述后三种病毒均属于黏液病毒,在急性上呼吸道感染中以副流感病毒、呼吸道合胞病毒及冠状病毒较为多见。

6.腺病毒

有 41 种不同血清型,可致轻重不同的上呼吸道感染,如鼻咽炎、咽炎、咽-结膜炎,滤泡性结膜炎,也可引起肺炎流行,3、7 型腺病毒可持续存在于上呼吸道腺体中,可引起致死性肺炎,第 8 型腺病毒容易在学龄儿童中引起流行性角膜结膜炎,第 3、7、11 型可致咽、结膜炎,1979—1983 年夏季曾由于游泳在某低区引起 3、7 型腺病毒咽结膜热流行。

(二)支原体感染(10%)

肺炎支原体:又名肺炎原浆菌或胸膜肺炎样微生物(简称 PPLO),不但引起肺炎,也可引起上呼吸道感染,肺炎多见于 5～14 岁小儿。

(三)细菌感染(15%)

常见细菌:仅为原发性上呼吸道感染的 10%左右,侵入上呼吸道的继发性细菌感染大多属于 B 溶血性链球菌 A 组,肺炎球菌,嗜血流感杆菌及葡萄球菌,其中链球菌往往引起原发性咽炎。卡他奈瑟球菌是鼻咽部常见菌群之一,有时在呼吸道可发展为致病菌感染,且有增多趋势,但次于肺炎链球菌和流感杆菌感染。

(四)抵抗力下降(20%)

营养不良,缺乏锻炼或过度疲劳,以及有过敏体质的小儿,因身体防御能力降低,容易发生上呼吸道感染,特别在消化不良、佝偻病以及有原发性免疫缺陷病或后天获得性免疫功能低下的患儿,并发这类感染时,往往出现严重症状,在气候改变较多的冬春季节,更易造成流行。必须指出,上呼吸道感染的发生发展不但取决于侵入的病原体种类、毒性和数量,且与宿主防御功能和环境因素有密切关系,如居住拥挤、大气污染,被动吸烟、间接吸入烟雾,均可降低呼吸道局部防御能力,促使病原体生长繁殖,故加强锻炼、改善营养状况与环境卫生对预防上感十分重要。

二、发病机制

小儿由于防御功能不完善,易患呼吸道感染,呼吸道黏液腺分泌不足,纤毛运动差,因而物理性的非免疫防御功能就较成人为差,分泌型 IgA 生成不足使气道易受微生物侵袭,通过含有病毒的飞沫、雾滴或经污染的用具进行传播,常于机体抵抗力降低时,如受寒、劳累、淋雨等情况,原已存在或由外界侵入的病毒和(或)细菌,迅速生长繁殖,导致感染,此外,由于支气管高反应性的存在,致使部分婴幼儿因呼吸道感染等因素而诱发呼吸道变态反应性疾病。

三、临床表现

病情轻重程度相差很大,一般年长儿较轻,婴幼儿时期则重症较多。

(一)潜伏期

多为 2～3 天或稍久。

(二)轻症

只有鼻部症状,如流清鼻涕、鼻塞、喷嚏等,也可有流泪,轻咳或咽部不适,可在 3～4 天内自然痊愈,如感染涉及鼻咽部,常有发热、咽痛、扁桃体炎及咽后壁淋巴组织充血和增生,有时淋巴结可轻度肿大,发热可持续2～3天至1周左右,在婴幼儿常易引起呕吐和腹泻。

(三)重症

体温可达39～40℃或更高,伴有冷感、头痛、全身无力、食欲锐减、睡眠不安等,可因为鼻咽部分泌物引起较频繁的咳嗽,咽部微红,发生疱疹和溃疡时称为疱疹性咽炎,有时红肿明显波及扁桃体,出现滤泡性脓性渗出物,咽痛和全身症状加重,鼻咽部分泌物从稀薄变成稠厚,颌下淋巴结显著肿大,压痛明显。如果炎症波及鼻窦、中耳或气管,则发生相应症状,全身症状也较严重,要注意高热惊厥和急性腹痛,并与其他疾病作鉴别诊断。急性上呼吸道感染所致高热惊厥多见于婴幼儿,于起病后1天内发生,很少反复发生,急性腹痛有时很剧烈,多在脐部周围,无压痛,早期出现,多为暂时性,可能与肠蠕动亢进有关;也可持续存在,有时与阑尾炎的症状相似,多因并发急性肠系膜淋巴结炎所致。

(四)急性扁桃体炎

急性扁桃体炎是急性咽炎的一部分,其病程和并发症与急性咽炎不尽相同,因此可单独作为一个病,也可并入咽炎,由病毒所致者有时可在扁桃体表面见到斑点状白色渗出物,同时软腭和咽后壁可见小溃疡,双侧颊黏膜充血伴散在出血点,但黏膜表面光滑,可与麻疹鉴别。由链球菌引起者,一般在2岁以上,发病时全身症状较多,有高热、冷感、呕吐、头疼、腹痛等,以后咽痛或轻或重,吞咽困难,扁桃体大多呈弥散性红肿或同时显示滤泡性脓性渗出物,患者舌红苔厚,如治疗不及时,容易发生鼻窦炎、中耳炎和颈部淋巴结炎。

(五)病程

轻型病例发热时间自1～2天至5～6天不等,但较重者高热可达1～2周,偶有长期低热达数周者,由于病灶未清除,需较长时间才能痊愈。

四、检查

(1)血象。白细胞计数分类对区分病毒或细菌感染有一定意义,前者白细胞计数正常或偏低,后者白细胞总数大多增高,本病多为病毒感染,一般白细胞偏低或在正常范围,但在早期白细胞和中性粒细胞百分数较高;细菌感染时白细胞总数多增高,严重病例也可减低,但中性粒细胞百分数仍增高。

(2)血生化检查。

(3)心电图。必要时做心电图检查,以明确有无心肌损害。

(4)X线检查。做胸部X线检查,明确有无并发支气管炎或肺炎等。

五、诊断及鉴别诊断

(一)诊断

应注意下列几方面。

1.流行情况

了解当地疾病的流行情况对诊断和鉴别诊断均有帮助,患某种急性上呼吸道感染时,不但患者症状相似,其并发症也大致相同。

2.临床特点

全面体格检查以排除其他疾病,观察咽部包括扁桃体、软腭和咽后壁,如扁桃体及咽部黏膜明显红肿,咽后壁淋巴滤泡增生,婴幼儿时期的急性上呼吸道感染往往以突然高热,甚至发生高热惊厥为突出表现,同时有呕吐、腹泻等,较长儿童以鼻咽炎症状为主,表现接近成人,但常伴有腹痛。

3.血象

发热较高,白细胞较低时应考虑常见的急性病毒性上呼吸道感染,并根据当地流行情况和患儿的接触史排除流感、麻疹、疟疾、伤寒、结核病等,白细胞持续增高时,一般考虑细菌感染,但在病毒感染早期也可以高达 $15 \times 10^9/L$ 左右,但中性粒细胞很少超过 75%,白细胞特别高时,应排除细菌性肺炎、传染性单核细胞增多症和百日咳等,急性咽炎伴有皮疹、全身淋巴结肿大及肝脾肿大者,应检查异常淋巴细胞,排除传染性单核细胞增多症。

(二)鉴别诊断

1.急性传染病

根据临床表现和体征一般均可做出诊断,但某些急性传染病如幼儿急疹、麻疹、百日咳、猩红热、流行性脑膜炎等,前驱症状与急性上呼吸道感染相似,因此应仔细询问病史,注意当地流行情况,结合流行病学、体征及观察病情发展才能及时做出诊断,如扁桃体上有较大的膜性渗出物或超出扁桃体范围,须认真排除白喉,当扁桃体上有脓性分泌物时应考虑链球菌感染,一般以咽涂片检查细菌,必要时培养。

2.败血症和脑膜炎

如在急性咽炎同时还有出血性皮疹,则必须排除败血症和脑膜炎。

3.与流感鉴别

流感有明显的流行病史,多有全身症状如高热、四肢酸痛、头痛等,可有衰竭状态,一般鼻咽部症状如鼻分泌物多和咳嗽等较全身中毒症状为轻。

4.与消化系统疾病鉴别

婴幼儿时期的急性上呼吸道感染往往有消化道症状,如呕吐、腹痛、腹泻等,可误诊为原发性胃肠病,上呼吸道感染伴有腹痛,可由于蛔虫骚动,肠系膜淋巴结炎引起,须与急腹症、急性阑尾炎相鉴别。

5.过敏性鼻炎

有些"感冒"患儿的全身症状不重,常为喷嚏、流涕、鼻黏膜苍白水肿,病程较长且反复发作,则应考虑过敏性鼻炎,在鼻拭子涂片检查时,如见到嗜酸性粒细胞增多,可助诊断,此病在学龄前和学龄儿多见。

6.传染性单核细胞增多症

急性咽炎伴有皮疹,全身淋巴结肿大及肝脾肿大者应检查血象,如白细胞特别高,异常淋巴细胞高时,应除外传染性单核细胞增多症。

六、并发症

急性上呼吸道感染如不及时治疗,可引起很多并发症,在婴幼儿时期常并发急性心肌炎、

支气管炎、肺炎等,较长儿童可并发肾炎、风湿热、鼻窦炎等,并发症分三大类:

(一)感染蔓延至附近器官

感染自鼻咽部蔓延至附近器官,较为常见的有急性结膜炎、鼻窦炎、口腔炎、喉炎、中耳炎和颈淋巴结炎,其他如咽后壁脓肿、扁桃体周围脓肿、上颌骨骨髓炎、支气管炎和肺炎等。

(二)感染播散到全身

病原通过血液循环播散到全身,细菌感染并发败血症时,可导致化脓性病灶,如皮下脓肿、脓胸、心包炎、腹膜炎、关节炎、骨髓炎、脑膜炎、脑脓肿和泌尿系感染等。

(三)变态反应性疾病

由于感染和变态反应对机体的影响,可发生风湿热、肾炎、肝炎、心肌炎、紫癜、类风湿病及其他结缔组织病等。

七、治疗

治疗原则为对症治疗。

(1)一般治疗包括休息、多饮水,注意呼吸道隔离,预防并发症发生。

(2)病因治疗。①常用抗病毒药物:三氮唑核苷(病毒唑)具有广谱抗病毒作用,疗程 3~5 天;也可肌内注射 α 干扰素(利分能)3~5 天。②应用抗生素指征:年龄小、病情重、有继发细菌感染或并发症者可选用抗生素,常用复方磺胺甲噁唑、青霉素,疗程 3~5 天。

(3)对症处理。①降温:可根据需要使用物理降温,如冷敷。药物降温可口服对乙酰氨基酚或布洛芬类退热药。②烦躁不安者可口服水合氯醛、异丙嗪镇静。③发生高热惊厥可用苯巴比妥、地西泮止惊。

八、预防

加强体格锻炼,增强身体抵抗力;保持居住条件清洁卫生,经常消毒、通风,防止病原体入侵;按时添加辅食,加强营养,防治佝偻病、缺铁性贫血等疾病;注意预防隔离,勿与其他患者密切接触,避免交叉感染。

第二节　急性喉炎

一、概述

小儿急性喉炎好发于 6 个月~3 岁的儿童,是以声门区为主的喉黏膜的急性炎症,可因病毒或细菌感染引起,多继发于上呼吸道感染,也可成为某些急性传染病的前驱症状或并发症。以声音嘶哑、咳声如犬吠为主要特征,重者可导致喉梗阻而危及生命。

二、病因

可因病毒或细菌感染引起,常继发于上呼吸道感染如普通感冒、急性鼻炎、咽炎,也可继发于某些急性传染病如流行性感冒、麻疹、百日咳等。大多数由病毒引起,最易分离的是副流感病毒,占 2/3。此外还有腺病毒、流感病毒、麻疹病毒等。病毒入侵之后,为继发细菌感染提供了条件。感染的细菌多为金黄色葡萄球菌、乙型链球菌、肺炎双球菌等。

病变主要发生于声门下腔,炎症向下发展可累及气管。声门下腔黏膜水肿,重者黏膜下可发生蜂窝织炎,化脓性或者坏死性变。黏膜因溃疡可大面积缺损,表面有假膜形成者罕见。

小儿营养不良、抵抗力低下、变应性体质、牙齿拥挤重叠,以及上呼吸道慢性病,如慢性扁桃体炎、腺样体肥大、慢性鼻炎、慢性鼻窦炎,极易诱发喉炎。

小儿急性喉炎与成人相比更易发生呼吸困难,原因如下:

(1)小儿喉腔狭小,喉内黏膜松弛,肿胀时更易导致声门阻塞。

(2)喉软骨柔软,黏膜与黏膜下层附着松弛,炎症时肿胀较重。

(3)喉黏膜下淋巴组织及腺体组织丰富,炎症易发生黏膜下肿胀,而使喉腔变窄。

(4)小儿咳嗽功能不强,不易排出喉部及下呼吸道分泌物,更使呼吸困难加重。

(5)小儿对感染的抵抗力及免疫力不如成人,故炎症反应较重。

(6)小儿的神经系统不稳定,容易受激惹而发生喉痉挛。

(7)喉痉挛除可以引起喉梗阻外,又使充血加重,喉腔更加狭小。

因此,小儿急性喉炎的病情常比成人严重,若不及时诊治,可危及生命。

三、临床表现

起病常较急,患儿多有发热,常伴有咳嗽、声嘶等。早期以喉痉挛为主,声嘶多不严重,表现为阵发性犬吠样咳嗽或呼吸困难,继而炎症侵及声门下区则出现"空空"样咳嗽声,夜间症状加重。声门下黏膜水肿加重,可出现吸气性喉喘鸣。病情重者可出现吸气期呼吸困难,患儿鼻翼扇动,胸骨上窝、锁骨上窝、肋间隙及上腹部软组织吸气时下陷(三凹征),烦躁不安,出冷汗,脉搏加快等症状。

四、辅助检查

纤维或电子喉镜检查可见喉黏膜充血肿胀,尤以声门下区为重,使声门下区变窄。声带由白色变为粉红色或红色,黏膜表面有时附有黏稠性分泌物。

五、诊断

本病起病急,根据其病史、发病季节及特有症状,有声嘶,"空空"样咳嗽应立即想到本病,如出现吸气性喉喘鸣和吸气性呼吸困难即可做出诊断。

对较大能配合的小儿可行间接喉镜检查。如有条件可行纤维/电子喉镜检查,以协助诊断。

六、鉴别诊断

应与下列疾病相鉴别：

(一)气管支气管异物

起病突然，多有异物吸入史。患儿有剧烈的咳嗽及呼吸困难等症状，胸部听诊、X 线检查及支气管镜检查可以鉴别两种疾病。

(二)喉痉挛

常见于较小婴儿，起病急，有吸气性喉喘鸣，声调尖而细，发作时间短，症状可骤然消失，无声嘶。

(三)先天性喉部疾病

如先天性喉软骨软化病等。各种喉镜检查和实验室血常规、咽喉拭子涂片或分泌物培养等检查均有助于鉴别。

此外，还应注意与咽白喉、麻疹、水痘、百日咳、猩红热、腮腺炎的喉部表现相鉴别。

七、治疗

小儿急性喉炎病情发展快，易并发喉梗阻，应及时治疗。使用抗生素及肾上腺皮质激素治疗，疗效迅速良好。

(一)给氧

缺氧或发绀患儿应给氧，以缓解缺氧。

(二)肾上腺皮质激素疗法

激素有抗炎、抗病毒及控制变态反应的作用，治疗喉炎效果良好，用量要大，否则不易生效。凡有二度以上喉梗阻均用激素治疗。常用泼尼松、地塞米松或氢化可的松；病情较轻者，可口服泼尼松 $1\sim2mg/kg$，每 $4\sim6h$ 1 次。一般服药 $6\sim8$ 次后，喉鸣及呼吸困难多可缓解或消失，呼吸困难缓解后即可停药。二度以上喉梗阻者可用地塞米松 $0.1\sim0.3mg/kg$ 或 $0.6mg/kg$ 或氢化可的松 $5\sim10mg/kg$ 静脉滴注，共 $2\sim3$ 天，至症状缓解。

(三)镇静剂

急性喉炎患儿因呼吸困难缺氧，多烦躁不安，宜用镇静剂，如异丙嗪每次 $1\sim2mg/kg$ 有镇静和减轻喉头水肿的作用。氯丙嗪则使喉肌松弛，加重呼吸困难，不宜使用。

(四)雾化吸入

现多用雾化泵雾化吸入，将布地奈德吸入溶液 $1\sim2mg$ 加入雾化器中，雾化吸入后加速喉部炎症及水肿的消退，并稀释分泌物。另外，可用肾上腺素雾化吸入，可有效减轻呼吸道梗阻。剂量为 $0.5mg$，用 $2.5mL$ 生理盐水稀释，此种溶液可按需给予，严重病例甚至可持续给药。

(五)直接喉镜吸痰

三度呼吸困难患儿，由于咳嗽反射差，喉部或支气管内有分泌物潴留，可在直接喉镜下吸出，除去机械性梗阻，减轻因分泌物刺激所引起的喉痉挛，多可立即缓解呼吸困难。在进行直接喉镜检查吸痰的同时，还可喷雾 $1\%\sim3\%$ 的麻黄碱和肾上腺皮质激素，以减轻喉部肿胀，缓解呼吸困难。吸痰后,应严密观察病情变化,必要时进行气管切开术。

(六)抗生素疗法

急性喉炎病情进展迅速,多有细菌感染,应及早选用适当足量的抗生素控制感染。常用者为青霉素、头孢菌素、红霉素和交沙霉素等。一般患儿,用一种抗生素即可。病情严重者可用两种以上抗生素。应取咽拭子做细菌培养及药物敏感试验,以选用适当抗生素。

(七)气管切开术

四度呼吸困难者,应立即行气管切开术抢救。三度呼吸困难经治疗无效者也应做气管切开。

(八)其他对症疗法

体温高者,应用物理或药物降温。进流质或半流质易消化食物,多饮水,必要时输液。中毒症状重者,可输全血或血浆。痰黏稠干燥者用雾化吸入。

第三节　急性支气管炎

急性支气管炎是指由于各种致病源引起的支气管黏膜炎症,由于气管常同时受累,故称为急性气管支气管炎,是婴幼儿时的多发病、常见病,多继发于上呼吸道感染,也常为某些传染病(如麻疹、百日咳、白喉等)的一种临床表现。

一、病因

急性支气管炎的病原体是各种细菌或病毒或为混合感染。凡可引起上呼吸道感染的病原体均可引起急性支气管炎。在病毒感染的基础上,可继发细菌感染。常见的致病菌为肺炎链球菌、流感嗜血杆菌及 β 溶血性链球菌 A 组等。营养不良、佝偻病、特应体质等是本病发生的诱因。

二、临床表现

(1)发病可急可慢,多先有上呼吸道感染症状,逐渐出现明显的咳嗽。轻者无明显病容,重者可有发热、头痛、乏力、食欲缺乏、精神萎靡等,也可伴有腹痛、呕吐、腹泻等消化道症状。咳嗽一般持续 7～10 天。如不及时治疗感染,可向下蔓延导致肺炎。

(2)胸部听诊有或多或少不固定的干性啰音及大、中湿啰音,咳嗽或体位变化后可减少或消失。

三、辅助检查

血常规白细胞计数正常或偏低,继发细菌感染者可升高。胸部 X 线检查多阴性或仅见双肺纹理增粗、紊乱。

四、鉴别诊断

支气管炎主要依据咳嗽,痰鸣,肺部有不固定的干、湿啰音等做出诊断。须与下列疾病相鉴别。

(一)流行性感冒

起病急骤,发热较高,全身中毒症状,如全身酸痛、头痛、乏力等明显。常有流行病史,并依据病毒分离和血清学检查,可供鉴别。

(二)支气管肺炎

重症支气管炎与支气管肺炎早期有时难以区别,但一般支气管肺炎有气促、呼吸困难,两肺可闻及固定的细小湿啰音,尤以肺底、脊柱旁、腋下为明显。

(三)支气管哮喘

本病有反复发生的哮喘病史,哮喘发作可与感染无关,也可由感染诱发。一般不发热,常在清晨或夜间突然发作,应用支气管扩张药能迅速缓解。

(四)毛细支气管炎

主要由呼吸道合胞病毒感染所致,多见于 6 个月以内小婴儿。常突然起病,病初时呼吸道症状远较中毒症状严重,表现为发作性喘憋,呼气性呼吸困难,明显三凹征及发绀,一般体温不高,双肺闻及明显哮鸣音,肺底部可有细湿啰音。

另外,反复发作的支气管炎要与支气管异物、先天性上呼吸道畸形、右肺中叶综合征等疾病鉴别。

五、治 疗

(一)一般治疗

(1)房间注意清洁、安静,保持光线充足、通风。但避免对流风直接吹患儿。

(2)高热时卧床休息。婴儿须经常调换卧位,使呼吸道分泌物易于排出。

(3)咳嗽频繁时可给镇咳药,但避免给药过量以致抑制分泌物的咳出。

(4)给予易消化物,供给足够水分。

(5)注意口腔、鼻及眼的局部清洁。并注意呼吸道隔离。

(6)发生痉挛而致呼吸困难时,轻者参考以下中医疗法"实热喘"处理,重者参考毛细支气管炎及支气管哮喘的治疗处理。

(二)其他治疗

(1)10%氯化铵溶液,使痰液易于咳出。剂量为每次 0.1～0.2mL/kg。

(2)用适量的吐根糖浆,使痰液易于咳出。婴幼儿每次 2～15 滴,年长儿每次 1～2mL,每日 4～6 次。

(3)并发细菌感染时,可选用适当抗菌药物。

(4)迁延性支气管炎可加用超短波或紫外线照射。

第四节　毛细支气管炎

毛细支气管炎是一种婴幼儿较常见的下呼吸道感染，多见于1～6个月的小婴儿，以喘憋、三凹征和气促为主要临床特点。微小的呼吸道管腔易因黏稠分泌物阻塞、黏膜水肿及平滑肌痉挛(1岁半以内)而发生梗阻，并可引起肺气肿或肺不张。本病多发于冬、春两季，呈散发性或流行性发病，后者称为流行性毛细支气管炎，又因该病是以喘憋为主要特征的一种特殊类型肺炎，故又称喘憋性肺炎。

一、病因

最常见的病原体为呼吸道合胞病毒(RSV)，90%的婴幼儿2岁内感染过RSV，其中约40%发展为下呼吸道感染。因为RSV感染后机体不能产生长期或永久的免疫力，所以常可重复感染。其他如人类偏肺病毒、流感病毒、腺病毒和副流感病毒等及肺炎支原体也可导致毛细支气管炎。

二、临床表现

(一)症状

(1)本病发生于2岁以下小儿，多数在6个月以内，喘憋和肺部哮鸣音为其突出表现。

(2)主要表现为下呼吸道梗阻症状，出现呼气性呼吸困难，呼气相延长伴喘鸣。呼吸困难可呈阵发性，间歇期呼气性哮鸣音消失。

(3)严重发作者，可见面色苍白、烦躁不安，口周和口唇发绀。

(4)全身中毒症状较轻，可无热、低热、中度发热，少见高热。

(5)本病高峰期在呼吸困难发生后的48～72h，病程一般为1～2周。

(二)体征

(1)体格检查：呼吸浅而快，60～80次/min，甚至100次/min，伴鼻翼扇动和三凹征；心率加快，可达150～200次/min。

(2)肺部体征：主要为呼气相哮鸣音，亦可闻及中、细湿啰音，叩诊可呈鼓音。肝、脾可由于肺气肿而推向肋缘下，因此可触及肝和脾。

(3)由于过多换气引起不显性失水量增加，加之入量不足，部分患儿多发生较严重脱水，小婴儿还可能发生代谢性酸中毒。

(4)其他症状包括：轻度结膜炎，程度不等的喉炎，少数病例有中耳炎。

三、辅助检查

(1)外周血白细胞总数及分类大多在正常范围内。

(2)采集鼻、咽拭子或分泌物使用免疫荧光技术、免疫酶技术及分子生物学技术可明确病原。

（3）X线胸部检查。大部分病例表现有全肺程度不等的阻塞性肺气肿,约50%有支气管周围炎影像或有肺纹理增厚,可出现小点片阴影。10%的病例出现肺不张。

（4）肺功能。RSV感染后多可检测到肺功能异常,常表现为小气道限制性通气障碍。

（5）血气分析。可了解患儿缺氧和CO_2潴留程度。典型病儿可显示PaO_2下降和$PaCO_2$正常或增高。pH与疾病严重性相关。病情较重者可有代谢性酸中毒,由于通气/灌流（V/Q）不均而出现低氧血症。严重者可发生Ⅰ型或Ⅱ型呼吸衰竭。

四、鉴别诊断

根据本病发生在小婴儿,具有典型的喘憋及喘鸣音,一般诊断不难,但须与以下疾病相鉴别。

（一）儿童哮喘

婴儿的第一次感染性喘息发作,即为毛细支气管炎,但若多次反复发作,则应考虑有发展为婴幼儿哮喘的可能。毛细支气管炎发展为哮喘的危险因素包括过敏体质、哮喘家庭史、抗RSV-IgE升高、先天性小气道、被动吸烟等。

（二）原发型肺结核

常伴有喘息,可闻及哮鸣音,可根据结核接触史、结核中毒症状、结核菌素试验和胸部X线改变予以鉴别。

（三）其他疾病

如纵隔占位、充血性心力衰竭、心内膜弹性纤维增生症、异物吸入及先天性气管支气管畸形等均可发生喘息,应结合病史和体征及必要的检查做出鉴别。

五、治疗

（一）一般治疗

1.吸氧

既往体健的患儿若血氧饱和度降至90%以下,则为氧疗指征;若持续低于90%,则应通过足够的氧疗使血氧饱和度升至90%或以上;若患儿的血氧饱和度≥90%且进食良好、仅有轻微呼吸困难,则可停用氧疗。对于有明显血流动力学异常的心肺疾病史或早产史的患儿,在准备停用氧疗时应给予密切监测。

2.镇静

极度烦躁时应用。可用5%水合氯醛每次1mL/kg,口服或灌肠;或复方氯丙嗪肌内注射（异丙嗪和氯丙嗪每次各1mg/kg）。应用镇静剂时要密切注意呼吸节律的变化。

3.保持呼吸道通畅

有痰随时吸出;痰液黏稠者可予以盐酸氨溴索治疗以稀释痰液,给药途径可为静脉注射或雾化吸入。雾化吸入时,应使用吸入型盐酸氨溴索,静脉剂型慎用。应注意,由于本病患儿可能存在气道高反应性,因此,如病情需要以吸入途径给药时,应使用以压缩空气（或气流量＞6L/min氧气）为动力的雾化器装置通过面罩吸入,忌用对气道有较大刺激作用的超声雾化吸入装置。

(二)控制喘憋

吸入支气管扩张剂和糖皮质激素治疗喘憋尚存一定的争议。国外许多有循证医学证据的研究显示,上述两药物对喘憋的疗效有限。不过,鉴于吸入治疗的安全性,通过空气压缩装置吸入支气管扩张剂(如沙丁胺醇、异丙托溴铵等)和糖皮质激素(如布地奈德等)可在临床早期试验性应用,如有效可继续给予,如果临床症状无改善则不继续使用。全身性糖皮质激素应慎用。近年来,对于中、重度毛细支气管炎患儿推荐使用高渗盐水和肾上腺素雾化吸入的治疗方法。

1.高渗盐水雾化吸入

3%盐水雾化吸入(压缩空气或气流量＞6L/min 氧气为动力的雾化器装置),每次 2～4mL,4～6 次/d,疗程 1～3 天。研究表明,应用高渗盐水雾化吸入治疗中度毛细支气管炎,可明显减轻临床评分、减少住院率、缩短住院时间,安全性良好。但如果吸入过程中患儿不耐受或诱发气道痉挛时(如出现喘憋加重),须及时停用。

2.肾上腺素雾化吸入

收缩气管黏膜小动脉,减轻黏膜水肿、降低支气管黏膜厚度,从而提高气道直径而改善通气。用法:肾上腺素每次 0.5mg(1 岁以下)、每次 1mg(1 岁以上),加入 2mL 生理盐水中,雾化吸入(压缩空气或气流量＞6L/min 氧气为动力的雾化器装置),2～4 次/d,疗程 1～3 天。应用肾上腺素雾化吸入时,应密切观察心率及血压变化。如果治疗无效不再增加剂量应用。

3.其他

静脉注射氨茶碱或硫酸镁可尝试使用,但尚缺乏确切的循证证据。

(三)抗病毒及其他病原体治疗

(1)利巴韦林静脉注射或雾化吸入。由于尚缺乏确切的循证依据,故不推荐常规应用。

(2)明确或疑似肺炎支原体感染可予以大环内酯类抗生素治疗。

(3)有继发细菌感染时须酌情加用其他抗生素。

(四)生物制品治疗

(1)静脉注射免疫球蛋白(IVIG)可在重症患儿或上述治疗方法无效时考虑应用。研究表明,IVIG 可缓解临床症状,减少患儿排毒量和缩短排毒期限。应用方法为每天 400mg/kg,连续 3～5 天。

(2)静脉注射抗 RSV 单克隆抗体对高危婴儿(早产儿、支气管肺发育不良、先天性心脏病、免疫缺陷病)和毛细支气管炎后反复喘息发作者有确切的预防作用;RSV 单克隆抗体上市后研究也显示,预防治疗可显著降低住院率。但值得注意的是,该药不能治疗 RSV 感染。

(五)其他治疗

及时纠正酸碱失衡及离子紊乱;有心力衰竭时积极强心、利尿、减轻心脏负荷;出现脑水肿时及时降颅压及保护脑细胞;有呼吸衰竭时需要气管插管,人工通气治疗。

六、预防

近年研究表明,毛细支气管炎与哮喘的关系十分密切。多年追踪观察发现,婴儿急性毛细支气管炎所表现的喘息往往是哮喘的第一次发作。如喘息反复发作(有人认为超过3次),除外其他肺部疾病后应考虑支气管哮喘的诊断。国内外研究显示,有30％～70％的毛细支气管炎患儿日后发展成哮喘;有过敏体质、家族有哮喘、过敏性鼻炎等遗传病史及父母吸烟的患儿,哮喘发生率较无以上因素者显著增高。研究显示,对存在哮喘危险因素的毛细支气管炎患儿出院后采用激素吸入治疗可明显减低其日后哮喘的发生率。因此,对诊断为毛细支气管炎的患儿,一定要定期随访;如果日后再有喘息发生(无论是感染或是运动、吸入冷空气等),特别是对支气管扩张剂及激素治疗敏感,即可能是哮喘,笔者认为不必非得发作3次以上。有人认为,毛细支气管炎患儿如果同时有哮喘的危险因素,即应按哮喘予以早期干预治疗。

第五节　支气管扩张

一、概述

支气管扩张是各种原因引起的支气管树的病理性、永久性扩张,导致反复发生化脓性感染的气道慢性炎症,临床表现为持续或反复性咳嗽、咳痰,有时伴有咯血,可导致呼吸功能障碍及慢性肺源性心脏病。本病多见于儿童和青年,多数为获得性,继发于急、慢性呼吸道感染和支气管阻塞后。新西兰儿童支气管扩张症的患病率为3.7/10万。在我国并非少见病,但目前尚无相关的流行病学资料。

二、病因

支气管扩张症是由多种疾病引起的一种病理性改变,明确原发病因不但有助于采取具有针对性的诊疗措施,而且还可避免不必要的侵袭性、昂贵或费时的辅助检查,是临床评估的重要组成部分。关于各种病因引起的支气管扩张症的发生率,文献报道不一,但多数儿童和成人支气管扩张症继发于肺炎或其他呼吸道感染(如结核)。儿童支气管扩张症常见免疫功能缺陷,但在成人少见。其他原因均属少见甚至罕见。

(一)下呼吸道感染

为儿童及成人支气管扩张症最常见的病因,特别是细菌性肺炎、百日咳、支原体及病毒感染(麻疹病毒、腺病毒、流感病毒和呼吸道合胞病毒等),占41％～69％。询问病史时应特别关注感染史,尤其是婴幼儿时期呼吸道感染病史。

(二)结核和非结核分枝杆菌

支气管和肺结核是我国支气管扩张症的常见病因,尤其是肺上叶支气管扩张,应特别注意询问结核病史或进行相应的检查。非结核分枝杆菌感染也可导致支气管扩张。支气管扩张症患者(尤其是中老年女性)气道中易分离出非结核分枝杆菌,但并不表明一定合并非结核分枝杆菌感染,须由结核专科或呼吸科医师进行评估和随访,以明确是定植还是感染。

(三)异物和误吸

下气道异物吸入是儿童气道阻塞最常见的原因,成人也可因吸入异物或气道内肿瘤阻塞导致支气管扩张,但相对少见。文献报道,吸入胃内容物或有害气体后可出现支气管扩张,心肺移植后合并胃食管反流及食管功能异常的患者中支气管扩张症的患病率也较高,因此,对于支气管扩张症患者均应注意询问有无胃内容物误吸史。

(四)大气道先天性异常

对于所有支气管扩张症患者都要考虑是否存在先天性异常,可见于先天性支气管软骨发育不全、巨大气管-支气管症、马方综合征及食管气管瘘。

(五)免疫功能缺陷

对于所有儿童和成人支气管扩张症患者均应考虑是否存在免疫功能缺陷,尤其是抗体缺陷。病因未明的支气管扩张症患者中有 6%～48% 存在抗体缺陷。免疫功能缺陷者并不一定在婴幼儿期发病,也可能在成人后发病。最常见的疾病为普通变异型免疫缺陷病、X 连锁无丙种球蛋白血症及 IgA 缺乏症。严重、持续或反复感染,尤其是多部位感染或机会性感染者,应怀疑免疫功能缺陷的可能,对于疑似或明确合并免疫功能缺陷的支气管扩张患者,应由相关专科医师共同制订诊治方案。

(六)纤毛功能异常

原发性纤毛不动综合征患者多同时合并其他有纤毛部位的病变,几乎所有患者均合并上呼吸道症状(流涕、嗅觉丧失、鼻窦炎、听力障碍、慢性扁桃体炎)及男性不育、女性异位妊娠等。上呼吸道症状多始于新生儿期。儿童支气管扩张症患者应采集详细的新生儿期病史;儿童和成人支气管扩张症患者,均应询问慢性上呼吸道病史,尤其是中耳炎病史。成人患者应询问有无不育史。

(七)其他气道疾病

对于支气管扩张症患者应评估是否存在变应性支气管肺曲霉病;支气管哮喘也可能是加重或诱发成人支气管扩张的原因之一;弥散性泛细支气管炎多以支气管扩张为主要表现,虽然在我国少见,但仍须考虑。欧美国家的支气管扩张症患者,尤其是白色人种,均应排除囊性纤维化,此病在我国则相对罕见。

(八)结缔组织疾病

2.9%～5.2% 的类风湿关节炎患者肺部高分辨率 CT 检查可发现支气管扩张,因此对于支气管扩张症患者均要询问类风湿关节炎病史,合并支气管扩张的类风湿关节炎患者预后更差。其他结缔组织疾病与支气管扩张症的相关性研究较少,有报道干燥综合征患者支气管扩张的发生率为 59%,系统性红斑狼疮、强直性脊柱炎及复发性多软骨炎等疾病也有相关报道。

(九)炎性肠病

支气管扩张与溃疡性结肠炎明确相关,炎性肠病患者出现慢性咳嗽、咳痰时,应考虑是否合并支气管扩张症。

(十)其他疾病

α_1-抗胰蛋白酶缺乏与支气管扩张症的关系尚有争议,除非影像学提示存在肺气肿,否则无须常规筛查是否存在 α_1-抗胰蛋白酶缺乏。应注意是否有黄甲综合征的表现。

三、病理

(一)支气管扩张的发生部位

通常情况下,支气管扩张发生于中等大小的支气管。支气管扩张可呈双肺弥散性分布,亦可为局限性病灶,其发生部位与病因相关。由普通细菌感染引起的支气管扩张以弥散性支气管扩张常见,并以双肺下叶多见。后基底段是病变最常累及的部位,这种分布与重力因素引起的下叶分泌物排出不畅有关。支气管扩张左肺多于右肺,其原因为左侧支气管与气管分叉角度较右侧为大,加上左侧支气管较右侧细长,并由于受心脏和大血管的压迫,这种解剖学上的差异导致左侧支气管引流效果较差。左舌叶支气管开口接近下叶背段,易受下叶感染波及,因此临床上常见到左下叶与舌叶支气管扩张同时存在。另外,右中叶支气管开口细长,并有 3 组淋巴结环绕,引流不畅,容易发生感染并引起支气管扩张。上叶支气管扩张一般以尖、后段常见,多为结核所致。变应性支气管肺曲霉病患者常表现为中心性支气管扩张。

(二)形态学改变

支气管扩张存在着几个分类系统,大多数都是以支气管镜和尸检所见到的支气管的解剖异常为基础。目前常用的是 Reid 在 1950 年提出的分类系统。Reid 对 45 个尸检所得的支气管扩张肺叶的病理和支气管造影的结果进行了对比,根据支气管镜和病理解剖形态不同,分为 3 种类型:①柱状支气管扩张:支气管管壁增厚,管腔均匀平滑扩张,并延伸至肺周边;②囊柱状支气管扩张:柱状支气管扩张基础上存在局限性缩窄,支气管外观不规则,类似于曲张的静脉;③囊状支气管扩张:越靠近肺的外周,支气管扩张越明显,最终形成气球样结构,末端为盲端,表现为成串或成簇囊样病变,可含气液面。

支气管扩张常常是位于段或亚段支气管管壁由于慢性炎症而遭到破坏,受累管壁的结构,包括软骨、肌肉和弹性组织破坏被纤维组织替代,导致支气管持久扩张、变形。扩张的支气管内可积聚稠厚的脓性分泌物,其外周气道也往往被分泌物阻塞或被纤维组织闭塞所替代。黏膜表面常有慢性溃疡,柱状纤毛上皮鳞状化生或萎缩,杯状细胞和黏液腺增生,支气管周围结缔组织常受损或丢失,并有微小脓肿。炎症可致支气管壁血管增多或支气管动脉和肺动脉的终末支扩张与吻合,形成血管瘤,压力较高的小支气管动脉破裂可造成咯血,多数为小量咯血,少数患者可发生致命性大咯血,出血量可达数百甚至上千毫升,出血后血管压力降低而收缩,出血可自动停止。咯血量与病变范围和程度不一定成正比。支气管扩张易发生反复感染,炎症可蔓延到邻近肺实质,引起不同程度的肺炎、小脓肿或肺小叶不张,以及伴有慢性支气管炎的病理改变。

因气道炎症和管腔内黏液阻塞,多数支气管扩张症患者肺功能检查提示不同程度阻塞性通气功能受损。当病变严重而广泛,且累及胸膜时,则表现为以阻塞性为主的混合性通气功能障碍。病程较长的支气管扩张,因支气管和周围肺组织纤维化,可引起限制性通气功能障碍,伴有弥散功能减低。通气不足、弥散障碍、通气-血流失衡和肺内分流的存在,导致部分患者出现低氧血症,引起肺动脉收缩,同时存在的肺部小动脉炎症和血管床毁损,导致肺循环横截面积减少并导致肺动脉高压,少数患者会发展成为肺心病。

四、临床表现

支气管扩张可发生于任何年龄,但以青少年为多见。大多数患者在幼年曾有麻疹、百日咳或支气管肺炎迁延不愈病史,一些支气管扩张患者可能伴有慢性鼻窦炎或家族性免疫缺陷病史。

(一)症状

典型的症状为慢性咳嗽、大量脓痰和反复咯血。

1.慢性咳嗽、大量脓痰

咳嗽是支气管扩张症最常见的症状(>90%),且多伴有咳痰(75%～100%),系支气管扩张部位分泌物积储,改变体位时分泌物刺激支气管黏膜所致。故与体位改变有关,常在晨起或夜间卧床转动体位时咳嗽、咳痰量增多。痰液可为黏液性、黏液脓性或脓性。合并感染时咳嗽和咳痰量明显增多,可呈黄绿色脓痰,重症患者痰量可达每天数百毫升。引起感染的常见病原体为铜绿假单胞菌、金黄色葡萄球菌、流感嗜血杆菌、肺炎链球菌和卡他莫拉菌。如痰有臭味,提示合并有厌氧菌感染。感染时痰液收集于玻璃瓶中静置后出现分层的特征:上层为泡沫,下层为脓性成分,中层为混浊黏液,下层为坏死组织沉淀物。但目前这种典型的痰液分层表现较少见。

2.反复咯血

50%～70%的患者有程度不等的咯血,可从痰中带血至大量咯血,咯血量与病情严重程度、病变范围并不完全一致。部分患者以反复咯血为唯一症状,平时无咳嗽、咳脓痰等症状,临床上称为“干性支气管扩张”,其支气管扩张多位于引流良好的部位。

3.反复肺部感染

其特点是同一肺段反复发生肺炎并迁延不愈。常由上呼吸道感染向下蔓延所致,出现发热、咳嗽加剧、痰量增多、胸闷、胸痛等症状。约三分之一的患者可出现非胸膜性胸痛。

4.慢性感染中毒症状

反复继发感染可有全身中毒症状,如发热、乏力、食欲减退、消瘦、贫血等。由于支气管持续的炎症反应,部分患者可出现可逆性的气流阻塞和气道高反应性,表现为喘息、呼吸困难和发绀。72%～83%患者伴有呼吸困难,这与支气管扩张的严重程度相关及痰量相关。重症支气管扩张患者由于支气管周围肺组织化脓性炎症和广泛的肺组织纤维化,可并发阻塞性肺气肿、肺心病、右心衰竭,继而出现相应症状。

(二)体征

早期或干性支气管扩张可无异常肺部体征,病变重或继发感染时常可闻及下胸部、背部固定而持久的局限性粗湿性啰音,是支气管扩张症的特征性表现,多自吸气早期开始,吸气中期最响亮,持续至吸气末。约三分之一的患者可闻及哮鸣音或粗大的干性啰音。部分慢性患者伴有杵状指(趾),出现肺气肿、肺心病等并发症时有相应体征。

五、辅助检查

(1)实验室检查。血常规、尿常规、大便常规;肝、肾功能,电解质,红细胞沉降率,C反应蛋白(CRP);痰液涂片、痰培养＋药敏、痰液涂片找抗酸菌。

(2)心电图、血气分析、肺功能、超声心动图等检查。

(3)影像学检查。是确诊的根据。①常规 X 线胸片，缺乏特征性改变，不能确定病变范围。若有大小不等蜂窝状、圆形、卵圆形透明区或有液平面，有一定诊断价值。②支气管造影，是诊断支气管扩张的金标准。③胸部 CT，特别是高分辨薄层 CT，是目前支气管扩张的最佳检测方法。④支气管镜检查，对于明确阻塞或出血部位、清除分泌物有益。

六、诊断依据

(1)慢性咳嗽、大量脓痰、反复咯血及肺部感染等病史。

(2)肺部闻及固定而持久的局限性湿啰音。

(3)肺高分辨率薄层 CT 或支气管造影显示支气管腔扩张和管壁增厚。

七、治疗

(一)一般治疗

1.护理

给予支持疗法增加营养，补充维生素以改善全身营养状况，酌情输血、血浆等。出现发绀、呼吸困难者及时给氧；发热者应及时给予降温，出现烦躁不安可给予镇静等对症处理。

2.营养管理

由护士对患者的营养状况进行初始评估，记录在住院患者评估记录中。总分≥3 分，有营养不良的风险，须在 24h 内通知营养科医师会诊，根据会诊意见采取营养风险防治措施；总分<3 分，每周重新评估其营养状况，病情加重应及时重新评估。

重症患儿进食困难者，可给予鼻饲或肠道外营养；注意适当补充白开水。

(二)病原学治疗

(1)解除诱发因素，积极根治合并的慢性鼻窦炎、慢性扁桃体炎等。

(2)经验治疗。抗生素选择的原则应兼顾球菌、杆菌及厌氧菌。

(3)病因治疗。根据痰培养结果选择抗生素。

(三)对因治疗

保持支气管通畅，积极排除痰液。

(1)体位引流。

(2)通过支气管镜引流。

(3)应用支气管扩张药。

(4)止血治疗、对症治疗。

第六节　肺炎

一、支气管肺炎

支气管肺炎是小儿的一种主要常见病，尤多见于婴幼儿，也是婴儿时期主要死亡原因。支气管肺炎又称小叶肺炎,肺炎多发生于冬春寒冷季节及气候骤变时,但夏季并不例外。甚至有些华南地区反而在夏天发病较多,患病后免疫力不持久,容易再受感染。支气管肺炎由细菌或病毒引起。

(一)病因及发病机制

1.好发因素(35%)

婴幼儿时期容易发生肺炎是由于呼吸系统生理解剖上的特点,如气管、支气管管腔狭窄、黏液分泌少、纤毛运动差、肺弹力组织发育差、血管丰富易于充血、间质发育旺盛、肺泡数少、肺含气量少、易为黏液所阻塞等。在此年龄阶段免疫学上也有弱点,防御功能尚未充分发展,容易发生传染病、营养不良、佝偻病等疾患,这些内在因素不但使婴幼儿容易发生肺炎,并且比较严重。1岁以下婴儿免疫力很差,故肺炎易于扩散,融合并延及两肺,年龄较大及体质较强的幼儿,机体反应性逐渐成熟,局限感染能力增强,肺炎往往出现较大的病灶,如局限于一叶则为大叶肺炎。

2.病原菌感染(35%)

凡能引起上呼吸道感染的病原均可诱发支气管肺炎,但以细菌和病毒为主,其中肺炎链球菌、流感嗜血杆菌、RSV 最为常见。20 世纪 90 年代以后美国等发达国家普遍接种 b 型流感嗜血杆菌(Hib)疫苗,因而流感嗜血杆菌所致肺炎已明显减少,一般支气管肺炎大部分由于肺炎球菌所致,占细菌性肺炎的 90%以上。其他细菌,如葡萄球菌、链球菌、流感杆菌、大肠埃希杆菌、肺炎杆菌、铜绿假单胞菌则较少见,肺炎球菌至少有 86 个不同血清型,都对青霉素敏感,所以目前分型对治疗的意义不大,较常见肺炎球菌型分别是第 14、18、19、23 等型。

有毒力的肺炎球菌均带荚膜,含有型特异性多糖,因而可以抵御噬菌作用。而无症状的肺炎球菌致病型的携带者在散播感染方面起到比肺炎患者更重要的作用,此病一般为散发,但在集体托幼机构有时可有流行。β 溶血性链球菌往往在麻疹或百日咳病程中作为继发感染出现,凝固酶阳性的金黄色葡萄球菌是小儿重症肺炎的常见病原菌,但白色葡萄球菌肺炎近几年来有增多趋势,流感杆菌引起的肺炎常继发于支气管炎,毛细支气管炎或败血症,3 岁以前较为多见。大肠埃希杆菌所引起的肺炎主要见于新生儿及营养不良的婴儿,但在近年来大量应用抗生素的情况下,此病与葡萄球菌肺炎一样,可继发于其他重病的过程中,肺炎杆菌肺炎及铜绿假单胞菌肺炎较少见,一般均为继发性,间质性支气管肺炎大多数由于病毒所致,主要为腺病毒、呼吸道合胞病毒、流感病毒、副流感病毒、麻疹病毒等,麻疹病程中常并发细菌性肺炎,但麻疹病毒本身亦可引起肺炎,曾自无细菌感染的麻疹肺炎早期死亡者肺内分离出麻疹病毒,间质性支气管肺炎也可由于流感杆菌、百日咳杆菌、草绿色链球菌中某些型别及肺炎支原体所引起。

3.发病机制

由于气道和肺泡壁的充血,水肿和渗出,导致气道阻塞和呼吸膜增厚,甚至肺泡填塞或萎陷,引起低氧血症和(或)高碳酸血症,发生呼吸衰竭,并引起其他系统的广泛损害,如心力衰竭、脑水肿、中毒性脑病、中毒性肠麻痹、消化道出血、稀释性低钠血症、呼吸性酸中毒和代谢性酸中毒等。一般认为,中毒性心肌炎和肺动脉高压是诱发心力衰竭的主要原因,但近年来有研究认为,肺炎患儿并无心肌收缩力的下降,而血管紧张素Ⅱ水平的升高,心脏后负荷的增加可能起重要作用,重症肺炎合并不适当抗利尿激素分泌综合征亦可引起非心源性循环充血症状。

(二)临床表现

1.一般肺炎

典型肺炎的临床表现包括:

(1)一般症状。起病急骤或迟缓,骤发的有发热、呕吐,烦躁及喘憋等症状。发病前可先有轻度的上呼吸道感染数天,早期体温多在 38~39℃,亦可高达 40℃ 左右,大多为弛张型或不规则发热,新生儿可不发热或体温不升,弱小婴儿大多起病迟缓、发热不高、咳嗽与肺部体征均不明显,常见呛奶、呕吐或呼吸困难,呛奶有时很显著,每次喂奶时可由鼻孔溢出。

(2)咳嗽。咳嗽及咽部痰声,一般在早期就很明显,早期为干咳,极期咳嗽可减少,恢复期咳嗽增多、有痰,新生儿、早产儿可无咳嗽,仅表现为口吐白沫等。

(3)气促。多发生于发热,咳嗽之后,呼吸浅表,呼吸频率加快(2个月龄内>60 次/min,2~12 个月>50 次/min,1~4 岁>40 次/min),重症者呼吸时呻吟,可出现发绀,呼吸和脉搏的比例自 1:4 上升为 1:2 左右。

(4)呼吸困难。常见呼吸困难,口周或指甲青紫及鼻翼扇动,重者呈点头状呼吸、三凹征、呼气时间延长等,有些病儿头向后仰,以便较顺利地呼吸,若使患儿被动地向前屈颈时,抵抗很明显,这种现象应和颈肌强直区别。

(5)肺部固定细湿啰音。胸部体征早期可不明显或仅呼吸音粗糙或稍减低,以后可闻及固定的中、细湿啰音或捻发音,往往在哭闹、深呼吸时才能听到,叩诊正常或有轻微的叩诊浊音或减低的呼吸音,但当病灶融合扩大累及部分或整个肺叶时,可出现相应的肺实变体征,如果发现一侧肺有明显叩诊浊音和(或)呼吸音降低则应考虑有无合并胸腔积液或脓胸。

2.重症肺炎

重症肺炎除呼吸系统严重受累外,还可累及循环、神经和消化等系统,出现相应的临床表现:

(1)呼吸衰竭。早期表现与肺炎相同,一旦出现呼吸频率减慢或神经系统症状应考虑呼吸衰竭可能,及时进行血气分析。

(2)循环系统。较重肺炎病儿常见心力衰竭,表现为以下几点:

①呼吸频率突然加快,超过 60 次/min。

②心率突然加快,超过 160 次/min。

③骤发极度烦躁不安,明显发绀,面色发灰,指(趾)甲微血管充盈时间延长。

④心音低钝,奔马律,颈静脉怒张。

⑤肝脏显著增大或在短时间内迅速增大。

⑥少尿或无尿,颜面眼睑或双下肢水肿,以上表现不能用其他原因解释者即应考虑心力衰竭,指端小静脉网充盈或颜面、四肢水肿,则为充血性心力衰竭的征象,有时四肢发凉、口周灰白、脉搏微弱,则为末梢循环衰竭。

(3)神经系统。轻度缺氧常见表现为烦躁、嗜睡,很多幼婴儿在早期发生惊厥,多由于高热或缺钙所致,如惊厥之同时有明显嗜睡和中毒症状或持续性昏迷,甚至发生强直性痉挛、偏瘫或其他脑征,则可能并发中枢神经系统病变如脑膜脑炎或中毒性脑病,脑水肿时出现意识障碍、惊厥、呼吸不规则、前囟隆起、脑膜刺激征等,但脑脊液化验基本正常。

(4)消化系统。轻症肺炎常有食欲缺乏、呕吐、腹泻等,重症可引起麻痹性肠梗阻,表现为腹胀、肠鸣音消失。腹胀可由缺氧及毒素引起,严重时膈肌上升,可压迫胸部,可更加重呼吸困难,有时下叶肺炎可引起急性腹痛,应与腹部外科疾病鉴别,消化道出血时可呕吐咖啡渣样物,大便隐血阳性或排柏油样便。

(三)检查

1.血象

外周血白细胞计数和分类计数对判断细菌或病毒有一定价值,细菌感染以上指标大多增高,而病毒感染多数正常。支原体感染者外周血白细胞总数大多正常或偏高,分类以中性粒细胞为主,但在重症金黄色葡萄球菌或革兰阴性杆菌肺炎,白细胞可增高或降低。

2.特异性病原学检查

(1)鼻咽部吸出物或痰标本。①病毒检测:病毒性肺炎早期,尤其是病程在 5 天以内者,可采集鼻咽部吸出物或痰(脱落上皮细胞),进行病毒检测,目前大多通过测定鼻咽部脱落细胞中病毒抗原、DNA 或 RNA 进行早期快速诊断。②细菌检查:肺炎患儿的细菌学检查则较为困难,由于咽部存在着大量的正常菌群,而下呼吸道标本的取出不可避免地会受到其污染,因而呼吸道分泌物培养结果仅供参考,从咽拭或消毒导管吸取鼻咽部分泌物做细菌培养及药物敏感试验,可提供早期选用抗生素的依据。

(2)血标本。血和胸腔积液培养阳性率甚低,如同时还有败血症的症状,应做血培养,病程相对较长的患儿则以采集血标本进行血清学检查,测定其血清特异 IgM 进行早期快速病毒学诊断,病毒分离与急性期/恢复期双份血清抗体测定是诊断病毒感染最可靠的依据,但因费时费力,无法应用于临床。

(3)胸腔积液检查。出现胸腔积液时,可作胸穿,取胸腔积液培养及涂片检查,一般有 30%肺炎双球菌肺炎病例。

(4)其他。通过纤维支气管镜取材,尤其是保护性毛刷的应用,可使污染率降低至 2%以下,有较好的应用前景,肺穿刺培养是诊断细菌性肺炎的金标准。但患儿和医生均不易接受,最近 VuoriHolopainen 对肺穿刺进行了综述评价,认为该技术有着其他方法无法比拟的优点,而且引起的气胸常无症状,可自然恢复,在某些机构仍可考虑使用。

3.支原体检测

支原体检测与病毒检测相似,早期可直接采集咽拭子标本进行支原体抗原或 DNA 检测,病程长者可通过测定其血清特异 IgM 进行诊断。

4.非特异性病原学检查

如外周血白细胞计数和分类计数、血白细胞碱性磷酸酶积分、四唑氮蓝试验等,对判断细菌或病毒可能有一定的参考价值。细菌感染以上指标大多增高,而病毒感染多数正常,支原体感染者外周血白细胞总数大多正常或偏高,分类以中性粒细胞为主,血 C 反应蛋白(CRP)、前降钙素(PCT)、白细胞介素-6(IL-6)等指标,细菌感染时大多增高,而病毒感染大多正常,但两者之间有较大重叠,鉴别价值不大,如以上指标显著增高,则强烈提示细菌感染,血冷凝集素试验>1:32 对支原体肺炎有辅助诊断价值。

5.血气分析

对肺炎患儿的严重度评价、预后判断及指导治疗具有重要意义。

6.X 线检查

支气管肺炎的病因不同,因此在 X 线上所表现的变化,既有共同点,又各有其特点,早期见肺纹理增粗,以后出现小斑片状阴影,以双肺下野,中内带及心膈区居多,并可伴有肺不张或肺气肿,斑片状阴影亦可融合成大片,甚至波及整个节段。

(1)病灶的形态。支气管肺炎主要是肺泡内有炎性渗出,多沿支气管蔓延而侵犯小叶、肺段或大叶。X 线征象可表现为非特异性小斑片状肺实质浸润阴影,以两肺、心膈角区及中内带较多,这种变化常见于 2 岁以下的婴幼儿。小斑片病灶可部分融合在一起成为大片状浸润影,甚至可类似节段或大叶肺炎的形态,若病变中出现较多的小圆形病灶时,就应考虑可能有多种混合的化脓性感染存在。

(2)肺不张和肺气肿征。由于支气管内分泌物和肺炎的渗出物阻塞,可产生部分性肺不张或肺气肿,在小儿肺炎中肺气肿是早期常见征象之一,中毒症状越重肺气肿就越明显,在病程中出现泡性肺气肿及纵隔气肿的机会也比成人多见。

(3)肺间质 X 线征。婴儿的肺间质组织发育好,患支气管肺炎时,可以出现一些肺间质的 X 线征象,常见两肺中内带纹理增多、模糊,流感病毒性肺炎、麻疹病毒性肺炎、百日咳杆菌肺炎所引起的肺间质炎性反应都可有这些 X 线征象。

(4)肺门 X 线征。肺门周围局部的淋巴结大多数不肿大或仅呈现肺门阴影增深,甚至肺门周围湿润。

(5)胸膜的 X 线征。胸膜改变较少,有时可出现一侧或双侧胸膜炎或胸腔积液的现象,尽管各种不同病因的支气管肺炎在 X 线表现上有共同点,但又不尽相同,因此,必须掌握好各种肺炎的 X 线表现,密切结合临床症状才能做出正确诊断。

7.B 超及心电图检查

B 超检查:有肝脏损害或肝瘀血时,可有肝脏肿大。心电图检查:有无心肌损害。

(四)诊断及鉴别诊断

1.诊断

根据典型临床症状,结合 X 线胸片所见,诊断多不困难,根据急性起病,呼吸道症状及体征,必要时可做 X 线透视、胸片或咽拭、气管分泌物培养或病毒分离。白细胞明显升高时能协助细菌性肺炎的诊断,白细胞减低或正常,则多属病毒性肺炎。

2.鉴别诊断

须与肺结核、支气管异物、哮喘伴感染相鉴别,同时应对其严重度、有无并发症和可能的病原菌做出评价。

(1)肺结核。活动性肺结核的症状及 X 线胸片,与支气管肺炎有相似之处,鉴别时应重视家庭结核病史,结核菌素试验及长期的临床观察,同时应注意肺结核多见肺部病变而临床症状较少,二者往往不成比例。

(2)发生呼吸困难的其他病症。喉部梗阻的疾病一般表现为嘶哑等症状,如病儿的呼吸加深,应考虑是否并发酸中毒,哮喘病的呼吸困难以呼气时为重,婴儿阵发性心动过速虽有气促、发绀等症状,但有心动过速骤发骤停的特点,还可借助于心电图检查。

(五)并发症

若延误诊断或病原体致病力强者(如金黄色葡萄球菌感染)可引起并发症,如心肌炎、心包炎、溶血性贫血、血小板减少、脑膜炎、肝炎、胰腺炎、脾肿大、消化道出血、肾炎、血尿、蛋白尿等,如在肺炎治疗过程中,中毒症状或呼吸困难突然加重,体温持续不退或退而复升,均应考虑有并发症的可能,如脓胸、脓气胸、肺大疱等。

(六)治疗

1.氧气疗法

氧气疗法是纠正低氧血症,防止呼吸衰竭和肺、脑水肿的主要疗法之一。因此,有缺氧表现时应及时给氧。最常用鼻前庭导管持续吸氧,直至缺氧消失方可停止。新生儿或鼻腔分泌物多者,以及经鼻导管给氧后缺氧症状不缓解者,可用口罩、鼻塞、头罩或氧帐给氧。给氧浓度过高,流量过大,持续时间过长,容易导致不良反应,如弥散性肺纤维化或晶体后纤维增生症等。严重缺氧出现呼吸衰竭时,应及时用呼吸器间歇正压给氧或持续正压给氧以改善通气功能。

2.抗菌药物治疗

抗生素主要用于细菌性肺炎、支原体肺炎、衣原体肺炎及有继发细菌感染的病毒性肺炎。治疗前应做咽部分泌物或血液、胸腔穿刺液培养加药敏试验,以便于针对性选用有效药物。在病原菌未明时,对未用过抗生素治疗的患儿,应首选青霉素,每次 20 万~40 万 U,每日肌内注射 2 次,直至体温正常后 5~7 天为止。重症者可增加剂量 2~3 倍,静脉给药。年龄小或病情严重者须用广谱抗生素联合治疗,可用氨苄西林,每日 50~100mg/kg,分 2 次肌内注射或静脉注射,加用庆大霉素或卡那霉素等。青霉素疗效不佳或对青霉素过敏的患儿改用红霉素,每日 15~30mg/kg,用 10% 葡萄糖溶液稀释成 0.5~1mg/mL,分 2 次静滴。疑为金葡菌感染可用新青霉素Ⅱ、Ⅲ加庆大霉素或氯霉素等,亦可应用头孢菌素、万古霉素等。疑为革兰阴性杆菌感染可用加氨苄西林庆大霉素或卡那霉素等。病原体已明确者,根据药敏试验选择有效抗生素治疗。支原体、衣原体感染首选红霉素。真菌感染应停止使用抗生素及激素,选用制霉菌素雾化吸入,每次 5 万 U,4~6h/次,亦可用克霉唑、氟康唑或两性霉素 B。

3.抗病毒药物治疗

国内用利巴韦林治疗早期腺病毒肺炎有一定疗效,对晚期的病例疗效不明显。该药尚可试用于流感病毒性肺炎。对呼吸道合胞病毒上药疗效不明显。

近年来国内运用免疫制剂治疗病毒性肺炎,如特异性马血清治疗腺病毒肺炎,对早期无合并感染者疗效较好。干扰素可抑制细胞内病毒的复制,提高巨噬细胞的吞噬能力,治疗病毒性肺炎有一定疗效。

用乳清液雾化剂气雾吸入治疗合胞病毒性肺炎,对减轻症状缩短疗程均有一定作用。

4.对症治疗

咳嗽有痰者,不可滥用镇咳剂,因抑制咳嗽而不利于排痰。为避免痰液阻塞支气管,可选用祛痰剂如复方甘草合剂、10%氯化铵溶液、吐根糖浆、敌咳糖浆等。

痰液黏稠可用 n-糜蛋白酶 5mg 加生理盐水 15~20mL 超声雾化吸入,也可用鱼腥草雾化吸入。干咳影响睡眠和饮食者,可服用 0.5% 可待因糖浆,每次 0.1mL/kg,每日用 1～3 次,该药能抑制咳嗽反射,亦能抑制呼吸,故不能滥用或用量过大。右美沙芬每次 0.3mg/kg,每日 3～4 次,有镇咳作用,但不抑制呼吸。

(七)预防

1.加强护理和体格锻炼

婴儿时期应注意营养,及时增添辅食,培养良好的饮食及卫生习惯,多晒太阳。防止佝偻病及营养不良是预防重症肺炎的关键。从小锻炼体格,室内要开窗通风,经常在户外活动或在户外睡眠,使机体耐寒及对环境温度变化的适应能力增强,就不易发生呼吸道感染及肺炎。

2.防止急性呼吸道感染及呼吸道传染病

对婴幼儿应尽可能避免接触呼吸道感染的患者,尤以弱小婴儿感染后易发展成肺炎。注意防治容易并发严重肺炎的呼吸道传染病,如百日咳、流感、腺病毒及麻疹等感染。尤其对免疫缺陷性疾病或应用免疫抑制剂的患儿更要注意。

3.预防并发症和继发感染

已患肺炎婴幼儿抵抗力弱,易染他病,应积极预防可能引起的并发症,如脓胸、脓气胸等。在病房中应将不同病原患儿尽量隔离。恢复期及新入院患儿也应尽量分开。医务人员接触不同患儿时,应注意消毒隔离操作。近年来有用苍术、艾叶等中药香薰烟以减少空气中病原体的报道,此法可用以预防交叉感染。

二、细菌性肺炎

(一)肺炎链球菌肺炎

肺炎链球菌常引起以肺大叶或肺节段为单位的炎症,但在年幼儿童,由于免疫功能尚不成熟,病菌沿支气管播散形成以小气道周围实变为特征的病变(支气管肺炎)。

年长儿童肺炎链球菌肺炎的临床表现与成人相似。可先有短暂轻微的上呼吸道感染症状,继而寒战、高热,伴烦躁或嗜睡、干咳、气急、发绀及鼻扇、锁骨上、肋间隙及肋弓下凹陷等。可伴有铁锈色痰。早期常缺乏体征,多在 2～3 天后出现肺部实变体征。重症患儿可并发感染性休克、中毒脑病、脑水肿甚至脑疝。

婴儿肺炎链球菌肺炎的临床表现多变。常先有鼻塞、厌食等先驱症状,数天后突然发热、烦躁不安、呼吸困难、发绀,伴气急、心动过速、三凹征等。体格检查常无特征性,实变区域可表现叩诊浊音、管性呼吸音,有时可闻啰音。肺部体征在整个病程中变化较少,但恢复期湿啰音增多。右上叶累及时可出现颈强直。

外周血白细胞计数常增高,达 $15×10^9 L～40×10^9/L$,以中性粒细胞为主。多数患儿鼻咽分泌物中可培养出肺炎链球菌,但其致病意义无法肯定。如能在抗生素应用前进行血培养或胸腔积液培养,具有一定的诊断意义。X 线改变与临床过程不一定平行,实变病灶出现较肺部体征早,但在临床缓解后数周仍未完全消散。年幼儿童实变病灶并不常见。可有胸膜反应伴渗出。

肺炎链球菌肺炎患儿 10%～30% 存在菌血症,但由于抗生素的早期应用,国内血培养阳性率甚低。血清学方法,如测定患儿血清、尿液或唾液中的肺炎链球菌抗原可协助诊断,但也有研究者认为此法无法区别肺炎链球菌的感染和定植。最近有报道通过测定血清Pneumolysin 抗体或含有针对肺炎链球菌种特异荚膜多糖、型特异荚膜多糖复合物、蛋白抗原Pneumolysin 抗体的循环免疫复合物进行诊断,但在婴儿,其敏感性尚显不足。亦可通过聚合酶链反应检测胸腔积液或血中的肺炎链球菌 DNA 协助诊断。

肺炎链球菌肺炎的临床表现无法与其他病原引起的肺炎相鉴别。此外,年长儿右下叶肺炎常由于刺激横膈引起腹痛,须与急性阑尾炎鉴别。

肺炎链球菌耐药性问题已引起普遍关注。对青霉素敏感株仍可选用青霉素 G10 万 U/(kg・d)治疗,但青霉素低度耐药株(MIC 2.0~4.0μg/mL)应加大青霉素剂量至 10 万~30 万 U/(kg・d),以上治疗无效、病情危重或高度耐药者(MIC>4.0μg/mL)应选用第三代头孢霉素,如头孢噻肟、头孢曲松或万古霉素。

(二)流感嗜血杆菌肺炎

流感嗜血杆菌(Hi)肺炎常见于 5 岁以下婴儿和年幼儿童。应用特异性免疫血清可将 Hi分为 a~f 6 型,其中以 b 型(Hib)致病力最强。由于 Hib 疫苗的接种,20 世纪 90 年代以后美国等发达国家 Hib 所致肺炎下降了 95%。近年来也有较多非 b 型 Hi 感染的报道。

本病临床表现无特异性。但起病多较缓慢,病程可长达数周之久。幼婴常伴有菌血症,易出现脓胸、心包炎等化脓性并发症。外周血白细胞计数常中度升高。多数患儿 X 线表现为大叶性或节段性病灶,下叶多受累。幼婴常伴胸膜受累。本病诊断有赖于从血、胸腔积液或肺穿刺液中分离到病菌。由于 Hi 在正常人群的咽部中有一定的携带率,托幼机构中更高,因而呼吸道标本诊断价值不大。

治疗时必须注意 Hi 的耐药问题。目前分离的 Hi 主要耐药机制是产生 β-内酰胺酶,美国等国家 Hi 菌株产酶率已高达 30% 以上。国内各地关于氨苄西林耐药率和产酶率差异较大。如对病菌不产酶,可使用氨苄西林,如不能明确其是否产酶,首选头孢噻肟、头孢曲松等。如最初反应良好,可改为口服,疗程为 10~14 天。在大环内酯类中,阿奇霉素、克拉霉素对 Hi 有较好的敏感性。

(三)葡萄球菌肺炎

葡萄球菌肺炎多发生于新生儿和婴儿。Goel 等报道 100 例患儿中,1 岁以内占 78%,平均年龄 5 个月。金黄色葡萄球(金葡菌)和表皮葡萄球菌均可致病,但以前者致病最强。由于金葡菌可产生多种毒素和酶,具有高度组织破坏性和化脓趋势,因而金葡菌肺炎以广泛出血性坏死、多发性小脓疡形成为特点。

临床上以起病急、发展快、变化大、化脓性并发症多为特征。一开始可有 1~2 天的上呼吸道感染症状或皮肤疖肿史,病情迅速恶化,出现高热、咳嗽、呻吟、喘憋、气急、发绀,肺部体征出现较早。易出现脓胸、脓气胸、肺大疱等并发症。外周血白细胞计数常明显升高,以中性粒细胞为主。可伴轻至中度贫血。胸片改变特点:发展快、变化多、吸收慢。肺部病灶可在数小时内发展成为多发性小脓疡或肺大疱,并出现脓胸、脓气胸等并发症。X 线改变吸收缓慢,可持续 2 个月或更久。

1 岁以下,尤其是 3 月龄以内的小婴儿,如肺炎病情发展迅速,伴肺大疱、脓胸或肺脓疡形成者应高度怀疑本病。在抗生素使用前必须进行痰、鼻咽拭子、浆膜腔液、血液或肺穿刺物的培养。痰或胸腔积液涂片染色可发现中性粒细胞和革兰阳性球菌呈葡萄串链状排列。血清中磷壁酸抗体测定可作为病原学诊断的补充。

合适的抗生素治疗和脓液的引流是治疗的关键。在获取培养标本后应立即给予敏感的杀菌药物，并足量、联合、静脉用药。疗程不少于 4～6 周，有并发症者适当延长。宜首选耐青霉素酶窄谱青霉素类，如苯唑西林等，可联合头孢霉素类使用。如为耐甲氧西林金葡菌（MRSA）引起，应选用万古霉素治疗。

（四）链球菌性肺炎

A 组链球菌（GAS）主要引起咽炎等上呼吸道感染，但在出疹性疾病、流感病毒感染等情况下可发生链球菌肺炎，多发生于 3～5 岁的儿童。B 组链球菌（GBS）则是新生儿肺炎的主要病原。

GAS 所致肺炎与肺炎链球菌肺炎的症状体征相似。常起病突然，以高热、寒战、呼吸困难为特点，也可表现为隐袭起病，过程轻微，表现咳嗽、低热等。

外周血白细胞计数常升高，血抗 O 抗体滴度升高有助于诊断。确定诊断有赖于从胸腔积液、血或肺穿刺物中分离出链球菌。

首选青霉素 G 治疗，临床改善后改口服，疗程 2～3 周。

（五）其他革兰阴性杆菌肺炎

常见的革兰阴性杆菌包括大肠埃希菌、肺炎克雷伯菌、铜绿假单胞菌等。主要见于新生儿和小婴儿，常有以下诱因：①广谱抗生素的大量应用或联合应用；②医源性因素如气管插管、血管插管、人工呼吸机等的应用；③先天性或获得性免疫功能缺陷，如营养不良、白血病、恶性淋巴瘤、长期使用皮质激素或免疫抑制剂等。因而本病多为院内感染。

本病临床过程难以与其他细菌性肺炎鉴别。原有肺炎经适当治疗好转后又见恶化或原发病迁延不愈，应怀疑此类肺部感染。诊断主要依靠气管吸出物、血或胸腔积液培养结果。

多数革兰阴性杆菌耐药率较高，一旦诊断此类感染，宜首选第三代头孢霉素或复合 β-内酰胺类（含 β-内酰胺酶抑制剂）。如致病菌株产生超广谱 β-内酰胺酶（ESBL），应选用头孢霉素类、复合 β-内酰胺类，严重者选用碳青霉烯类抗生素如亚胺培南。

（六）沙门菌肺炎

由伤寒、副伤寒、鼠伤寒或其他非伤寒沙门菌引起，发生于沙门菌感染的病程中，较为少见。多发于幼小婴儿。

可表现为大叶性肺炎或支气管肺炎症状。较为特殊的表现为痰常呈血性或带血丝。在沙门菌感染的病程中，如发生呼吸道症状如咳嗽、气急，即使无肺部体征，也应进行摄片。如有肺炎改变应考虑为沙门菌肺炎。

在美国，约 20% 沙门菌株对氨苄西林耐药。如病情严重、耐药情况不明，宜首选第三代头孢霉素，如头孢曲松、头孢噻肟等，如为敏感株感染则可用氨苄西林，或 SMZ-TMP 治疗。

（七）百日咳肺炎

百日咳肺炎由百日咳杆菌引起，多为间质性肺炎，亦可因继发细菌感染而引起支气管肺炎。患儿在百日咳病程中突然发热、气急，呼吸增快与体温不成比例，严重者可出现呼吸困难、发绀。肺部可闻及细湿啰音或出现实变体征。剧烈咳嗽有时可造成肺泡破裂引起气胸、纵隔气肿或皮下气肿。

有原发病者出现肺炎症状较易诊断。继发细菌感染者应送检痰培养及血培养。

治疗首选红霉素，10～14 天为一疗程。必要时加用氨苄西林或利福平等。有报道用阿奇霉素 10mg/(kg·d)5 天或克拉霉素 10mg/(kg·d)7 天亦取得了良好疗效。百日咳高价免疫球蛋白正处于研究阶段，常规免疫球蛋白不推荐使用。

（八）军团菌肺炎

军团菌病可暴发流行，散发病例则以机会感染或院内感染为主。多见于中老年人，但年幼儿也可发生。

军团菌肺炎是一种严重的多系统损害性疾病，主要表现为发热和呼吸道症状。外周血白细胞计数常明显升高，伴核左移。但由于其临床表现错综复杂，缺乏特异性，与其他肺炎难以区别。确诊必须依靠特殊的化验检查，如应用特殊培养基从呼吸道标本或血、胸腔积液中分离出病菌；应用免疫荧光或免疫酶法测定上述标本中的军团菌抗原或血清标本中的特异抗体。β-内酰胺类抗生素治疗无效有助于本病的诊断。

首选大环内酯类，如红霉素及阿奇霉素、克拉霉素、罗红霉素等，疗程为 2～3 周。可加用利福平。喹诺酮类和氨基糖苷类虽有较好的抗菌活性，但儿童期尤其是年幼儿童禁用。

（九）厌氧菌肺炎

厌氧菌肺炎主要为吸入性肺炎，多发生于小婴儿或昏迷患者。起病大多缓慢，表现为发热、咳嗽、进行性呼吸困难、胸痛，咳恶臭痰是本病的特征。也可有寒战、消瘦、贫血、黄疸等。本病表现为坏死性肺炎，常发生肺脓疡和脓胸、脓气胸。当患儿咳恶臭痰、X 线有肺炎或肺脓疡或脓胸时应考虑到本病可能。化验检查常有外周血白细胞计数和中性粒细胞比例的升高。确诊须做气管吸出物厌氧菌培养。

抗生素可选用青霉素 G、克林霉素、甲硝唑等。应加强支持治疗。脓胸者须及时开放引流。

（十）L 型菌肺炎

L 型菌肺炎是临床上难治性呼吸道感染的病原体之一。患儿常有肺炎不能解释的迁延发热或原发病已愈，找不到继续发热的原因。病情多不重，β-内酰胺类抗生素治疗无效。外周血白细胞计数大多正常。X 线改变无特异性，多呈间质性肺炎改变。普通培养阴性，L 型高渗培养基上培养阳性可确诊。治疗应采用兼治原型和 L 型菌的抗生素，如氨苄西林或头孢霉素类加大环内酯类。一般须治疗至体温正常后 10～14 天，培养阴性为止。

（十一）肺脓疡

肺脓疡又称肺化脓症，由多种病原菌引起。常继发于细菌性肺炎，亦可为吸入性或血源性感染。由于抗生素的广泛应用，目前已较少见。

起病急剧，有畏寒、高热，伴阵咳、咳出大量脓痰，病程长者可反复咯血、贫血、消瘦等。外周血白细胞计数和中性粒细胞升高，结合 X 线后前位及侧位胸片，诊断多不困难。痰培养、血培养可明确病原。

怀疑金葡菌者宜首选苯唑西林或万古霉素；厌氧菌感染给予青霉素 G、克林霉素、哌拉西林钠、甲硝唑等。最好根据细菌培养和药物敏感试验结果选用。疗程要足，一般需 1～2 个月。

三、病毒性肺炎

(一)概述

病毒性肺炎是指各种病毒感染引起的肺部炎症,通常累及肺间质,X 线表现为间质性肺炎。引起肺炎的常见病毒包括呼吸道合胞病毒(RSV)、副流感病毒、流感病毒、腺病毒等,其中最常见和临床表现最具特征性的病毒性肺炎是 RSV 肺炎和腺病毒肺炎。

(二)呼吸道合胞病毒性肺炎

1.概述

呼吸道合胞病毒(RSV)肺炎是最常见的病毒性肺炎。RSV 只有一个血清型,但有 A、B 两个亚型,我国不同地区呈现 A、B 亚型交替流行趋势。本病多见于婴幼儿,尤其多见于 1 岁以内的小儿。一般认为其发病机制是 RSV 对肺的直接侵害,引起间质性炎症,而非变态反应所致,与 RSV 毛细支气管炎不同。

2.病因

RSV 为副黏病毒科肺炎病毒属、单负链 RNA 病毒,大小约 150nm,为球形或丝状,病毒表面有脂蛋白组成的包膜,包膜上有由糖蛋白组成的长 12～16nm 突出物。包膜表面的 G 和 F 蛋白介导病毒入侵气道上皮细胞,具有免疫原性,能使机体产生中和抗体。

在婴儿体内,RSV 首先繁殖于咽部,以后延及支气管、细支气管,引起支气管和细支气管的上皮细胞坏死,最后侵犯肺泡:纤毛功能和保护黏液膜受到破坏,最后侵犯肺泡。在气管黏膜层充满着空泡样环状细胞,上皮层内有淋巴细胞和浆细胞的渗出,支气管周围单核细胞浸润,细支气管被黏液、纤维素及坏死的细胞碎屑堵塞;小支气管、肺泡间质及肺泡内亦有炎症细胞浸润。由于支气管梗死,可继发肺气肿、肺不张。

3.临床表现

RSV 感染临床表现与年龄关系密协。新生儿常呈不典型上呼吸道症状,伴嗜睡、烦躁;2～6 个月婴儿常表现为毛细支气管炎、喘憋性肺炎;儿童、成人则多见上呼吸道症状;大部分感染 RSV 的患儿可以在家里观察治疗,当出现呼吸频率增加(尤其是＞60 次/min),吸气性三凹征、发绀或鼻翼扇动,尿量减少,则提示病情加重或全身恶化,需要及时就诊。

本病在临床上可分为潜伏期、前驱期、喘憋期、肺炎期及恢复期,病程 3～7 天。潜伏期3～5 天,可出现上呼吸道的症状如鼻炎、咽炎。发热一般不高,很少超过 39℃,甚至可不发热。经1～2 天出现呼吸困难,表现为阵发性喘息,以呼气性呼吸困难为主,唇周发绀和烦躁不安,严重时呼吸可达 60～80 次/min,有鼻翼扇动和吸气时三凹现象,两肺可闻及喘鸣音和中细湿啰音。甚至出现阻塞性肺气肿,表现为胸廓膨隆,肋间隙增宽;叩诊呈过清音,阻塞严重时呼吸音降低。由于肺部膨胀,膈肌下移,肝、脾被推向下方,而被误诊为心力衰竭引起的瘀血性肝大。由于过度换气加上喘息,呼吸困难,不能吮乳,常伴有脱水。较大年龄儿患 RSV 肺炎时,以非喘息型为主,其临床表现与其他病毒性肺炎相似。

4.辅助检查

(1)血常规。一般在正常范围内,50%以上的患儿白细胞总数低于 10×10^9/L。70%以上患儿中性粒细胞少于50％。

（2）血气分析。主要表现为PaO_2减低。

（3）肺部X线检查胸片多数有小点片状阴影或条絮影,部分患儿有不同程度的肺气肿。

（4）病原学检查。①免疫荧光法:目前已有免疫荧光试剂盒早期、快速检测患儿鼻咽抽吸物中脱落上皮细胞的RSV抗原。②反转录聚合酶链反应（RT-PCR）:RT-PCR是目前诊断RSV的方法之一。③病毒分离及鉴定:鼻咽部抽吸采样法（NPA）和床边接种比鼻咽拭子（NPS）和非床边接种的分离阳性率高。组织培养常用HeLa、Hep2、KB、人胚肾或羊膜细胞、猴肾细胞等,细胞病变的特点是出现融合区和融合细胞,HE染色可见数十个核聚集在一起或围绕在多核巨细胞周围,胞质内可见嗜酸性包涵体,抗RSV血清可抑制细胞病变的出现,可用CF、IFA等鉴定病毒。

5.诊断

根据临床表现和患儿的年龄以及发病季节、流行病史,胸片表现为支气管肺炎和间质性肺炎的改变,尤其是实验室检查获得RSV感染的证据,不难做出诊断。

6.鉴别诊断

RSV肺炎症状与其他呼吸道病毒性肺炎如副流感病毒性肺炎、轻症流感病毒性肺炎在临床上无法区别,诊断主要依据病毒学检测结果。

7.治疗

（1）RSV肺炎的基本处理原则:监测病情变化保持病情稳定,供氧以及保持水电解质内环境稳定。

（2）至今尚无抗RSV的特效药物,可酌情采用利巴韦林（三氮唑核苷）雾化吸入抗病毒治疗。

8.预防

目前尚无预防RSV感染的有效疫苗。帕利珠,一种单克隆抗体,作为被动免疫方式逐渐发展并取代RSV免疫球蛋白,可降低RSV感染导致的住院率,同时能明显降低重症发生率。预防感染的方法包括:洗手;尽量避免暴露于被动吸烟环境与环境污染;避免接触感染者及感染物品;提倡母乳喂养;针对高危患儿预防性使用帕利珠单抗。

空气和尘埃并非院内感染的主要途径,在呼吸道疾病高发季节,有效预防院内感染依靠对该问题的高度重视以及积极遵守综合防止交叉感染策略。

RSV肺炎一般较轻,单纯病例6～10天临床恢复,极少死亡。

（三）腺病毒肺炎

1.概述

腺病毒肺炎为腺病毒感染所致,目前腺病毒共有64个血清型,引起婴幼儿肺炎最常见的为3、7型,7型有15个基因型,其中7b所致的肺炎临床表现典型而严重,可引起闭塞性细支气管炎。从20世纪80年代后期至今7b已渐被7天取代,而7天引起的肺炎相对较轻。腺病毒肺炎曾是我国小儿患病率和死亡率最高的病毒性肺炎,占20世纪70年代前病毒性肺炎的第一位,现被RSV肺炎取代。

2.病因

由腺病毒,主要是 3、7 型腺病毒引起,11 型及 21 型也可引起。冬春两季多发。病理改变重,范围广,病变处支气管壁各层均有破坏,肺泡亦有炎性细胞浸润,致使通换气功能障碍,终而导致低氧血症及二氧化碳潴留。病情迁延者,可引起严重的肺功能损害。

3.临床表现

本病多见于 6 个月～2 岁婴幼儿。

(1)潜伏期 3～8 天。一般急骤发热,往往自第 1～2 天起即发生 39℃以上的高热,至第 3～4 天多呈稽留或不规则的高热;3/5 以上的病例最高体温超过 40℃。

(2)呼吸系统症状。大多数患儿自起病时即有咳嗽,往往表现为频咳或轻度阵咳。呼吸困难及发绀多数开始于第 3～6 天,逐渐加重;重症病例出现鼻翼扇动、三凹征、喘憋(具有喘息和憋气的梗阻性呼吸困难)及口唇指甲青紫。初期听诊大都先有呼吸音粗或干啰音,湿啰音于发病第 3～4 天后出现。重症患儿可有胸膜反应或胸腔积液(多见于第 2 周)。

(3)神经系统症状。一般于发病 3～4 天以后出现嗜睡、萎靡等,有时烦躁与萎靡相交替。在严重病例中晚期出现半昏迷及惊厥。部分患儿头向后仰,颈部强直。

(4)循环系统症状。面色苍白较为常见,重者面色发灰。心律增快。重症病例的 35.8% 于发病第 6～14 天出现心力衰竭。肝脏逐渐肿大,可达肋下 3～6cm,质较硬,少数也有脾大。

(5)消化系统症状。半数以上有轻度腹泻、呕吐,严重者常有腹胀。

(6)其他症状。可有卡他性结膜炎、红色丘疹、斑丘疹、猩红热样皮疹,扁桃体上石灰样小白点的出现率虽不高,但是也是本病早期比较特殊的体征。

4.辅助检查

(1)血常规。白细胞总数在早期均减少或正常,小部分病例可超过 $10 \times 10^9/L$,以淋巴细胞为主。有继发细菌感染时,白细胞可升高,且中性粒细胞也增加。

(2)血液气体分析主要表现为 PaO_2 减低,$PaCO_2$ 有增高的现象,在缺氧程度较明显的病例中表现显著。

(3)在肺部体征不明显时,X 线胸片已有改变。轻症仅表现为支气管周围炎。一般病例以大病灶改变为主,右侧多于左侧;小病灶改变分布于两肺的内中带及两侧下部。随着病情发展,病灶密度增高,病变也增多,分布较广,有的互相融合成大病灶状。部分病例在病的极期可有胸膜反应或胸膜积液,量不多。个别可见到肺气肿、肺不张;部分轻症病例肺部阴影在 1～2 周吸收。严重者病变大都在 2 周后开始消退,3～6 周后才完全吸收。腺病毒肺炎的轻症病例,肺部 X 线表现与一般支气管肺炎相似。病程为 10 天左右。

(4)病原学检查。①分离培养:标本应尽早从感染部位采集。采集患者咽喉、眼分泌物,粪便和尿液等,加抗生素处理过夜,离心取上清接种敏感细胞(293、Hep-2 或 HeLa 细胞等),37℃孵育后可观察到典型 CPE,即细胞变圆、团聚、有拉丝现象,最突出的表现是许多病变细胞聚在一起呈葡萄串状。②病毒鉴定:用荧光标记的抗六邻体抗体与分离培养细胞作用来鉴定腺病毒,也可用血凝抑制(HI)试验或中和试验(NT)检测属和组特异性抗原并鉴定病毒的血清型。③PCR 可用于腺病毒感染的诊断,引物设计主要根据腺病毒六邻体、VAI 和 VAII 编码区序列,能检测所有血清型。④血清学检查:常用血清学方法包括 IF、CF、EIA、HI 及 NT

等试验,采取患者急性期和恢复期双份血清进行检测,若恢复期血清抗体效价比急性期增长 4 倍或以上,即有诊断意义。快速检测血清可用 ELISA 法或乳胶凝集试验。

5.诊断

根据临床症状:①持续高热、咽峡炎、结膜炎和麻疹样的皮疹;②肺部体征往往在高热 4~5 天后出现,可听到中细湿啰音;③在肺部体征不明显时,X 线改变即可出现;④用抗生素治疗不见好转,病情逐渐加重。出现以上临床表现时可疑为腺病毒肺炎。

诊断困难的病例,实验室检查可能有帮助。常用的实验室诊断方法有:①从患儿咽拭子或鼻洗液标本培养腺病毒,后者的阳性率较咽拭子培养的阳性率要高,方法可靠,但需 7~14 天方有结果;②早期快速诊断,常用的有效方法是免疫荧光法和 PCR 法。

6.鉴别诊断

本病须与麻疹肺炎、肺结核病等鉴别。早期临床症状为发热、咽峡炎、结膜炎和麻疹样皮疹,须与麻疹鉴别。如有麻疹的接触史、发热 3~4 天后口腔黏膜出现 Koplik 斑。咽部脱落细胞直接、间接免疫荧光抗体检查和免疫酶标抗体法检测患儿的咽部脱落细胞中腺病毒抗原,均为阴性时,则应考虑为麻疹感染。

此外肺结核原发复合征、粟粒性肺结核、干酪样肺炎须与腺病毒肺炎鉴别。在以上结核感染时,临床表现如高热持续不退,有时也可出现呼吸困难、发绀,用抗生素治疗无效等,须与腺病毒肺炎鉴别。在肺结核时,肺部物理检查体征不如腺病毒肺炎明显,并可结合结核接触史及结核菌素试验等来鉴别。

7.治疗

至今尚无抗腺病毒的药物。综合治疗是治疗腺病毒肺炎的主要治疗措施,包括对症治疗以及治疗在病情发展中不断出现并发的危重症状。减轻呼吸道阻塞、缓解呼吸困难及缺氧等都很重要。

8.预后

病情的严重程度与病毒型的毒力有关,如 7 型较 3 型为重,有免疫功能缺陷的患儿,感染腺病毒时,病情较重。有许多报道关于腺病毒和流感病毒、麻疹病毒和其他病毒之间有交相感应,相互影响的作用。在流感流行时,常可见腺病毒感染的病例出现。麻疹感染时易合并腺病毒感染,实际上一部分麻疹肺炎由腺病毒感染所致,此时病情较严重,预后不良。年龄与严重程度也有关系,一般情况下年幼儿腺病毒感染往往较年长儿为重。

腺病毒肺炎后的肺组织受到严重破坏,病变的恢复、吸收过程需要数周至数个月。少数可延长至数年尚留有肺部后遗症,如闭塞性毛细支气管炎、支气管扩张、肺气肿、肺心病、肺不张、肺纤维化等。集体机构有腺病毒感染时,须采取隔离措施。对咽部病毒阳性持续时间进行观察,患儿的隔离期应为 2 周或延至热退。

四、支原体肺炎

支原体肺炎由肺炎支原体(MP)引起。多见于儿童和青少年,但近年来发现婴幼儿并非少见。全年均可发病,以秋、冬季多见。某儿科研究所报道,MP 肺炎占住院儿童肺炎的

19.2％～21.9％。北美和欧洲的研究表明，MP 占肺炎的 15.0％～34.3％，并随年龄增长而增多。

（一）病因

该病病原体为 MP，它是介于细菌和病毒之间的一种微生物，能在细胞外独立生活，具有 RNA 和 DNA。但没有细胞壁。

（二）临床表现

潜伏期一般为 2～3 周。一般起病较缓慢，但亦有急性起病者。患儿常有发热、畏寒、头痛、咽痛、咳嗽、全身不适、疲乏、食欲缺乏、恶心、呕吐、腹泻等症状，但鼻部卡他症状少见。体温多数在 39℃左右，热型不定。咳嗽多较严重，初为干咳，很快转为顽固性剧咳，有时表现为百日咳样咳嗽，咳少量黏痰，偶见痰中带血丝或血块。婴幼儿可表现为憋气，年长儿可感胸闷、胸痛。年长患儿肺部常无阻性体征，这是本病的特点之一。少数病例呼吸音减弱，有干、湿啰音，这些体征常在 X 线改变之后出现。此外，可发生肺脓疡、胸膜炎、肺不张、支气管扩张症、弥散性间质性肺纤维化等。本病尚可并发神经系统、血液系统、心血管系统、皮肤、肌肉和关节等肺外并发症，如脑膜脑炎、神经根神经炎、心肌炎、心包炎、肾炎、血小板减少、溶血性贫血、噬血细胞综合征及皮疹，尤其是 Stevens-Johnson 综合征。多发生在呼吸道症状出现后 10 天左右。

（三）实验室检查

X 线胸部摄片多表现为单侧病变，大多数侵犯下叶，以右下叶为多，常呈淡薄片状或云雾状浸润，从肺门延伸至肺野，呈支气管肺炎的改变。少数呈均匀的实变阴影，类似大叶性肺炎。有时两肺野可见弥散性网状或结节样浸润阴影，呈间质性肺炎的改变。大部分患儿有肺门淋巴结肿大或肺门阴影增宽。有时伴胸腔积液。肺部 X 线变化较快也是其特点之一。

外周血白细胞计数大多正常，但也有白细胞减少或偏高者。血沉轻、中度增快。抗"O"抗体滴度正常。部分患儿血清转氨酶、乳酸脱氢酶、碱性磷酸酶增高。早期患儿可用 PCR 法检测患儿痰等分泌物中 MP-DNA，亦可从痰、鼻分泌物、咽拭子中分离培养出 MP。血清抗体可通过补体结合试验、间接血球凝集试验、酶联免疫吸附试验、间接免疫荧光试验等方法测定或通过检测抗原得到早期诊断。冷凝集试验＞1∶32 可作为临床诊断的参考。

（四）诊断与鉴别诊断

根据以下临床特征可初步诊断：①多发年龄 5～18 岁；②咳嗽突出而持久；③肺部体征少而 X 线改变出现早且严重；④用青霉素无效，红霉素治疗效果好；⑤外周血白细胞计数正常或升高；⑥血清冷凝集阳性。确诊必须靠呼吸道分泌物中检出 MP 及特异性抗体 IgM 检查阳性。早期诊断法有 ELISA 法、单克隆抗体法检测 MP 抗原，特异 IgM 及 PCR 法检测 DNA 等。

（五）治疗

首选大环内酯类抗生素如红霉素，疗程一般较长，不少于 2 周，停药过早易于复发。近年来研究表明新合成的大环内酯类抗生素阿奇霉素、克拉霉素等具有与红霉素同等的抗菌活性，而且耐受性较好。

对难治性患儿应关注并发症如胸腔积液、阻塞性甚至坏死性肺炎的可能，及时进行胸腔穿刺或胸腔闭锁引流,必要时进行纤维支气管镜下支气管灌洗治疗。近年来有人认为重症 MP 肺炎的发病可能与人体免疫反应有关,因此,对急性期病情较重者或肺部病变迁延而出现肺不张、肺间质纤维化,支气管扩张者或有肺外并发症者,可应用肾上腺皮质激素口服或静脉用药,一般疗程为 3~5 天。

五、衣原体肺炎

(一)概述

衣原体肺炎是指由衣原体引起的急性肺部炎症。引起人类肺炎的衣原体有沙眼衣原体(CT)、肺炎衣原体(CP)和鹦鹉热衣原体(CPs)3 种,其中沙眼衣原体感染可导致沙眼、关节炎和泌尿生殖系统感染等多种疾病,其引起的肺炎多由受感染的母亲在分娩时传染,约 20% 受感染的婴儿发生肺炎,为 6 个月以内婴儿肺炎的主要病原之一。鹦鹉热是由鹦鹉热衣原体引起的人畜共患性疾病,受感染主要是吸入含有鹦鹉热衣原体的鸟粪、粉尘或与病鸟接触而致病,一般可导致肺炎,少数病例可导致全身感染。肺炎衣原体是最近十余年得到证实的一种新的病原体,是 5 岁以上儿童及成人支气管炎和肺炎的常见病原之一,占 5 岁以上社区肺炎的 5%~20%,是仅次于肺炎支原体的非典型病原体。近年的流行病学和病原学研究显示,肺炎衣原体感染与心血管疾病相关,已引起各国学者的高度重视。

血清流行病学调查显示,肺炎衣原体在人群中的感染非常普遍,在世界范围内有 40%~ 90% 的人群肺炎衣原体抗体阳性。研究发现,肺炎衣原体感染率随着年龄的增加迅速上升,且没有性别差异,儿童感染率在 20% 左右,青壮年可达 50%~60%,老年人则高达 70%~80%,考虑到人群中肺炎衣原体阳性率很高,感染后抗体逐渐下降,估计所有的人一生某个时期都有可能感染肺炎衣原体,且再感染也很常见。肺炎衣原体感染具有散发和流行交替出现的周期性,散发通常持续 3~4 年,有 2~3 年的流行期,在流行期间可有数月的短暂暴发。患者之间传播间隔期平均为 30 天,在密集人群中流行可持续 6 个月。无症状的感染者在本病的传播上比患者更为重要。

(二)病因

沙眼衣原体有 9 个血清型,其中 12 个血清型与沙眼和生殖道的感染有关;肺炎衣原体只有一个血清型,即 TWAR。肺炎衣原体与沙眼衣原体和鹦鹉热衣原体的 DNA 同源性在 95% 以上,具有相同的生活周期。

衣原体是一种介于病毒和细菌之间的微生物,既具有细菌又具有病毒的特点,与细菌相同的是其具有细胞壁,以二次分裂方式繁殖,有 DNA、RNA 和核糖体;与病毒相同的是其只在细胞内生长。衣原体属于严格细胞内寄生菌,因其不能合成三磷酸腺苷(ATP)或三磷酸鸟苷(CTP),必须依赖宿主细胞的 ATP,与其他细菌不同的是衣原体具有独特的两阶段生活周期,即具有感染性的原体(EB)和具有代谢活性的网状体(RB)两种形式。EB 是一种直径为 200~400nm 的圆形成小体,具高度传染性,与宿主细胞黏附以后,以内吞的方式进入宿主细胞,8~18h 以后,EB 经过分化形成直径为 700~1000nm 的 RB,EB 和 RB 能够利用宿主细胞的能量,合成自己的 DNA、RNA 和蛋白质,以二分裂方式进行繁殖,36~72h 以后,RB 经过第 2 次分化,形成 EB。RB 和 EB 在宿主细胞囊泡内聚集形成胞质内包涵体,新增殖的 EB 以下面 3 种方式排出宿主细胞外:①受感染细胞裂解,释放新的 EB;②宿主细胞胞吐 EB;③宿主细胞外排完整包涵体,其中后两种排出方式可以保留受感染细胞的完整,这是衣原体形成无症状感染和亚临床感染的主要原因。新排出的 EB 具有强的感染性,可以再次感染其他细胞,进入下一个感染周期。在经过抗菌药物、干扰素-γ 的治疗或营养物质缺乏的情况下,衣原体的代谢降低,可以长期在细胞内存在。以上衣原体的特殊的二阶段、较长时间的生活周期有利于病原体的生存,同时也是衣原体感染容易长期持续、亚临床感染多的基础,这也是针对衣原体治疗需要长疗程的原因。

由于衣原体肺炎很少引起死亡,其病理学变化所知甚少。活检显示衣原体肺炎主要为小叶性和间质性肺炎,肺泡和细支气管有单核细胞、嗜酸细胞浸润,局部可有中性粒细胞聚集,可以伴有胸膜炎反应。严重的鹦鹉热肺炎可以出现细支气管及支气管上皮脱屑和坏死,肺组织坏死和肺门淋巴结肿大。

沙眼衣原体感染是发达国家最常见的性病之一,亦可引起非淋菌尿道炎或宫颈炎、盆腔炎,婴儿可以通过母亲产道时直接感染或眼部感染衣原体后通过鼻泪管侵入呼吸道引起肺炎。宫颈沙眼衣原体感染者其阴道产儿中,60%～70%新生儿可以受累,其中 20%～50%发生包涵体结膜炎,10%～20%发生沙眼衣原体肺炎。国外报道 6 个月以下因下呼吸道感染住院婴儿 1/4 为沙眼衣原体感染,国内研究证实沙眼衣原体肺炎占婴儿肺炎的 18.4%,成为婴儿肺炎的重要病原。

肺炎衣原体是 1986 年发现的病原体,主要感染人类,通过呼吸道分泌物人与人之间传播,可以引起上、下呼吸道感染,包括咽炎、喉炎、鼻窦炎、支气管炎和肺炎等。在人群聚集场所如学校、军营和家庭可以引起暴发流行,但 3 岁以下儿童患病较少,年老体弱、营养不良和免疫抑制人群易被感染,且感染后免疫力较弱,易于复发。

鹦鹉热衣原体主要寄生于鹦鹉及禽类等动物体内,病原体自分泌物及排泄物排出,可带菌很久。人通过与禽类接触或吸入鸟粪或被分泌物污染的羽毛而得病,罕见人与人之间传播。鹦鹉热衣原体侵入呼吸道后经血液侵入肝脾等网状内皮细胞。在单核-吞噬细胞内繁殖并释放毒素后,由血行播散到肺及其他组织器官,在肺内引起间质肺炎及肺门淋巴结肿大,在肝脏可引起局部坏死,脾常肿大,心、肾、神经系统和消化系统等均可受累。

(三)临床表现

1.沙眼衣原体肺炎

多见于 3 个月内婴儿,通常在出生后 8 周内发病,也可以引起新生儿期肺炎。起病隐匿,病初只有轻度的呼吸道症状,如流涕、鼻塞、口吐白沫和咳嗽,咳嗽可持续且逐渐加重,出现断续性阵咳,类似百日咳,但无吸气回声。呼吸增快为典型症状,重症患儿可有呼吸暂停。一般无发热或仅有低热,如有明显的发热提示非衣原体或合并其他感染,一般情况较好,无明显感染中毒症状。有资料显示 3 个月内婴儿无热肺炎中 3/4 由沙眼衣原体引起。查体双肺听诊呼吸音粗或可闻及湿啰音或捻发音,很少有呼气性喘鸣音。外周血白细胞计数一般正常或轻度升高,约 75%的患儿出现嗜酸细胞增多。血液 IgM、IgG 和 IgA 均增高,以 IgM 增高显著。PaO_2 轻度降低但 $PaCO_2$ 正常。沙眼衣原体肺炎一般病情不严重,经过合理治疗,预后多良好。但可以合并心肌炎、胸膜炎、胸腔积液、脑炎、贫血、DIC 等,还可出现肝大、黄疸、肝功能损害等,出现并发症者病程迁延,常达数周,多可自愈。早产儿和支气管肺发育不良患儿如果同时感染沙眼衣原体肺炎病情较严重。

伴随或有结膜炎病史有助于诊断,约 50% 的沙眼衣原体感染者在出生 5～14 天出现结膜炎症状,2/3 的患儿单侧发病,大多再波及另一眼,主要侵犯下眼睑,急性期有滤泡和黏液性分泌物,很快发展成脓性,常见眼睑水肿,结膜明显充血,偶见角膜血管翳及瘢痕形成。此外分泌性中耳炎也较常见,但比较轻。

2.肺炎衣原体肺炎

多见于 5 岁以上年长儿,起病多隐袭,潜伏期为 15～23 天。初期有上呼吸道感染症状,表现为流涕、咽痛、声音嘶哑、发热,发热以低热为主,偶有中等度发热。继之咳嗽加重,以干咳为主,且持续时间长,多可持续 3 周以上,少数可伴有肌痛、胸痛等。肺部体征常不明显,可闻及干、湿性啰音。常伴淋巴结肿大,还可合并中耳炎和鼻窦炎。外周血白细胞计数和 C 反应蛋白一般正常或轻度升高。肺炎衣原体肺炎的临床表现与其他非典型病原体如支原体、呼吸道病毒性肺炎相比无明显特异性,一般病情较轻,有自限性。但在肺功能欠佳、粒细胞缺乏、急性白血病、镰状细胞病和囊性纤维化患儿,肺炎衣原体感染可能会引起重症肺炎,甚至威胁生命。

少数患儿可合并心肌炎、川崎病、脑炎、脑膜炎、吉兰-巴雷综合征、反应性关节炎、甲状腺炎等肺外疾病。最近发现肺炎衣原体感染与支气管哮喘的急性发作、加重、较难控制有关。

3.鹦鹉热衣原体肺炎

常见于成年人,儿童以年长儿多见。通常有鸟类密切接触史,人与人之间感染少见。潜伏期 1～2 周,起病多隐袭,病情轻时表现为一过性流感样症状。亦可急性起病,常有高热,体温高达 40℃、寒战、头痛、咽痛、肌痛、乏力、咳嗽明显、咳少量黏痰或血痰,呼吸困难或轻或重,可伴有食欲缺乏、恶心、呕吐、腹痛等消化道症状。肺部常无明显体征,可闻及少许湿啰音,严重者可有肺实变体征。肺部体征较少而影像学表现较重是其特点。外周血白细胞计数正常或降低,C 反应蛋白一般正常或轻度升高,血沉早期稍增快。可以并发贫血、反应性肝炎、肝脾大、蛋白尿、结节性红斑、心肌炎、心内膜炎、DIC 等肺外表现。轻症患儿 3～7 天发热渐退,中症 8～14 天,重症者发热可持续 20～25 天。病后免疫力减弱,可复发,有报道复发率达 21%,再感染率在 10% 左右。

(四)辅助检查

1.衣原体分离培养及抗原检测

分离培养是公认的诊断衣原体感染的金标准,其敏感性为 80%～90%,特异性为 100%,此外培养法能检出患儿是否存在活的病原体,可作为疗效判定的标准,为所有非培养方法所不及。检测的标本包括鼻咽拭子、鼻咽抽吸液、痰、支气管肺泡灌洗液和胸腔积液等,其中鼻咽拭子最不敏感。对沙眼衣原体肺炎合并结膜炎或直肠炎的患儿,还可采用眼部分泌物或眼拭子和直肠拭子检测。由于衣原体是严格的胞内菌,需要使用细胞培养法作病原体分离培养,一般实验室难以常规进行,并且采取的标本应该含有上皮细胞,对标本的转运、储存和处理有较高的要求,培养需要 48～72h,因此依赖于非培养技术的检测方法如血清学检测及 PCR 检测越来越受到重视。

采用酶免疫试验(EIA)或直接荧光抗体试验(DFA)检测呼吸道各种标本中的衣原体抗原是一种快速的检测技术,但采取的标本中一定要有受感染的上皮细胞,这些方法的敏感性较低,为 60%～70%。

2.血清学检查

血清学检测衣原体特异性抗体是目前诊断衣原体肺炎应用最广泛的快速诊断方法,包括应用补体结合试验、微量免疫荧光试验(MIF)和酶联免疫吸附试验(ELISA)检测衣原体特异性 IgM、IgG 和 IgA 抗体,其中 IgA 抗体对诊断的价值尚没有确定。补体结合试验只能检测种衣原体属特异性抗体,不能区分 3 种衣原体,并且敏感性不高,对诊断帮助不大;MIF 能够检测 3 种衣原体特异性 IgM 和 IgG 抗体,有较高的敏感性和特异性,是目前美国 CDC 推荐的诊断方法。MIF 法检测单份血清沙眼衣原体(CT)或肺炎衣原体(CP)特异性抗体,如果 CT-IgM≥1:64 或 CP-IgM≥1:16 或 CP-IgG≥1:512 或检测双份 IgM 和 IgG 抗体滴度上升≥4 倍,提示急性期感染;如果 IgG≥1:16 但<1:512,仅提示既往感染。对于鹦鹉热衣原体感染,MIF 法单份血清 IgM≥1:16 或双份血清抗体滴度有 4 倍增加,结合接触史和临床过程即可诊断。

3.核酸扩增实验

核酸扩增实验(NAATs)是近年发展最快的检测衣原体感染的方法,包括聚合酶链反应(PCR)、转录介导的扩增方法和链置换扩增。核酸扩增实验无须培养,有很高的敏感性和特异性,对早期快速诊断有重要意义,其中 PCR 方法简便快速,应用最多,但目前此方法尚未标准化,各个实验室的技术方法不同导致实验室之间结果存在一定的差异,有待进一步确定。

4.影像学检查

(1)沙眼衣原体肺炎。以双肺过度充气和弥散性结节状或网织颗粒影为主要表现。结节影分布广泛、不均匀、大小不等,可呈粟粒肺样弥漫分布,也可呈多发或散在分布,很少有胸膜渗出,无纵隔淋巴结肿大。

(2)肺炎衣原体肺炎。表现多样化,无特异性,多为单侧节段性或肺叶浸润、实变,以下叶及周边多见;少数严重者为广泛双侧肺炎表现,可呈网状、云雾状、粟粒状或间质浸润;胸膜渗出可有少到中量积液。影像学所见往往经过 1 个多月才消失。

(3)鹦鹉热衣原体肺炎。表现为由肺门向外放射的浸润病灶,常侵及两肺下叶,可见毛玻璃样阴影中间有点状影,呈弥散性间质性肺炎或支气管肺炎改变,偶见粟粒样结节或实变灶或有胸腔积液征象。

(五)诊断

沙眼衣原体、鹦鹉热衣原体和肺炎衣原体引起的肺炎尽管在发病年龄、高发人群、临床表现和影像学改变方面有一定的特点,但是与其他病原体引起的肺炎相比较,缺乏特异性,确切诊断依赖于病原学检查,关键是在进行肺炎的诊断和治疗过程中,始终把衣原体纳入肺炎的病原学鉴别中考虑。

对于 3 个月以内的小婴儿无热肺炎,应该首先考虑沙眼衣原体感染,如果同时伴有结膜炎或有结膜炎病史,则高度考虑,其他有意义的临床特点包括患儿一般情况好而影像学表现比较重和外周血嗜酸细胞增加。对于 5 岁以上年长儿肺炎,如果外周血白细胞没有明显增高,使用

β-内酰胺类抗生素治疗无效,需要考虑肺炎衣原体、肺炎支原体、嗜肺军团菌、流感病毒、腺病毒等非典型病原体肺炎,与流感病毒和腺病毒肺炎相比较,肺炎衣原体肺炎中毒症状轻,一般情况比较好,但无法与肺炎支原体肺炎区别。近年的资料显示,肺炎衣原体在5岁以下儿童中也并不少见。病史中有鸟类、禽类密切接触史者,要考虑鹦鹉热衣原体感染。此外观察对大环内酯类抗菌药物的治疗反应有助于衣原体肺炎的诊断,由于这一治疗比较安全有效,如果受制于条件无法进行病原学检查,可以进行经验性治疗。

病原学检测是确诊衣原体肺炎的唯一手段,方法有分离培养、特异性抗体检测和PCR检测。作为临床医师,在诊断衣原体感染时,应该熟悉这些检测方法本身的优点和局限性,特别是各种方法对诊断的敏感性、特异性和适用性,以便更好地选择恰当的检测方法和对检查结果进行合理的解释。虽然分离培养到衣原体是诊断的"金标准",但由于衣原体属严格细胞内寄生菌,其培养需要细胞培养和荧光抗体鉴定,其敏感性受采集标本的影响,对技术要求高,并且费时,应用于临床常规诊断受到限制。特异性抗体检测对取材和检测技术要求不高,简便易行,是目前应用最广泛的方法,但最常用的ELISA技术敏感性和特异性并不理想,MIF技术是目前公认和推荐的诊断方法。在选择特异性抗体进行诊断时应该理解原发性和再次感染中各种抗体的产生时间及其变化,衣原体原发性感染以后,特异性IgM抗体在2~3周出现,特异性IgG抗体在6~8周出现,再次感染时IgG出现早(1~2周),不出现IgM。此外还要考虑到母亲感染以后衣原体特异性IgG抗体可以通过胎盘传给婴儿,母传抗体一般在6个月时消失。因此在选择特异性抗体进行诊断评价时,需要考虑采血时机(病程)和年龄的影响,必要性应该重复检测。双份血清检测,恢复期抗体滴度上升≥4倍可以明确为急性感染,但属于回顾性诊断,对早期治疗意义不大。PCR检测具有简便、敏感、特异性高的优势,是值得推广和常规应用的诊断方法。

(六)鉴别诊断

衣原体肺炎主要需要与其他病原体引起的肺炎鉴别,由于沙眼衣原体和肺炎衣原体引起的肺炎临床特点不同,鉴别诊断的侧重点有一定的不同,同时应该注意衣原体肺炎也可能合并其他病原体感染,如肺炎链球菌、肺炎支原体和呼吸道合胞病毒。

1.沙眼衣原体肺炎

(1)巨细胞病毒性肺炎。影像学表现为间质性肺炎,病变分布和特征与衣原体肺炎相似,有时单纯依靠影像表现鉴别较为困难,但巨细胞病毒性肺炎通常伴其他器官受累的症状和体征,而衣原体肺炎肺部体征轻,影像表现相对重。

(2)腺病毒和副流感病毒性肺炎。也可为间质性肺炎,但没有特征性断续咳嗽和嗜酸细胞增多。

(3)呼吸道合胞病毒性肺炎。病初有发热,表现以呼气性喘息为主。

(4)细菌性肺炎。患儿病情通常比较重,多有发热和全身中毒症状,影像学以肺实变为主。

(5)百日咳。特征为阵发性痉挛性咳嗽伴有深长的"鸡鸣"样吸气性吼声,外周血象以淋巴细胞增多为特点,影像学一般无明显异常。

(6)急性血行播散性肺结核(粟粒性肺结核)。一般发病时间在新生儿期后,多有密切接触史,常有结核感染中毒症状,临床结核菌素试验为阳性。影像特征为弥漫粟粒样结节影,其大小、密度及分布均匀,纵隔淋巴结肿大常见。

(7)新生儿吸入性肺炎。大量吸入时双肺可见广泛分布的粗结节和小斑片影,以中内带为主,伴一泛性或局灶性过度充气,可与衣原体肺炎表现类似。但吸入性肺炎有较明确的吸入病史,且主要为胎粪吸入,发病多在出生后,而衣原体肺炎发病时间为出生后 2～4 周,根据发病时间和临床特征可鉴别。

其他尚需要鉴别的疾病还有真菌性肺炎、卡氏肺孢子菌肺炎。

(8)肺炎衣原体肺炎。肺炎衣原体肺炎与肺炎支原体肺炎、军团菌肺炎及某些病毒性肺炎均属非典型性肺炎,临床表现及影像学相似,鉴别诊断基本上依赖病原学检查及对治疗的反应。

2.鹦鹉热衣原体肺炎

如为单纯肺炎,须与其他病原体引起的肺炎鉴别。如为全身感染,可有中枢神经系统感染症状或心肌炎表现,多有肝、脾大,须与伤寒、败血症、结核等鉴别。

(七)治疗

病情轻的患儿可以在门诊治疗,有明显呼吸困难、咳嗽严重或咳嗽后呼吸暂停者应住院治疗。

1.一般治疗

注意加强护理和休息,保持室内空气新鲜并保持适当室温及湿度,保持呼吸道通畅;经常翻身更换体位;烦躁不安可加重缺氧故可以给适量的镇静药物。有缺氧表现者,酌情给予吸氧及其他对症治疗。

2.抗菌药物治疗

β-内酰胺类抗生素对衣原体无效,有效的抗菌药物主要包括大环内酯类、四环素类和氟喹诺酮类。由于四环素类和氟喹诺酮类不推荐在儿童中使用,治疗衣原体感染主要为阿奇霉素、红霉素或克拉霉素。根据其药动学特征,临床使用方法为:红霉素 20～30mg/(kg·d),分 3～4 次口服连用 2 周,重症或不能口服者,可静脉给药;阿奇霉素 10mg/(kg·d),每天口服 1 次,首剂可以加倍,疗程 3～5 天;克拉霉素 15mg/(kg·d),分 2 次口服,疗程 10～14 天(12 岁以下儿童不推荐)。有研究显示阿奇霉素、克拉霉素对衣原体肺炎的效果与红霉素相当或甚至更好,但它们在细胞内及组织浓度较高,且胃肠道反应较红霉素轻,所以常常作为首选治疗。临床上衣原体耐药并不多见,但考虑到在常规疗程治疗后衣原体肺炎的症状容易复发,建议延长疗程至少 2 周。

肺炎衣原体感染可以合并肺炎链球菌感染,此种情况下,应该联合使用 β-内酰胺类抗菌药物。此外在社区获得性肺炎的治疗过程中,对于病情相对较轻且有提示为非典型病原体感染病史者,如果不能排除肺炎衣原体感染的可能性,经验治疗的方案中应包括大环内酯类抗生素。

(八)预防

对新生儿和婴儿沙眼衣原体感染的预防,关键在于对母亲妊娠后 3 个月进行衣原体感染的筛查和治疗,推荐对沙眼衣原体感染的母亲,在产前使用阿奇霉素治疗 1 周,也可使用红霉素治疗 14 天。对鹦鹉热衣原体感染的预防,一方面要提高饲养和从事鸟类或禽类加工和运输的人员的意识,加强个人防护措施,避免与病鸟或死鸟接触;另一方面加强对观赏和食用鸟类或禽类的管理,特别是其粪便或排泄物、分泌物、羽毛等的处理,定期对鸟笼等设施进行清洁和消毒,衣原体对常用的消毒剂和加热敏感,但耐酸碱。人是肺炎衣原体的自然宿主,其传播方式主要是人与人通过飞沫传播,也可从环境中接触后通过手自体接种,其预防措施与其他呼吸道传染性疾病相同,如流行期不要在人群密集的地方停留时间过长,经常洗手等。

沙眼衣原体肺炎和肺炎衣原体肺炎预后比较好,但病程迁延,咳嗽可能长达数周。鹦鹉热衣原体肺炎重症病例死率高,未经治疗者可达15%~20%,合理治疗以后死亡率降低至1%以下。衣原体感染后,机体虽然能产生特异性细胞免疫和体液免疫,但通常免疫力不强,且为时短暂,因此容易造成持续性感染、隐性感染和反复感染。

第三章　心血管系统疾病

第一节　心肌病

一、扩张型心肌病

扩张型心肌病(DCM)是以心腔扩大、心脏收缩功能降低、附壁血栓为主要表现的心肌结构及功能异常。其发病率近年有增高趋势,过去多为成人发病率调查报告。国外流行病学调查发现,小儿心肌病发病率为(1.1～1.2)/10万,婴儿发病率高于年长儿8～12倍。美国和澳大利亚两个多中心机构对儿科心肌病流行病学进行调查报道儿科心肌病年发病率在1.13/10万～1.24/10万,其中扩张型心肌病(DCM)占51%～58.6%,肥厚型心肌病(HCM)占25.5%～42%,其他为限制型心肌病(RCM)和未分类型心肌病(UCM)。

(一)病因

目前普遍认为扩张型心肌病与病毒感染、遗传线粒体DNA突变、免疫功能及代谢异常有关。年龄、性别、种族、生活背景及其他家庭成员患病比例都可成为影响小儿心肌病发生发展的危险因素。目前认为,在DCM的众多病因和发病机制中,除主要与免疫介导(体液免疫、细胞免疫)及家族遗传因素有关外,病毒感染(尤其是柯萨奇B组病毒)致病毒性心肌炎的转化与诱发本病关系最为密切。

1.病毒感染

早在1968年Saiwui已观察到肠道柯萨奇B组病毒(CoxB)感染所致心肌炎,长期不愈可转化为心肌病。1990年Jin用PCR检测48例DCM患者的心室肌活检标本中5例肠道病毒阳性,阳性率为10.3%。Muir、Why、Satoh分别报道DCM心肌活检标本中肠道病毒RNA检出率在20%～50%之间。1995年有学者应用原位杂交方法探讨肠道病毒感染与DCM的关系,认为4%～48%的病毒性心肌炎患者可转化为DCM。Saroh对1例心肌炎患者多次进行心肌活检,观察到由肠道病毒性心肌炎向DCM的转化。最新研究发现,HIV病毒感染致DCM的发病率高,HIV蛋白包括gp120的直接侵袭作用是其可能的致病机制。慢性丙型肝炎病毒感染可导致多种肝外损害,包括扩张型心肌病的发生。

1991年Archaid和Mcaruo分别报道认为病毒性心肌炎反复或持续病毒感染可导致DCM。2000年有学者报道,对55例DCM患儿用ELISA法检测血清特异性柯萨奇B组病毒IgM抗体,阳性率为56.7%,这些患儿同时用PCR检测柯萨奇B组病毒RNA,阳性率为36.7%,

显示 DCM 与 CoxB 病毒感染密切有关。由于患儿感染 CoxB 病毒后,血清 CoxB-IgM 抗体只有短期升高,DCM 患儿病史已有几年,而 CoxB-IgM 阳性率仍很高,说明 DCM 患儿与反复 CoxB 病毒感染有关。Mair 发现在一些 DCM 患者中有持续肠道病毒 IgM 反应,可长达数月到数年。1994 年 Keeling 等对 65 例 DCM 患者连续检测血清病毒特异性 IgM,发现 22 例初诊 IgM 阳性的病例,抗体很快消失,仅 4 例持续时间超过 3 个月。经随访发现,41 例血清 IgM 再次升高,提示有肠道病毒反复感染。

2.免疫功能异常

Magmuen 报道许多感染因子触发免疫反应,进而损伤心肌组织,最终导致心肌纤维化,DCM 形成。1991 年 Macohob 认为辅助 T 淋巴细胞和细胞毒 T 淋巴细胞比例失调与 DCM 发病有关。1996 年有学者报道 DCM 患者血液中含有器官特异性抗心肌自身抗体。Caforio 认为循环中器官特异性自身抗体的存在与 DCM 发病有关。

心肌是一个多种抗原综合体,心肌抗原可分为器官特异性(针对心肌纤维)、组织特异性(心肌、骨骼肌)及其他器官组织共同抗原。目前已在 DCM 患者的血清中发现多种心肌自身抗原,如肌球蛋白、线粒体腺苷酸移位因子、支链 α-酮酸脱氧酶复合物、α-肾上腺素能受体、M2 毒蕈碱受体和热激蛋白素。但是对这些自身抗原所产生抗体的机制和临床意义还不太明确。DCM 患者体内除具有与各种结构蛋白反应的抗体外,还具有对心脏有高度特异性的自身抗体(器官特异性抗体)。Caforio 等研究发现在 DCM 患者血清中存在器官特异性自身抗体,阳性率为 28%,显著高于心力衰竭等其他疾病。器官特异性自身抗体中最常见的是能识别线粒体抗原成分的抗体。1991 年 Hacohob 研究结果发现约 1/4DCM 患者存在此特异性抗体。有学者对 78 例 DCM 患儿用 ELISA 法检测血清中器官特异性抗心肌线粒体抗体,阳性 31 例,阳性率为 39.7%,而正常儿童无 1 例阳性。1997 年 Caforio 报道,在症状少和新发病(病程<2 年)DCM 患者中器官特异性心肌抗体的阳性率高,随着疾病进展,心肌自身抗体水平逐渐降低。

3.遗传因素(基因异常)

近年来,随着分子生物学和基因工程技术的发展,人们对心肌病的发病机制有了进一步的认识。目前应用分子遗传学技术研究,认为 DCM 发病与基因异常有密切关系。

(1)心肌肌蛋白基因异常。1998 年 Olson 等首先发现导致 DCM 的编码肌节蛋白 α 肌动蛋白基因突变。目前已发现 15 个相关基因,突变发生率在<1%~10%。突变基因不仅与肌节蛋白(肌球蛋白重链、肌动蛋白、原肌球蛋白、心肌肌钙蛋白 T、肌球蛋白结合蛋白 C 等)有关,还与核纤层蛋白(lamin A/C 基因)、细胞骨架蛋白(结合蛋白、抗肌营养不良蛋白、抗肌营养不良蛋白-肌聚糖蛋白复合)及受磷蛋白有关。DCM 患者的心肌组织,已发现有胎儿型肌球蛋白重链的重新表达,提示胎儿型肌球蛋白的重新表达与 DCM 发病有关。

(2)心肌内癌基因表达异常。心肌病动物模型中心肌核内癌基因 c-myc 表达增加可能与心肌病发病有关。

(3)线粒体内基因异常。线粒体 DNA(mtDNA)是细胞能量代谢的遗传控制器。mtDNA 异常,能量代谢障碍导致心功能不全,使心肌处于缺氧状态从而诱发心肌病。

人类白细胞抗原与心肌病:近年来发现,HLA 与 DCM 的发病有关。对外来抗原如病毒抗原的免疫反应是由 HLA 抗原、免疫球蛋白和 T 细胞受体等因素共同控制的。HLA-Ⅱ类抗原的表达具有高度的组织特异性,主要存在于抗原提呈细胞上,但在多种病理状态下,受损伤及相关的组织也可表达,即异位表达。自身免疫状态下的组织细胞几乎都有 HLA-Ⅱ类抗原的异位表达。心肌组织内 HLA-Ⅱ类抗原的异位表达是心脏自身免疫激活的表现,它可以把自身抗原提呈给免疫系统,从而激活免疫应答,诱发慢性免疫损伤,是心肌炎导致 DCM 的可能机制。许多研究提示 DCM 与特殊的 HLA 抗原有关。

(二)临床表现

扩张型心肌病主要症状包括三个方面,心功能不全;心律失常;由于血流缓慢,在心腔内形成附壁血栓,脱落后形成体、肺循环栓塞而引起的症状和体征以及猝死。DCM 病情轻重悬殊,临床表现多样,多数病例病情发展缓慢,但少数病例病情急剧发展,几个月内即可死亡。

DCM 根据临床表现可分为儿童型和婴儿型:

1.儿童型 DCM

主要见于年长儿,起病缓慢。

初期:发病早期常无明显症状,心功能代偿尚可,耐受一般活动量;剧烈活动后感到心慌、气促。体检可正常,有时可听到第三心音或第四心音,心功能Ⅲ级。

中期:心功能减退逐渐明显,且进行性加重,常有劳累感、乏力、心悸、气促等症状。体检有心音低钝,常有第三或第四心音,心尖区有二尖瓣反流性杂音,心功能Ⅱ～Ⅲ级,可有心律失常,肝脏大,下肢水肿。

晚期:出现心衰症状与体征,心脏明显扩大,心功能Ⅲ～Ⅳ级,常有奔马律及二尖瓣反流杂音;伴有肺动脉高压者肺动脉瓣区第二心音亢进,多数有心律失常,肺底部常有细湿啰音,肝脏大,质地变硬,可伴腹水及黄疸,下肢水肿。有体或肺循环栓塞症者占 20%,如脑栓塞(出现偏瘫、失语等),下肢栓塞(如足发凉、坏死等),肺栓塞(咯血等)。

2.婴儿型 DCM

多数婴儿期发病,急性或慢性过程,主要表现为急-慢性心衰,心脏扩大,心音低钝,可有奔马律,部分有二尖瓣反流杂音,生长发育迟缓,体重不增,食欲缺乏等。少数为暴发型,多为 6 个月以下婴儿,病死率高,多数死于心源性休克。

(三)辅助检查

扩张型心肌病的临床表现无特异性,须借助心脏器械检查,如心电图、心脏超声等辅助诊断,心肌病理检查可以明确诊断。

1.心电图

(1)心房活动异常。出现异常 P 波,P>0.11s,振幅>0.25mV,以左房大多见。V_1 导联 P 波终末电势(Ptf-V_1)≤-0.04mm·s,提示心室舒张末期压力增加,是心功能不全的可靠指标。

(2)心室活动异常。①出现酷似心肌梗死的 Q 波,Q>0.04s,Q>1/4R(常在 Ⅰ、aVL、V_5、V_6 导联出现)。②有时在 Ⅰ、aVL、V_5、V_6 导联缺乏 q 波,这种现象可能与室间隔纤维化有关。③常有左右心室肥大的表现,左室大多见,右室大少见,一旦出现右室大常标志双室大。④QRS 低电压:提示病程进入中晚期,病情重,与心肌纤维化有关。

（3）节律和传导的改变。窦性心动过速、室性期前收缩及心房纤颤最常见，亦可出现窦房阻滞、房室阻滞及束支阻滞。束支阻滞中以左束支传导阻滞多见。

（4）复极过程异常。ST-T改变，Q-T间期延长。

2.超声心动图

DCM的超声心动图表现主要包括：各腔室明显增大，以左房左室大为主，左室流出道增宽；室间隔和左室后壁运动幅度减低；二尖瓣前叶开放幅度小，如合并乳头肌功能不全，前后叶呈钻石样改变；收缩功能和舒张功能降低，以收缩功能降低为主。

3.核素显像

常用单光子发射型计算机断层摄术（SPECT），检查方法有血池显像、心肌热区显像和心肌灌注显像。SPECT对DCM诊断：①可反映心室不同部位的射血功能；②可正确反映左室和右室舒张功能；③可反映心房和心室的协调性；④可反映心房和心室兴奋传导时间。

4.心内膜心肌活检（EMB）

对DCM的诊断、病情了解、疾病分期及与心肌炎的鉴别有价值。

（1）光学显微镜检查。心肌纤维正常排列，心肌细胞肥大，在肥大的心肌纤维束间杂有萎缩的肌束。心肌细胞核大、浓缩，肌原纤维减少、溶解，心肌细胞空泡化，心肌细胞排列紊乱，间质纤维化。

（2）电镜检查。主要改变为心肌细胞核大，核膜凹陷或扭曲，线粒体灶性或弥散性增生，大小不等，嵴变短、缺失，呈空泡状，肌浆网增多，侧池扩大，重者囊状扩张，肌原纤维断裂、崩解、丧失，肌节长短不一，多数结构模糊、Z带增宽、聚集成团、M带消失，横管系统扩张，内含絮状物，基膜增厚或正常，部分细胞膜灶状破坏，在间质可见游离细胞器。

5.磁共振成像

一般采用多体位黑血和白血技术，主要是用来显示心室形态和功能的改变。DCM延迟强化少见。国外有63例DCM，28％可以强化，多半发生在心肌中部，呈线状或者斑片状，强化程度与左室功能不全预后相关。根据范围和程度间接预测患者临床过程和预后。

（四）诊断

（1）WHO 1995年心肌病定义及分类修订意见。①临床表现为心脏扩大、心功能减低伴或不伴充血性心力衰竭、心律失常，可有血管栓塞及猝死等并发症。②心脏呈球形扩大，X线检查心胸比＞0.5，超声心动图示全心扩大，尤以左心室扩大显著。③心脏收缩功能减低，左室射血分数小于正常值。④必须排除其他特异性（继发性）心肌病和地方性心肌病（克山病）。

（2）小儿原发性心肌病诊断依据（九省市心肌炎协作组，1980）本病多见于3岁以上儿童，部分患儿可能有阳性家族史。诊断依据主要为：①没有明确的病毒性心肌炎病史。②排除其他心脏病，如先天性心脏病、风湿性心脏病、遗传性代谢性疾病、继发性及地方性心肌病和慢性缩窄性心包炎的可能。③具有下列各项中至少一项：a.心脏增大，尤其是X线检查，心影呈球形增大，而无其他原因可寻者；b.充血性心力衰竭，未能发现其他心脏病者；c.心电图示ST段和T波改变或有各种心律失常，而无其他原因可解释者；d.有昏厥发作同时有心脏增大，无其他原因者；e.体循环或肺循环动脉栓塞，无其他原因可解释者。

（五）鉴别诊断

DCM 主要表现为心力衰竭及左室收缩功能障碍，通过患儿临床表现及辅助检查，一般可确诊。本病应与病毒性心肌炎及原发性心内膜弹力纤维增生症鉴别。

1.病毒性心肌炎

心肌损伤标记物肌酸磷酸激酶同工酶 CK-MB 及心肌肌钙蛋白 T(cTnT)、心肌肌钙蛋白 I(cTnI)增高；心肌核素显像呈炎症或坏死灶显像；心内膜心肌活检进行组织学及免疫组织学检查，有淋巴细胞或巨噬细胞浸润，具有分子免疫学和病毒学的证据。

2.原发性心内膜弹力纤维增生症

生后早期(多在 1 岁以内，尤其 6 个月以内)发生心力衰竭；X 线表现为心影扩大，以左心为主，透视下心脏搏动弱；心电图为左心室肥厚，左心前区导联电压增高；超声心动图表现为心内膜增厚，回声增强；心内膜活检可以明确诊断。

（六）治疗

DCM 的治疗主要目标是保护心肌、控制心力衰竭、抑制心肌重构，改善症状、预防并发症和阻止或延缓病情进展、提高生存率。治疗方法应根据不同患者、不同病情、不同病程、有无并发症来确定。积极防治病毒性心肌炎，以免迁延而转成慢性心肌炎，最后发展为 DCM。

1.一般治疗

根据病情采取适当休息措施，减少心脏负担。对有心力衰竭者，应绝对卧床休息，并吸入氧气；烦躁不安者，应使用镇静剂；对有心功能不全而尚未到心衰者，应限制活动；无心功能不全者，也应适当减少活动，不可参加竞赛性活动，以防止猝死。患儿饮食应采用低盐、易消化的食物，多吃蔬菜、水果，防止暴饮暴食。

2.控制心力衰竭

入院时如病情较重，可先用多巴酚丁胺和多巴胺以强心，多巴胺先用扩肾血管剂量以增加肾血灌注而利尿。磷酸二酯酶抑制剂如氨力农或米力农有强心作用，减轻后负荷和改善左室的舒张功能。二者虽可使血压下降，但影响不大。硝普钠亦可降低后负荷，但根据剂量，其降压作用可较氨力农或米力农为强。病情改善后可改用口服地高辛。如停用减轻后负荷的药物可续用 ACE 抑制剂如卡他普利或依那普利等。研究证实血管紧张素Ⅱ(ANGⅡ)在心肌超负荷肥厚的构型重塑中起重要作用，促进心肌增生肥大，故使用 ACEI 可减轻心脏负荷，改善预后。ACEI 可与洋地黄制剂、利尿剂同用，对心衰有良好效果，长期应用可防止轻型 DCM 发生心衰。利尿剂用静脉给药如呋塞米等，可以利尿，改善症状。用药时须监测电解质，因多种药物同用，心肌功能又差，电解质失衡易致心律失常；一旦肺静脉和体静脉充血现象好转，可改用口服利尿剂。醛固酮拮抗剂可以抑制肾素-血管紧张素系统的作用，可阻断心肌及间质重塑，另外还可阻断醛固酮的效应，它适用于心功能Ⅲ～Ⅳ级患者。

近年来应用 β 受体阻滞剂治疗心力衰竭令人关注。β 受体阻滞剂可减慢心率，降低耗氧量，同时阻断上述恶性循环，发挥抗心肌细胞凋亡和抑制左室重构作用，从而改善心肌生物学效应，提高抗心衰疗效。1975 年，瑞典学者首次应用 β 受体阻滞剂治疗 DCM 心衰患者并获得临床症状改善。多中心或大系列的临床研究表明，美托洛尔使 DCM 患者临床症状和心功能得到明显改善，左室舒张末期内径明显缩小，左室射血分数增加，左室舒张末期压力减低；长期治疗可有效减低病死率和减少心脏移植率。某医科大学儿童医院 1993 年报道应用选择性 β 受体阻滞剂,能明显改善心肌病预后。非选择性 β 受体阻滞剂卡维地洛具有阻滞 $β_1$、$β_2$ 和 α 受体的作用,在降低交感活性、改善左室功能方面明显优于美托洛尔。

3.并发症的治疗

预防呼吸道感染十分必要。可用干扰素、胸腺素、转移因子等预防呼吸道感染。如发生呼吸道感染应尽早使用抗生素。

心律失常在小儿患者不少见,心衰经治疗好转及电解质纠正后心律失常可消失,如心律失常持久不消或严重影响心功能者,应予用药,抗心律失常药物中有的可损害左室功能导致另种心律失常,所以选药应予考虑。胺碘酮比较安全。如有缓慢心律失常有症状者,可用临时起搏。

DCM 患者常有心腔内血栓形成和栓塞,Maron 等报道 7~20 岁的尸检结果达 84% 之高,所以在心功能减退时应考虑应用抗凝药物,如已有血栓,可先用肝素,以后换口服双香豆素(华法林),如超声未见血栓,可用阿司匹林或双嘧达莫(潘生丁)以防血栓形成,华法林对预防血栓形成虽有效,但在心衰时肝功能减退情况下要审慎。Pac 等报道,常规采用阿司匹林(乙酰水杨酸)或(和)肝素治疗心腔内血栓,无出血和栓塞并发症,对 DCM 合并心内血栓的患儿具有良好疗效。

4.心肌代谢赋活剂

如 1,6-二磷酸果糖具有调节葡萄糖代谢、修复糖酵解活性、增加肌酸磷酸的活性及加速心肌有效能量供应的效能,剂量为每次 150~250mg/kg,静脉滴注,10~15 天为一疗程,口服 1,6-二磷酸果糖(瑞安吉)剂量为 10~30mL/d;磷酸肌酸具有抗心肌过氧化损伤、抑制线粒体膜电位下降的作用剂量为 1~2g/d,静脉滴注;天门冬氨酸钾镁可维持心肌细胞膜电位及调整离子泵的功能,可口服或加入 5% 葡萄糖中静脉滴注;辅酶 Q_{10} 是线粒体呼吸链的组成成分,此酶参与机体氧化还原反应,提高 ATP 生成,保护心肌免受自由基损伤。

5.免疫疗法

免疫抑制剂包括激素,环孢霉素及硫唑嘌呤等治疗扩张型心肌病及心肌炎,疗效各家不一,难以肯定。免疫球蛋白静脉注射:丙种球蛋白静滴 200~400mg/(kg·d),连用 3~5 天,减少细胞因子产生、降低细胞氧化应激水平,对急性炎症性心肌病有一定疗效。自身免疫性反应已被认为是 DCM 发病学的主要机制之一。DCM 患者体内可检测出多种自身抗体。针对自身抗体的免疫调节及免疫吸附成为治疗 DCM 的新疗法。Staudt 等研究证明,应用免疫吸附法清除 DCM 患者血液中自身免疫抗体,可提高患者左室射血分数,改善心功能,为 DCM 的治疗提供了多一种选择。

6.手术治疗

常用的外科治疗措施包括:心脏移植、部分左心室切除术及左心室辅助装置等。对持续治疗无效心功能日益减退或数次住院症状无根本改善者,可用人工机械泵代替心脏或选择心脏移植。近年来,由于心脏移植后应用环孢素、硫唑嘌呤、泼尼松三联免疫抑制剂,减轻了排异反应,心脏移植效果不断提高,5 年存活率达 85%,10 年存活率达 61%。儿童心脏移植存活率(62.1%)高于成人(48%)。但供心者很难候,困难很大。伴严重二尖瓣反流的患儿,在等待心脏移植术前,行二尖瓣置换术能改善症状,增加手术安全性。针对 DCM 的姑息性外科治疗近年也取得了较大进展。左室减容手术:对 DCM 患儿反复心衰、药物不能控制、又无条件做心脏移植者可考虑左室减容手术。此手术为切除心室瘢痕及变薄、无收缩力的心肌,缩小心室腔容量,改善心室的顺应性和收缩力。

7.细胞再生及基因治疗

骨髓间充质干细胞在体内诱导分化为心肌细胞,给 DCM 的治疗带来了新的前景。细胞移植治疗 DCM 方法是近年来研究的热点,目前尚处于试验阶段。2006 年 Huang 等研究发现,18 例 DCM 心力衰竭患者随机接受自体骨髓单核干细胞直接冠状动脉内注射或安慰剂(生理盐水)治疗,两组的 6min 行走距离及再住院率有显著性差异,提示自体骨髓单核干细胞移植治疗可帮助提高 DCM 患者的心功能。

20 世纪 90 年代采用分子生物学技术探讨心肌病心室重塑的发病机制及寻找新的治疗途径,已有实验研究将肌原性决定基因导入成纤维细胞,使其肌原化,从而恢复心肌收缩功能。另有在心肌细胞内导入肌球蛋白重链和线粒体基因,恢复心肌收缩能力,达到治疗心衰的目的。Matsumo-to 等用重组 C 蛋白免疫接种构建 DCM 鼠模型,免疫病理及趋化因子分析显示,心肌坏死部位巨噬细胞浸润及单核细胞趋化因子 1 和干扰素 γ 诱导蛋白 10 表达上调。用质粒作为载体转移单核细胞趋化因子 1 和诱导蛋白 10 受体基因,转染后心肌细胞上清液对 T 细胞和巨噬细胞迁移有抑制作用。基因转移抑制 DCM 进展,并降低模型鼠的死亡率。

(七)预后

根据 Wiles 统计,小儿患 DCM 约有 1/3 死亡,1/3 有进步但仍留心功能不全,而有 1/3 可获愈。1 年内存活约 63%~70%,5 年存活率约 34%~66%,10~11 年存活率约 50%。Friedman 等的报道死亡率特低,10 年内仅 16%。出现症状后 1~2 年死亡率最高。心导管压如左室舒张末压超过 25mmHg,预后不佳。Lewis 等报道左室舒张末压超过 25mmHg 者 16 例,11 例死亡,3 例等候心脏移植。小儿病例有心律失常者,虽已用抗心律失常药物治疗,预后仍不佳,但 Friedman 报道心律失常不能预估结局。超声检查的结果分析对预后亦不能定论,但可参考,Chen 等认为缩短分数低者(平均 11.5%)较高者(20.9%)死亡率高,Matitian 的统计如初次的射血分数低至 17% 者预后恶劣,亦有报道心肌活检有炎性改变者预后较佳。难治的心衰为死亡的首因,亦有患儿猝然死亡,诊断后 6 个月内对预后至关重要,治疗改善多见于 6 个月内,当然在两年内仍可有进步,死亡亦以在 6 个月内为多,以后续有夭折。预后的指标很难肯定,但难治的顽固心衰,超声上心功能的每况愈下,预后恶劣,如有可能,心脏移植宜早。

二、肥厚型心肌病

肥厚型心肌病(HCM)时左心室肥厚,但不扩张,诊断时应排除高血压、主动脉瓣狭窄、水肿及先天性心脏病等其他可引起肥厚的疾病。肥厚型心肌病命名与分类最为混乱。有的将有流出道狭窄的称为梗阻性心肌病。有的根据其心室肥厚是否对称而分类。如左右心室都肥厚的称为对称性,否则称为非对称性。一般对称性多数为非梗阻性,不对称多数为梗阻性,但也有左心室壁与室间隔肥厚,右心室壁不肥厚而左心室流出道不狭窄的,即只有不对称而无梗阻的。有的患儿室间隔特别肥厚,突入到左心室腔间,尤其在主动脉瓣下,表现为左心室流出道狭窄称为特发性肥厚性主动脉瓣下狭窄。肥厚型心肌病伴梗阻的不到总数的 25%。

(一)病因

HCM 是一种原发性的通常是家族性的心脏疾病,因其发生年龄不同且许多遗传性病例呈亚临床过程,因而目前尚无其确切的发病率。有文献报道 HCM 的发病率为 2.5/10 万人口,占所有儿童原发性心肌病的 20%~30%。

HCM 通常以常染色体显性方式遗传,目前已知多个基因与典型的家族性肥厚型心肌病有关,这些基因均编码肌节蛋白,如 B 肌凝蛋白重链等。HCM 也可作为经母亲遗传的线粒体病遗传。许多患儿伴有与遗传综合征一致的畸形,如那些患有 Noonan 综合征、Pompe 病、Beckwith-Wiedemann 综合征的患儿。

(二)病理

HCM 多数为左心室肥厚,心功能早期无明显障碍,临床上无明显症状,晚期有程度不等的心功能不全。梗阻型心肌病的病理特点是左心室肥厚重于右心室,室间隔肥厚更为显著,室间隔厚度与左心室壁厚度之比大于 1.3:1。左心室腔缩小,二尖瓣前叶增厚,室间隔局部肥厚增生,致左心室流出道狭窄梗阻,左心室腔收缩压升高,与左心室流出道和主动脉收缩压相比有明显压力阶差,左心室舒张末期压力也可增高,心排血量初期正常,以后愈益降低。流出道的梗阻及其引起的压力阶差可因很多生理因素而异,凡使心室收缩力增强、室腔容量减少及后负荷减低等情况均可使梗阻加重,压差更大,反之亦然。所以患者的流出道梗阻的程度并非固定,时时在变,各种影响以上三因素的情况和药物均可改变梗阻的程度。

HCM 的心肌普遍肥大(多数左心室重于右心室,心室重于心房),肌纤维增大,心肌细胞亦肥大,常有不同程度的间质纤维化、细胞变性,并有不同程度的坏死和瘢痕形成,很少有炎性细胞浸润。本病最突出的组织学改变为心肌细胞的排列杂乱无章,而非整齐划一。细胞间的连接常互相倾斜甚至垂直相连。这些错综的连接使心肌收缩时步调不整。再者,心肌细胞的凌乱排列还可影响心电的传播,甚至构成严重心律失常的病理基础。

(三)临床表现

肥厚型心肌病主要表现为呼吸困难,心绞痛、晕厥、亦可发生猝死。呼吸困难主要由于左心室顺应性减退和二尖瓣反流引起左心房压力升高,左心室舒张末压力也升高,肺静脉回流受阻而引起肺瘀血。心绞痛是由于心肌过度粗大或左心室流出道梗阻引起冠状动脉供血不足。由于脑供血不足,故剧烈运动时有晕厥,甚至猝死。年小儿可表现为生长落后,心力衰竭的发生率较年长儿高。

体格检查部分病例在心尖可闻及全收缩期杂音,并向左腋下放射,此杂音是由于二尖瓣反流所致。左心室流出道梗阻者沿胸骨左缘下方及心尖可及收缩期杂音,其程度直接与主动脉瓣下压力阶差有关。可有第二心音逆分裂(即 P_2 在前,A2 在后)。有些病例心浊音界扩大,偶可听到奔马律。

(四)实验室检查

1.胸部 X 线检查

心影扩大,但如无合并心力衰竭则肺纹理都正常。

2.心电图

90%~95%的 HCM 患儿有 12 导心电图异常,包括左心室肥大、ST-T 变化(如显著的T 波倒置)、左心房扩大、异常的深 Q 波,外侧心前区导联 R 波振幅降低等,但本病无特征性心电图改变。有些 HCM 患婴可有右心室肥厚的心电图表现,可能反映有右心室流出道梗阻存在。

3.超声心动图

HCM 可见心室壁增厚,其增厚的分布并非匀称。在 M 型超声可见二尖瓣的前瓣有收缩期的向前运动,其运动的幅度和持续时间与左心室流出道的梗阻程度直接有关。梗阻型心肌病的室间隔与左心室后壁均有增厚,室间隔肥厚尤其突出,与左心室后壁的比值大于 1.3∶1(婴儿除外),而且左心室流出道内径变小。

4.心导管检查

历史上,心导管检查在 HCM 的诊断及研究中起了重要作用。现今,超声心动图的精确应用已基本替代血流动力学研究及心血管造影。在婴儿,偶可应用心内膜心肌活体组织检查来确定病因,如线粒体肌病、糖原累积病等。不过现今骨骼肌活体组织检查更方便,且创伤更小。

(五)治疗

1.药物治疗

治疗的主旨为降低心肌的收缩力,改善舒张期的顺应性和预防猝死。

β受体阻滞剂普萘洛尔为本病治疗的主要药物,它减慢心率,降低心肌收缩力,从而减轻左心室流出道梗阻;且可减低心肌的张力,使氧需量减少,缓解心绞痛;此外,普萘洛尔尚有一定的抗心律失常作用。其他临床上应用的选择性β受体阻滞剂有阿替洛尔、美托洛尔等。约有 1/2~1/3 的患儿用药后症状缓解。对无症状的患儿是否须长期用药意见不一。本品似可制止病变的发展和预防猝死,但目前缺乏对照资料。

维拉帕米主要用于成人 HCM 患者。短、长期研究表明口服维拉帕米可改善心脏症状及运动能力,但该药有潜在的致心律失常作用及偶可引起肺水肿及猝死,因而在儿童极少应用。洋地黄忌用,只有在心房颤动心室率太快时方有指征,以小剂量与普萘洛尔同用。利尿剂和血管扩张药物均不宜用。终末期 HCM 心腔扩大、心壁变薄及收缩功能减退时可应用洋地黄、利尿剂和血管扩张药物。

2.手术治疗

对左心室流出道梗阻产生严重症状而药物治疗无效者(压差超过 50mmHg),可经主动脉切除室间隔的部分肥厚心肌,症状大多缓解。其他手术方式有二尖瓣换置术及心尖主动脉管道,但因疗效不确切,且并发症多、在儿科均极少应用。心脏移植是另一治疗手段。

3.其他

近年成人 HCM 患者有应用永久双腔起搏来降低左心室流出道梗阻,减轻症状,但疗效并不确切。乙醇间隔消融在某些成人 HCM 症状患者可降低左心室流出道压差,但这种实验性的治疗手段在小儿应慎用,因手术瘢痕可成为致心律失常的病理基础,增加猝死的危险。

第二节　心肌炎

心肌炎是心肌的炎性浸润伴邻近心肌细胞的坏死和(或)变性,其特征与冠状动脉病变有关的心肌缺血性损伤有关。能引起心肌炎的病原体很多,主要是病毒,还有细菌、支原体、原虫、真菌、衣原体以及中毒、过敏等。

一、病因

可引起病毒性心肌炎的病毒常见的为腺病毒(特别是血清型 2 及 5)和肠道病毒(柯萨奇病毒 A 及 B 组、埃柯病毒、脊髓灰质炎病毒),其中以柯萨奇病毒 B 组(CVB)最为常见。其他可引起病毒性心肌炎的病毒包括:单纯疱疹病毒、水痘及带状疱疹病毒、巨细胞包涵体病毒、风疹病毒、流行性腮腺炎病毒、C 型肝炎病毒、登革热病毒、黄热病病毒、狂犬病病毒、呼吸道肠道病毒等。

国外学者认为心肌炎的发生率通常被低估。据报道死于创伤的青壮年的尸解显示通常的淋巴细胞型心肌炎的发生率约为 $4\% \sim 5\%$,猝死儿童的发生率约为 $16\% \sim 21\%$。在特发性扩张性心肌病成人患者,心肌炎的发生率为 $3\% \sim 63\%$。病毒性心肌炎通常散发,也可暴发流行,这多见于婴儿室的新生儿,且都与 CVB 有关。

二、发病机制

心肌炎的发病机制目前尚未完全阐明。加拿大学者 Liu 及 Mason 等根据近年的研究成果将心肌炎的发病过程分为三个阶段,即病毒感染阶段、自身免疫阶段及扩张性心肌病阶段。

近年的研究表明,哺乳动物存在柯萨奇病毒及腺病毒共同受体(CAR),CAR 可易化这些病毒与细胞接触后进入细胞内部,因而是病毒感染的关键步骤。补体弯曲蛋白衰减加速因子(DAF)及整联蛋白 $\alpha_{v\beta3}$ 及 $\alpha v\beta5$ 有协助 CAR 的作用。病毒感染后免疫反应产生。一旦免疫系统激活,则进入自身免疫阶段。在这一阶段,T 细胞因分子的类似性将宿主细胞作为目标攻击,一些细胞因子及交叉反应自身抗体均能加速这一过程。T 细胞的激活与病毒肽段有关,相关细胞因子有肿瘤坏死因子 α,白细胞介素-1 及白细胞介素-6 等。在扩张性心肌病阶段,心肌发生重塑。Badorff 及 Knowlton 等研究显示柯萨奇病毒蛋白酶与心肌重塑有关。其他相关因子包括基质金属蛋白酶、明胶酶、胶原酶及弹性蛋白酶。这些酶的抑制剂的应用可明显减轻扩张性心肌病的程度。此外,病毒还可直接引起心肌细胞凋亡。

三、病理

病变以心肌为主,心包、心内膜常同时受累。动物实验柯萨奇 B_3 心肌炎心肌的病理改变约持续 6 个月。

急性期心脏肥大、增重,心脏扩大以左心室为主。病变心肌松弛,严重者肉眼可见心肌有散在的小灶状土黄色坏死区。光学显微镜下的主要改变：心肌以变性为主，有时有坏死灶。病变散在分布，主要在左心室壁和室间隔，有时波及乳头肌及腱索。早期肌纤维模糊，失去横纹、肿胀、着色不良。继而心肌纤维凝聚、崩解，最后溶解，只剩肌纤维膜空壳。病变附近有肌束再生现象。间质以炎性细胞浸润为主，主要是单核细胞和淋巴细胞，混以少量中性和酸性粒细胞。细胞间混以少量纤维素渗出。间质病变较弥散，广泛分布于左、右心室，室间隔和心房。心内膜和心包也有不同程度的炎性细胞浸润，心包可有多少不等的渗液。

慢性期心脏肥大，增重明显，以左心室较重。心肌细胞肥大，形态不整，核染色不匀。间质少量淋巴细胞浸润和纤维素渗出。局部有瘢痕形成。可见新旧病变同在。心内膜可有弥散性或局限性增厚，少量单核细胞浸润。心包可有炎性反应、积液，少数有粘连、缩窄。心室可有附壁血栓。

四、临床表现

病毒性心肌炎的临床特点为病情轻重悬殊，自觉症状较检查所见为轻。多数在出现心脏症状前二、三周内，有上呼吸道或消化道病毒感染史。有时病毒可同时侵犯其他系统如，肌肉、大脑等，并出现相应症状及体征。现分述病毒性心肌炎各期主要症状、体征。

（一）急性期

新发病，临床症状明显而多变，病程多不超过 6 个月。轻型症状以乏力为主，其次有多汗、苍白、心悸、气短、胸闷、头晕、精神食欲缺乏等。检查可见面色苍白、口周可有发绀、心尖部第一心音低钝、可见轻柔吹风样收缩期杂音、有时有期前收缩。中型较少见。起病较急，除前述症状外，乏力突出，年长儿常诉心前区疼痛。起病较急者可伴恶心、呕吐。检查见心率过速或过缓或心律不齐。患儿烦躁、口周可出现发绀、手足凉、出冷汗。心脏可略大，心音钝，心尖部吹风样收缩杂音，可有奔马律和（或）各种心律失常。血压低、压差小，肝增大，肺有时有啰音。重型少见，呈暴发性，起病急骤，一、二日内出现心功能不全或突发心源性休克。患儿极度乏力、头晕、烦躁、呕吐、心前区疼痛或压迫感。有的呼吸困难、大汗淋漓、皮肤湿冷。小婴儿则拒食、阵阵烦闹、软弱无力、手足凉、呼吸困难。检查见面色灰白、唇绀、四肢凉、指趾发绀、脉弱或摸不到、血压低或测不到。心音钝，心尖部第一心音几乎听不到，可出现收缩期杂音，常有奔马律、心动过速、过缓或严重心律失常。肺有啰音、肝可迅速增大。有的发生急性左心力衰竭、肺水肿。病情发展迅速，如抢救不及时，有生命危险。

（二）迁延期

急性期过后，临床症状反复出现，心电图和 X 线改变迁延不愈，实验室检查有疾病活动的表现。病程多在半年以上。

（三）慢性期

进行性心脏增大或反复心力衰竭，病程长达一年以上。慢性期多见于儿童，有的起病隐匿，发现时已呈慢性；有的是急性期休息不够或治疗不及时而多次反复，致成慢性期。常拖延数年而死于感染、心律失常或心力衰竭。

五、实验室检查

（一）心电图

急性期多有窦性心动过速。心律失常如期前收缩、异位心动过速等偶有所见，但心肌炎不可单凭期前收缩即下诊断。最为常见的心电图改变为 T 波平坦或倒置及 QRS 低电压，T 波改变可能因病变的心肌细胞复极异常所致，低电压可能与心肌水肿有关。心内膜下心肌如有广泛损害，可有 S-T 段压低；重型病例可有心肌梗死样的 S-T 抬高。心电图上如出现新的 Q 波或原有的 Q 波加深，反映该区有坏死和瘢痕形成。Q-T 间期可延长，各种程度的传导阻滞亦不少见。

（二）胸部 X 线检查

急性期可见心搏减弱、左心室延伸，心肌张力差时心影呈烧瓶形或失去正常的弓形。病久者心影可轻至重度增大，呈普大型，左心室为主。心力衰竭时可见肺淤血或水肿。少数有心包积液。

（三）超声心动图

如有心力衰竭，左心室的舒张末期和收缩末期内径增大，缩短分数和射血分数减低，左心房内径增大。有时可见左心室游离壁运动不协调。轻者左心室不增大，但可能看到游离壁有局部的运动异常。

（四）其他检查

正常人血清中 CK 几乎全是 CK-MM，约占 94％～96％，CK-MB 约在 5％以下。若血清中 CK-MB 明显增高则多提示心肌受累，与 CK 总活性相比，对判断心肌损伤有较高的特异性和敏感性。一般认为血清 CK-MB≥6％（即 MB 占 CK 总活性的 6％以上）是心肌损伤的特异性指标。心脏肌钙蛋白 T(cTnT)及心脏肌钙蛋白 I(cTnI)均为心肌所特有，因而其特异性较 CK-MB 高。心肌轻度损伤时血清 cTnT 就明显升高而 CK-MB 活性仍可正常，因此它对检测心肌微小病变的敏感性高于 CK-MB，这一点对诊断心肌炎有重要意义。此外 cTnT 及 cTnI 与 CK-MB 相比持续时间更长，存在着一个"长时间诊断窗"。恢复期血清病毒抗体滴度较急性期升高 4 倍以上。病程中血清抗心肌抗体常增高。

六、诊断标准

（一）临床诊断依据

(1)心功能不全、心源性休克或心脑综合征。

(2)心脏扩大(X 线、超声心动图检查具有表现之一)。

(3)心电图改变以 R 波为主的 2 个或 2 个以上主要导联(Ⅰ、Ⅱ、aVF、V₅)的 ST-T 改变持续 4 天以上伴动态变化，窦房传导阻滞、房室传导阻滞、完全性右或左束支阻滞，成联律、多形、多源、成对或并行性早搏，非房室结及房室折返引起的异位性心动过速，低电压(新生儿除外)及异常 Q 波。

(4)CK-MB 升高或心肌肌钙蛋白(cTnI 或 cTnT)阳性。

(二)病原学诊断依据

1.确诊指标

自患儿心内膜、心肌、心包(活检、病理)或心包穿刺液检查,发现以下之一者可确诊心肌炎由病毒引起。

(1)分离到病毒。

(2)用病毒核酸探针查到病毒核酸。

(3)特异性病毒抗体阳性。

2.参考依据

有以下之一者结合临床表现可考虑心肌炎系病毒引起。

(1)自患儿粪便、咽拭子或血液中分离到病毒,且恢复期血清同型抗体滴度较第一份血清升高或降低 3/4 以上。

(2)病程早期患儿血中特异性 IgM 抗体阳性。

(3)用病毒核酸探针自患儿血中查到病毒核酸。

(三)确诊依据

(1)具备临床诊断依据 2 项,可临床诊断为心肌炎。发病同时或发病前 1~3 周有病毒感染的证据支持诊断者。

(2)同时具备病原学确诊依据之一,可确诊为病毒性心肌炎,具备病原学参考依据之一,可临床诊断为病毒性心肌炎。

(3)凡不具备确诊依据,应给予必要的治疗或随诊,根据病情变化,确诊或除外心肌炎。

(4)应除外风湿性心肌炎、中毒性心肌炎、先天性心脏病、结缔组织病以及代谢性疾病的心肌损害、甲状腺功能亢进症、原发性心肌病、原发性心内膜弹力纤维增生症、先天性房室传导阻滞、心脏自主神经功能异常、β 受体功能亢进及药物引起的心电图改变。

(四)分 期

1.急性期

新发病,症状及检查阳性发现明显且多变,一般病程在半年以内。

2.迁延期

临床症状反复出现,客观检查指标迁延不愈,病程多在半年以上。

3.慢性期

进行性心脏增大,反复心力衰竭或心律失常,病情时轻时重,病程在 1 年以上。

七、治 疗

轻型病例多不就医,辨认不易,如拟诊本病,须观察临床进展,有无功能不全迹象。

卧床休息可减轻心脏负担,预防心肌内病毒复制加速。急性期至少卧床 8 周;恢复期至少半日卧床 6 个月;有严重心功能不全者,须严格卧床至心功能恢复,心脏检查好转,方可轻微活动。

目前尚无直接针对心肌炎症的药物治疗,主要是支持治疗,维持足够的心排量。如有心衰,小剂量的地高辛仍可应用,0.03mg/kg 可作为洋地黄化的总量半量即时口服,以后半量分 2 次,每 8h 1 次,维持量约为总量的 1/5~1/10。

利尿剂在有充血性心力衰竭,心脏和肝脏增大时应用,能排出过多的细胞外液以增进各脏器的功能,但过多的利尿剂可引起脱水,甚至休克,而且过多的钾丢失易致洋地黄中毒。呋塞米(速尿)每剂 1mg/kg 已够,每日不超过 2mg/kg;也可增用螺内酯(安替舒通)。

如有心排量不足现象,可用多巴胺每分钟 $2\sim10\mu g/kg$ 以支持血压和扩张肾血管,如过量到每分钟 $20\mu g/kg$ 以上,α肾上腺素能的作用加强,可使周围循环阻力增高,不利治疗,所以剂量不宜超过每分钟 $15\mu g/kg$。多巴胺也可与多巴酚丁胺合用,后者可兴奋 β_1、β_2 及 α 受体,剂量各每分钟 $10\mu g/kg$。

血管扩张剂如卡托普利(开搏通)可减轻后负荷,可与地高辛和利尿剂同用于充血性心力衰竭。另外,目前在人们越来越开始注重与心衰相关的神经内分泌机制的作用,一些新药如利钠肽、血管紧张素受体阻滞剂、醛固酮拮抗剂、β受体阻滞剂、钙增敏剂、内皮素受体拮抗剂、血管升压素等均不断开始应用。如有心律失常,室上性的快速心律失常可用依靠地高辛控制。室性者用利多卡因,初剂静脉注射 1mg/kg,以后减量维持血浓度在 $1\sim5mg/mL$。近年来应用胺碘酮(乙胺碘呋酮)初剂 $5\sim10mg/kg$,分成 $1\sim2mg/kg$ 每隔数分钟 1 次,以后每日用 $5\sim10mg/kg$。如有完全性房室传导阻滞或药物无法控制的快速心律失常,可予食管心房调搏或安装临时心脏起搏器。

关于免疫抑制剂的应用,各家报道疗效不一。心肌炎治疗试用协作组经过比较,硫唑嘌呤及泼尼松、环孢霉素及泼尼松,不同免疫抑制剂治疗组之间无差别,免疫抑制剂对大多数确诊的心肌炎患者无益。最近有人在家鼠发现,如病变由 $CD4^+$ T 细胞所介导,疗效良好;如系由 $CD8^+$ T 细胞所介导,用激素无效。有人建议丙种球蛋白早期应用有效,但其实效尚待进一步验证。也有报道应用 β-干扰素治疗有助心肌炎病情的恢复。

维生素 C 及 1,6-二磷酸果糖等有助心肌代谢的药物也可应用。如无细菌性感染征象,抗生素不必用。

八、预后

预后与患病年龄、心肌病变的轻重、治疗及时与否和早期充分的休息有关。新生儿患者预后不佳,第 1 周死亡率最高,能存活者可无后遗症。婴幼儿预后稍好,死亡率约 $10\%\sim25\%$,年长儿预后多数较好。如有传导阻滞或室性心动过速预后差。轻度病例经充分休息,半年以后多可渐愈;中度病例经治疗和休息 1 年以上也可缓解至渐愈。左室明显增大及功能显著减低者预后较差,常迁延数年,最后发展成心肌病致心力衰竭。某些急性心源性休克患者,若抢救不及时,可很快死亡。

第三节　心律失常

一、窦性心动过速

(一)概述

窦性心动过速是指窦房结激动频率增快,是机体正常代偿性反应,常出现在发热、哭闹、运动或情绪紧张时,心率超过该年龄正常心率范围的上限(婴儿每分钟心率在 140 次以上,1~6 岁每分钟在 120 次以上,6 岁以上每分钟在 100 次以上),心电图 P 波为窦性,为窦性心动过速。

(二)病因

窦性心动过速的病因多为功能性,也可见于器质性心脏病和心外因素。其产生主要与交感神经兴奋和迷走神经张力降低有关。

1.生理性

运动、哭闹、情绪紧张或激动等致交感神经兴奋而使心率增快。

2.病理性

各种感染、发热、贫血、缺氧、脱水、休克,各种心脏病及心力衰竭,年长儿甲状腺功能亢进、嗜铬细胞瘤等均可使心率增快。

3.药物性

应用拟交感类药物如肾上腺素、去甲肾上腺素、异丙肾上腺素,莨菪类药物如阿托品、东莨菪碱、山莨菪碱(654-2)及麻黄碱类药等,心率可不同程度增快。

(三)诊断

1.临床表现

一般无特殊临床表现,年长儿童心率增快可诉心悸,婴幼儿心率增快可出现烦躁不安、拒食等。长期窦性心动过速可使运动耐受性下降,甚至心力衰竭。心脏听诊心律齐,心音强弱一致。根据心电图特点和引起心率增快的原因,一般诊断无困难。

2.实验室检查

有感染时,外周血白细胞增多,贫血时血红蛋白下降,红细胞计数减少,风湿热时血沉增快,抗"O"增高。原因不明者应检测甲状腺功能。

3.心电图诊断

①P 波为窦性,P-P 间隔缩短,P-R 间期不小于正常的低限;②心率超过下列范围:1 岁以内超过 140 次/min,1~6 岁超过 120 次/min,6 岁以上超过 100 次/min;③心率过快时,P 波与 T 波可以重叠,P-R 段及 S-T 段可下降,T 波平坦甚至倒置。

(四)鉴别诊断

婴儿在烦躁、哭闹时,窦性心动过速可达每分钟 200 次,2 个月内婴儿心率一般不超过 230 次/min,幼儿亦不超过 210 次/min。心电图出现 T 波与 P 波重叠或融合,须与阵发性房性心动过速相鉴别。窦性心动过速的频率为逐渐增快,P-P 间隔略有不匀齐;阵发性房性心动过速突发、突止,心电图特点 P-P 间隔十分匀齐,发作时 P 波与发作间期 P 波有不同,且发作间歇有时可见房性期前收缩。

(五)治疗

(1)一般不需要治疗。

(2)针对原发病治疗。大多随原发病好转而心率渐减慢。

(3)可根据病因治疗或加用镇静药。对心力衰竭所致的窦性心动过速,洋地黄类药物可控制心力衰竭而减慢心率。其他可选用 β 受体阻滞药如普萘洛尔(心得安)等。

二、阵发性室上性心动过速

阵发性室上性心动过速是指异位激动在希氏束以上的心动过速,是小儿最常见的异位快速心律失常。主要由折返机制造成,少数为自律性增高。本病是对药物反应良好的儿科急症之一,若不及时治疗易致心力衰竭。本病可发生于任何年龄,容易反复发作,但初次发病以婴儿期多见。

(一)病因

常见于无器质性心脏病者,也可见于先天性心脏病、心肌炎、心肌病、心内膜弹性纤维增生症等。感染为常见诱因,也可因疲劳、精神紧张、过度换气、心脏手术时或手术后、心导管检查等诱发。

(二)临床表现

1.症状

多数发作时有心悸、胸闷、气短、乏力等。小婴儿表现可不典型,无特殊症状或仅有食欲缺乏等。发作超过24h者,易引起心力衰竭。持续发作较久者可有休克。

2.体征

突然发作与突然终止,心率常在160～250/min,心律绝对规则,刺激迷走神经和药物可终止发作或使心率减慢。

(三)辅助检查

1.心电图检查

①快而规则的QRS波群;②心律规则,频率在160～250/min;③可见直立或倒置的异位P波或难以辨认;④部分病例ST-T段下移,T波低平或倒置。当伴有预激发生逆传型室上性心动过速、心室内差异传导或束支阻滞时,则QRS波宽大畸形。

2.X线检查

取决于原来有无心脏器质性病变和心力衰竭。X线透视下见心脏搏动减弱。

(四)鉴别诊断

1.窦性心动过速

其心率亦可达200/min以上,但R-R间隔非绝对匀齐,且受呼吸、运动及体位影响,心电图可见窦性P波出现。

2.非阵发性交界性心动过速

又称结自律过速。心电图特点:①心率70～140/min。②窄QRS波,与窦房结节律无关。③可见逆行P波或与QRS波形成脱节的窦性P波(房室分离)及无P波。④各种形式的房性融合波。由于心率不快或加快不严重,一般不引起血流动力学改变,多无症状。合并房室脱节者多因洋地黄中毒、心肌炎、房间隔缺损或心内手术引起。

3.心房扑动

心电图特点:①F波的频率350～500/min,呈波浪状或锯齿状,F波间无等电位线,Ⅱ、Ⅲ、aVF、V_{3R}、V_1导联的F波较明显。②房室传导比例。婴儿心房扑动可出现1∶1房室传导,多数为 2：1～3：1 传导,4：1 房室传导较少见。③QRS 波形状多属正常,偶有室内差异性传导,QRS 波宽大畸形。

4.室性心动过速

心电图特征:①心室率常在 150～250/min,QRS 波宽大畸形,时限增宽。②T 波方向与 QRS 波主波相反,P 波与 QRS 波之间无固定关系。③Q-T 间期多正常,可伴有 Q-T 间期延长,多见于多形性室性心动过速。④心房率较心室率缓慢,有时可见到室性融合波或心室夺获。

(五)治疗

1.一般治疗

(1)护理。适当休息。病重者给予心电监护、吸氧。

(2)营养管理。清淡饮食。

2.药物治疗

抗心律失常药物最好在心电监测下、备好抢救药物品的情况下使用,常用药物如下。

(1)三磷腺苷(ATP)。常用剂量为 0.2～0.4mg/kg,不稀释,快速静脉注射,应从小剂量开始。

(2)洋地黄类药物。适用于病情较重,发作持续 24h 以上,有心力衰竭表现者。洋地黄化量 0.02～0.04mg/kg,首次用 1/2 量,余量分 2 次,每 4～6h 1 次。口服剂量 5～10μg/(kg·d)。代表药物有地高辛。室性心动过速或洋地黄中毒引起的室上性心动过速慎用此药。低血钾、心肌炎、阵发性室上性心动过速伴房室传导阻滞或肾功能减退者慎用。

(3)β受体阻滞药。每次 0.05～0.15mg/kg,缓慢静脉注射。口服剂量 1～5mg/(kg·d),分 2～3 次。代表药物有普萘洛尔。重度房室传导阻滞,伴哮喘、心力衰竭者等禁用。

(4)普罗帕酮。单次剂量 1～2mg/kg,以等倍的葡萄糖液稀释后缓慢静脉注射,如无效 10～20min 可重复用药,总量<5mg/kg。口服 3～5mg/kg,每 6～8h 1 次。

(5)胺碘酮。婴儿和儿童,开始每日 10～15mg/kg,分 3 次静脉滴注,达到显著疗效后,改维持剂量为每日 1 次,每次 5mg/kg,必要时可降至 2.5mg/kg。儿童,初始剂量为 2.5～5mg/kg,20～60min静脉滴注,维持剂量为每日 15mg/kg。不良反应有:皮疹、角膜色素沉着、恶心、呕吐、甲状腺功能改变、窦性心动过缓、Q-T 间期延长、室性心动过速、肺纤维化、肝损害。

(6)维拉帕米。0.1～0.2mg/kg,静脉缓慢注射。口服 3～5mg/(kg·d),分 2～3 次。不良反应为血压下降,并具有明显负性肌力作用,加重房室传导阻滞,1 岁内婴儿禁用。

3.其他治疗

(1)兴奋迷走神经终止发作。对无器质性心脏病、无明显心力衰竭者,可先用刺激咽部、压迫一侧颈动脉窦、潜水反射、Valsalva 方法等提高迷走神经张力刺激转律。

(2)血流动力学不稳定,出现意识不清、血压不稳定者,立即给予直流电复律,每次 0.5～2J/kg,终止室上性心动过速。

(3)食管心房调搏术。用超速刺激或短阵猝发刺激终止心动过速。

(4)射频消融术。年龄>7 岁且反复发作的阵发性室上性心动过速患者或药物控制困难的可行经导管射频消融手术。

(六)并发症及处理

1.心功能不全

给予强心、利尿、扩血管等治疗。

2.洋地黄中毒

洋地黄常见毒性反应为心律失常,如期前收缩、阵发性室上性心动过速、心房扑动、心房颤动、阵发性室性心动过速、房室传导阻滞等。其次为恶心、呕吐等胃肠道症状;神经系统症状,如嗜睡、头晕、视物模糊、黄视。洋地黄中毒的处理包括:①立即停用洋地黄制剂及排钾利尿药;②对有低钾血症伴快速性心律失常而无二度或二度以上房室传导阻滞者,应补充钾盐;③根据不同类型心律失常或传导阻滞,使用相应的药物治疗;④可用地高辛特异性抗体片断治疗。

3.心源性休克

积极抢救休克的同时,纠正心律失常。治疗关键是提高心排血量,改善组织细胞氧供应及减少氧消耗。

4.心室颤动

是导致心源性猝死的严重心律失常,除颤和复律迅速恢复有效的心律,然后进行心肺复苏术。

5.阿-斯综合征

重视病因治疗,必要时安装临时起搏器或永久起搏器。

三、心房扑动

心房扑动(简称房扑)系由于激动在心房内快速环形运动所产生的一种主动性快速而规则的心律失常。较少见,占心律失常的 2% 左右。发作时 P 波消失,代之以连续、快速、规则、大小相同的锯齿状的扑动波(F 波),各波间无等电位线,其频率多在 250~350 次/min。室律规则(房室传导比例固定或完全房室传导阻滞)或不规则(房室传导不固定)。

在年长儿,房扑通常发生在有先天性心脏病的基础上。新生儿房扑通常心脏正常。房扑可发生在急性感染期间,但最常见于心房扩大患儿,如二尖瓣或三尖瓣的长期关闭不全,三尖瓣闭锁,Ebstein 畸形或风湿性二尖瓣狭窄。房扑也可发生在姑息性及纠治性房内手术后。房扑不控制易发生心力衰竭。提高迷走张力的方法(如颈动脉窦压迫、将脸浸于冰水)或给予腺苷通常可使心率暂时减慢。直流电复律可使房扑即刻转为窦性,在许多场合下是首选的方法。先天性心脏病患儿发生慢性房扑时,血栓栓塞与中风的机会增加,因此在电复律前应用抗凝剂。洋地黄通过延长房室结传导时间来减慢心室率。洋地黄化后通常须给予Ⅰ类抗心律失常药如奎尼丁、普鲁卡因胺来维持疗效。Ⅲ类药物如胺碘酮、索他洛尔可用于对Ⅰ类无效的患儿。如药物治疗无效,可予以射频消融或外科消融治疗。心脏正常的新生儿患儿,如对地高辛有效,应用药 6~12 个月,然后停药。

四、心房颤动

心房颤动(简称房颤)在儿童少见,在婴儿罕见。房颤时心房激动紊乱,节律快于房扑(350~

600 次/min),心室律及脉搏不规则。房颤通常是心房长期牵张扩大的结果,多见于患风湿性二尖瓣病变的年长儿。房颤偶尔也可见于心房内手术后,继发于左心房室瓣关闭不全的左心房扩大,WPW 综合征等。房颤也可是家族性的。治疗房颤的首选药物为洋地黄,它可使心室率恢复正常,但此时房颤通常持续(WPW 综合征患儿不可应用洋地黄)。此后可用 I 类抗心律失常药如奎尼丁、普鲁卡因胺或直流电复律来转律。慢性房颤患儿易发生血栓栓塞及中风,应予以华法林抗凝。电复律的患儿也应抗凝。

第四章 消化系统疾病

第一节 周期性呕吐综合征

周期性呕吐综合征(CVS)以周期性反复呕吐为特征,其特点为反复发生、刻板发作的剧烈恶心、呕吐,持续数小时至数天;间歇期无症状,可持续数周至数月;发作呈"开-关"型。CVS是一种功能性胃肠病。该病在所有种族中均有发病,女孩比男孩多见。CVS通常在儿童起病,主要在学龄前期,儿童平均发病年龄是 4.8 岁,多数(82%)有偏头痛家族史或自己有偏头痛。

一、病因

目前认为CVS的病因和发病机制与以下方面有关。

(一)偏头痛

病因包括神经性、线粒体、离子通道、激素等。

(二)应激反应

其涉及下丘脑分泌、促肾上腺皮质激素释放因子(CRF)及组胺释放。

(三)自主神经系统功能不良

涉及心血管和消化系统。

二、诊断要点

(一)发病特点和呕吐

患儿发病期非常衰弱、倦怠,严重影响学习,而缓解期完全健康如常。呕吐通常是独特的快速发生和难以忍受,最严重的呕吐每小时可达 13 次。呕吐物可含胆汁(76%)、黏液(72%)、血液(32%)。约 50%患儿发作期需静脉补液,其中 28%患儿每次都需要静脉补液。CVS 的发作呈现一种"开-关"的刻板形式,就如有开关控制突发、突止。68%患者仅在发作前 30min 有恶心、面色苍白等前兆。呕吐在发作后 1h 即可达高峰强度,持续 1～2 天,而从呕吐止到能进食仅需数小时。家长描述发作刻板,如准时发作,有相同的强度、发作过程和相关症状。<50%的 CVS 患者有稳定周期,较常见的间歇期为 2 周(24%)和 4 周(23%)。在 24h 中,发作大多于清晨(2:00～4:00 和 5:00～7:00)。每次发作有明显自限性。

(二)自主神经和胃肠道症状

自主神经症状很常见,尤其是嗜睡(91%)及面色苍白(87%),有些患者有明显流涎

（13%），少数可有轻度高血压。除呕吐外，腹痛（80%）、干呕（76%）、厌食（74%）、恶心（72%）是最常见症状。其中恶心是最为窘迫的，因为直至发作结束，没有短暂缓解。发作数天后的胃肠疼痛，通常是由于呕吐和干呕引起的食管和胃黏膜损伤。另有发热（29%）和腹泻（36%），推测可能为细胞因子释放和自主神经作用引起。

（三）神经系统症状

发作时有典型神经系统症状，如头痛（40%）、畏光（32%）、高声恐怖（28%）、眩晕（22%）等。

（四）触发因素

68%家长能说明应激事件的触发作用，包括生理、心理应激和感染。感染（41%）最常见；心理应激（34%），包括正面因素（生日、节日）和负面因素（家庭和学校相关因素）；饮食（26%）；体力消耗和缺乏睡眠（18%）；特异事件（13%）；经期女童（13%），被证明月经是典型的触发因素。

三、诊断标准

参照罗马Ⅲ标准（2006 年制定），婴幼儿（＜4 岁）和儿童或青少年（4～18 岁）周期性呕吐综合征诊断标准相同。必须符合：①2 次或 2 次以上发作性剧烈恶心、顽固性呕吐，持续数小时甚至数天；②间歇期为健康状态，可持续数周到数月。

四、诊断与鉴别诊断

CVS 的诊断主要依据病史，并对照罗马Ⅲ标准。虽然 CVS 有较独特的临床表现，但因为呕吐症状的非特异性易延误诊治。因此，诊断 CVS 要求先排除常见的或较易治疗的疾病，以及器质性疾病。患者可表现为呕吐急性期（＜1 周）、亚急性期（1 周至 3 个月）和慢性期（＞3 个月）。呕吐急性发作时，必须首先考虑严重的甚至危及生命的疾病，包括许多器质性外科疾病，这些可能的疾病需要正确的诊断并给予合适的外科手术治疗。一些引起呕吐的疾病并不严重或致命，但如延误诊断可能导致疾病加重甚至危及生命，如神经系统疾病（脑瘤或脑积水）、胃肠道结构异常（如消化性溃疡、伴有肠扭转的肠旋转不良）。通过病史、体检和实验室检查通常可排除相关的严重疾病。详细的病史询问在 CVS 的诊断中非常重要。腹部 B 超，如肝、胆囊、胰腺、肾、肾上腺的检查有助于评价可能的胆结石、胰腺炎、输尿管肾盂接合部的梗阻。对伴有呕血的急性呕吐患者或临床上高度怀疑有消化性溃疡的患者需要进行胃镜检查。如上述检查结果均无异常，须做影像学检查以排除器质性疾病，如头颅或腹部或盆腔 CT。临床怀疑有抽搐性疾病时尚须做脑电图（EEG）。另外，尚须排除代谢性疾病，如垂体-肾上腺轴异常、有机酸代谢异常和氨基酸代谢异常。鉴别诊断中通常最困难的是要鉴别 CVS 与慢性呕吐。许多慢性呕吐的患者无周期性发作，很少有规律性症状，每小时呕吐＜4 次，通常无偏头痛家族史。临床医师在诊断 CVS 时，必须考虑引起反复呕吐的其他因素。

五、CVS 的治疗

因 CVS 的病因和发病机制尚未完全明确,目前尚无特殊治疗方法证明对 CVS 绝对有效。尽管有争议,综合的经验治疗仍是有效控制、减少及缩短发作的手段。治疗分为发作期支持治疗和预防用药治疗。

(一)急性发作期治疗

1.支持治疗

给予舒适安静的环境,避免光及强声刺激等不良触发因素,补液,纠正水电解质紊乱和酸碱平衡,保证热量供应。

2.药物治疗

可应用 5-羟色胺 3(5-HT$_3$)受体阻滞剂静脉止吐,同时使用镇静药(如地西泮)或抗组胺药(苯海拉明)效果较好。效果不佳可联合给氯丙嗪和异丙嗪或氯丙嗪和苯海拉明。

Olden 等发现静脉滴注地西泮可改善许多患儿的症状,尤其是劳拉西泮每 0.5~1h 静脉滴注 1~2mg。持续 24~72h,这可能是该药作用于肠道神经和中枢神经的 γ-氨基酪氨酸受体减轻症状。此外,可用 H$_2$组胺受体拮抗剂(雷尼替丁)或质子泵抑制剂(奥美拉唑)减轻腹痛或不舒适导致的持续性干呕和呕吐。

(二)缓解预防期治疗

治疗目的是减少呕吐发作频率,如果发作频率 1 个月超过 1 次或发作延长每次持续 3~7 天时,推荐预防治疗。预防治疗药物:抗组胺药(赛庚啶)、抗抑郁药(阿米替林)及 β 受体拮抗剂(普萘洛尔)等。国外专家比较推荐 5 岁以下儿童开始应用赛庚啶。5 岁或更大儿童推荐用抗抑郁药物如阿米替林。普萘洛尔在两个年龄组都被推荐为二线用药。

剂量:普萘洛尔 0.6~1.5mg/(kg·d),分 3 次口服,最大剂量 3mg/(kg·d),通常有效剂量为 10mg,3 次/天。禁忌证:哮喘、心衰、心脏传导阻滞及雷诺综合征。阿米替林从 0.2~0.4mg/(kg·d)开始,睡前服,剂量可每周逐渐增加 10mg 到最大剂量 1.5mg/(kg·d)。禁忌证:青光眼、癫痫发作及严重心脏病。赛庚啶 0.25~0.4mg/(kg·d),分 2~3 次口服,最大剂量 0.5mg/(kg·d)。禁忌证:哮喘、青光眼或泌尿系统梗阻。

(三)精神治疗

HT$_3$ 不仅对患儿,对整个家庭都是一种威胁。由于反复发病使他们感到沮丧和压抑。所以除了使用药物治疗外,还应让家长了解家庭环境不良的情绪均可诱发呕吐发作,积极给予心理治疗。

第二节　功能性消化不良

功能性消化不良(FD)是指有持续存在或反复发作的上腹痛、腹胀、早饱、嗳气、厌食、胃灼热、泛酸、恶心及呕吐等消化功能障碍症状,经各项检查排除器质性疾病的一组小儿消化内科最常见的临床综合征。功能性消化不良的患儿主诉各异,又缺乏肯定的特异病理生理基础,因此,对这一部分患者,曾有许多命名,主要有功能性消化不良、非溃疡性消化不良(NUD)、特发性消化不良、原发性消化不良、胀气性消化不良以及上腹不适综合征等。目前国际上多采用前三种命名,而"功能性消化不良"尤为大多数学者所接受。

一、流行病学

FD发病十分普遍,美国东北部郊区507名社区青少年调查发现,5%~10%的受调查者具有典型的消化不良症状。西伯利亚青少年消化不良调查表明,女性患病率为27%,男性为16%。意大利北部校园儿童研究表明3.5%存在溃疡样消化不良的表现,3.7%存在动力障碍样消化不良,但本研究中未纳入12岁以上的青少年,所以患病率低。一项在儿科消化专科门诊进行的研究表明,4~9岁功能性胃肠病患儿中,13.5%被诊断为消化不良,10~18岁中有10.2%有消化不良。

在我国此病有逐年上升的趋势,以消化不良为主诉的成人患者约占普通内科门诊的11%、占消化专科门诊的53%。国内儿科患者中功能性消化不良的发病率尚无规范的统计。

二、病因及发病机制

FD的病因不明,其发病机制亦不清楚。目前认为是多种因素综合作用的结果。这些因素包括了饮食和环境、胃酸分泌、幽门螺杆菌感染、消化道运动功能异常、心理因素以及一些其他胃肠功能紊乱性疾病,如胃食管反流性疾病(GERD)、吞气症及肠易激综合征等。

(一)饮食与环境因素

FD患者的症状往往与饮食有关,许多患者常常主诉一些含气饮料、咖啡、柠檬或其他水果以及油炸类食物会加重消化不良。虽然双盲法食物诱发试验对食物诱因的意义提出了质疑,但许多患儿仍在避免上述食物并平衡了膳食结构后感到症状有所减轻。

(二)胃酸

部分FD的患者会出现溃疡样症状,如饥饿痛,在进食后渐缓解,腹部有指点压痛,当给予制酸剂或抑酸药物症状可在短期内缓解。这些都提示这类患者的发病与胃酸有关。

然而绝大多数研究证实FD患者基础胃酸和最大胃酸分泌量没有增加,胃酸分泌与溃疡样症状无关,症状程度与最大胃酸分泌也无相关性。所以,胃酸在功能性消化不良发病中的作用仍需进一步研究。

(三)慢性胃炎与十二指肠炎

功能性消化不良患者中大约有30%~50%经组织学检查证实为胃窦胃炎,欧洲不少国家将慢性胃炎视为功能性消化不良,认为慢性胃炎可能通过神经及体液因素影响胃的运动功能,也有学者认为非糜烂性十二指肠炎也属于功能性消化不良。应当指出的是,功能性消化不良症状的轻重并不与胃黏膜炎症病变相互平行。

(四)幽门螺杆菌感染

幽门螺杆菌是一种革兰阴性细菌,一般定植于胃的黏液层表面。幽门螺杆菌感染与功能性消化不良关系的研究结果差异很大,有些研究认为幽门螺杆菌感染是FD的病理生理因素之一,因为在成人中,功能性消化不良患者的胃黏膜内常可发现幽门螺杆菌,检出率在40%～70%之间。但大量的研究却表明:FD患者的幽门螺杆菌感染率并不高于正常健康人,阳性幽门螺杆菌和阴性幽门螺杆菌者的胃肠运动和胃排空功能无明显差异,且幽门螺杆菌阳性的FD患者经根除幽门螺杆菌治疗后其消化不良症状并不一定随之消失,进一步研究证实幽门螺杆菌特异性抗原与FD无相关性,甚至其特异血清型CagA与任何消化不良症状或任何原发性功能性上腹不适症状均无关系。目前国内学者的共识意见为幽门螺杆菌感染为慢性活动性胃炎的主要病因,有消化不良症状的幽门螺杆菌感染者可归属于FD范畴。

(五)胃肠运动功能障碍

许多的研究都认为FD其实是胃肠道功能紊乱的一种。它与其他胃肠功能紊乱性疾病有着相似的发病机制。近年来随着对胃肠功能疾病在生理学(运动-感觉)、基础学(脑-肠作用)及精神社会学等方面的进一步了解,并基于其所表现的症状及解剖位置,罗马委员会制定了新的标准,即罗马Ⅲ标准。罗马Ⅲ标准不仅包括诊断标准,亦对胃肠功能紊乱的基础生理、病理、神经支配及胃肠激素、免疫系统做了详尽的叙述,同时在治疗方面也提出了指导性意见。因此罗马Ⅲ标准是目前世界各国用于功能性胃肠疾病诊断、治疗的一个共识文件。

该标准认为:胃肠道运动在消化期与消化间期有不同的形式和特点。消化间期运动的特点则是呈现周期性移行性综合运动。空腹状态下由胃至末端回肠存在一种周期性运动形式,称为消化间期移行性综合运动(MMC)。大约在正常餐后4～6h,这种周期性、特征性的运动起于近端胃,并缓慢传导到整个小肠。每个MMC由4个连续时相组成:Ⅰ相为运动不活跃期;Ⅱ相的特征是间断性蠕动收缩;Ⅲ相时胃发生连续性蠕动收缩,每个慢波上伴有快速发生的动作电位(峰电位),收缩环中心闭合而幽门基础压力却不高,处于开放状态,故能清除胃内残留食物;Ⅳ相是Ⅲ相结束回到Ⅰ相的恢复期。与之相对应,在Ⅲ期还伴有胃酸分泌、胰腺和胆汁分泌。在消化间期,这种特征性运动有规则地重复出现,每一周期约90min左右。空腹状态下,十二指肠最大收缩频率为12次/min,从十二指肠开始MMC向远端移动速度为5～10cm/min,90min后达末端回肠,其作用是清除肠腔内不被消化的颗粒。

消化期的运动形式比较复杂。进餐打乱了消化间期的活动,出现一种特殊的运动类型:胃窦-十二指肠协调收缩。胃底出现容受性舒张,远端胃出现不规则时相性收缩,持续数分钟后进入较稳定的运动模式,即3次/min的节律性蠕动性收缩,并与幽门括约肌的开放和十二指肠协调运动,推动食物进入十二指肠。此时小肠出现不规则、随机的收缩运动,并根据食物的大小和性质,使得这种运动模式可维持2.5～8h。此后当食物从小肠排空后,又恢复消化间期模式。

在长期的对FD患者的研究中发现:约50%FD患者存在餐后胃排空延迟,可以是液体或(和)固体排空障碍。小儿FD中有61.53%胃排空迟缓。这可能是胃运动异常的综合表现,胃近端张力减低、胃窦运动减弱以及胃电紊乱等都可以影响胃排空功能。胃内压力测定发现,25%功能性消化不良胃窦运动功能减弱,尤其餐后明显低于健康人,甚至胃窦无收缩。儿童中,FD患儿胃窦收缩幅度明显低于健康儿。胃容量,压力关系曲线和电子恒压器检查发现患者胃近端容纳舒张功能受损,胃顺应性降低,近端胃壁张力下降。

部分FD患者有小肠运动障碍,以近端小肠为主,胃窦-十二指肠测压发现胃窦-十二指肠运动不协调,主要是十二指肠运动紊乱,约有 1/3 的 FD 存在肠易激综合征。

(六)内脏感觉异常

许多功能性消化不良的患者对生理或轻微有害刺激的感受异常或过于敏感。一些患者对灌注酸和盐水的敏感性提高;一些患者即使在使用了 H_2 受体拮抗剂阻断酸分泌的情况下,静脉注射五肽胃泌素仍会发生疼痛。一些研究报道,球囊在近端胃膨胀时,功能性消化不良患者的疼痛往往会加重,他们疼痛发作时球囊膨胀的水平显著低于对照组。因此,内脏感觉的异常在功能性消化不良中可能起到了一定作用。但这种感觉异常的基础尚不清楚,初步研究证实功能性消化不良患者存在两种内脏传入功能障碍,一种是不被察觉的反射传入信号,另一种为感知信号。两种异常可单独存在,也可以同时出现于同一患者。当胃肠道机械感受器感受扩张刺激后,受试者会因扩张容量的逐渐增加而产生感知、不适及疼痛,从而获得不同状态的扩张容量,功能性消化不良患者感知阈明显低于正常人,表明患者感觉过敏。

(七)心理-社会因素

心理学因素是否与功能性消化不良的发病有关一直存在着争议。国内有学者曾对 186 名 FD 患者的年龄、性别、生活习惯以及文化程度等进行了解,并做了焦虑及抑郁程度的评定,结果发现 FD 患者以年龄偏大的女性多见,它的发生与焦虑及抑郁有较明显的关系。但目前尚无确切的证据表明功能性消化不良症状与精神异常或慢性应激有关。功能性消化不良患者重大生活应激事件的数量也不一定高于其他人群,但很可能这些患者对应激的感受程度要更高。所以作为医生,要了解患者的疾病就需要了解患者的性格特征及生活习惯等,这可能对治疗非常重要。

(八)其他胃肠功能紊乱性疾病

1.胃食管反流性疾病(GERD)

胃灼热和反流是胃食管反流的特异性症状,但是许多 GERD 患者并无此明显症状,有些患者主诉既有胃灼热又有消化不良。目前有许多学者已接受了以下看法:有少数 CERD 患者并无食管炎,许多 GERD 患者具有复杂的消化不良病史,而不仅是单纯胃灼热与酸反流症状。用食管 24h pH 监测研究发现:约有 20% 的功能性消化不良患者和反流性疾病有关。最近 Sand Lu 等报告,20 例小儿厌食中,12 例(60%)有胃食管反流。因此,有充分的理由认为胃食管反流性疾病和某些功能性消化不良的病例有关。

2.吞气症

许多患者常下意识地吞入过量的空气,导致腹胀、饱胀和嗳气,这种情况也常继发于应激或焦虑。对于此类患者,治疗中进行适当的行为调适往往非常有效。

3.肠易激综合征(IBS)

功能性消化不良与其他胃肠道紊乱之间常常有许多重叠。约有 1/3 的 IBS 患者有消化不良症状;功能性消化不良患者中有 IBS 症状的比例也近似。

三、临床表现及分型

临床症状主要包括上腹痛、腹胀、早饱、嗳气、厌食、胃灼热、泛酸、恶心和呕吐。病程多在

2 年内,症状可反复发作,也可在相当一段时间内无症状。可以某一症状为主,也可有多个症状的叠加。多数难以明确引起或加重病情的诱因。

1989 年,美国芝加哥 FD 专题会议将功能性消化不良分为 5 个亚型:反流样消化不良、运动障碍样消化不良、溃疡样消化不良、吞气症及特发性消化不良。目前采用较多的是 4 型分类:①运动障碍样型;②反流样型;③溃疡样型;④非特异型。

(一)运动障碍样消化不良

此型患者的表现以腹胀、早饱及嗳气为主。症状多在进食后加重。过饱时会出现腹痛、恶心,甚至呕吐。动力学检查约 50%～60%患者存在胃近端和远端收缩和舒张障碍。

(二)反流样消化不良

突出的表现是胸骨后痛,胃灼热,反流。内镜检查未发现食管炎,但 24h pH 监测可发现部分患者有胃食管反流。对于无酸反流者出现此类症状,认为与食管对酸敏感性增加有关。

(三)溃疡样消化不良

主要表现与十二指肠溃疡特点相同,夜间痛、饥饿痛,进食或服抗酸剂能缓解,可伴有反酸,少数患者伴胃灼热,症状呈慢性周期性。内镜检查未发现溃疡和糜烂性炎症。

(四)非特异型消化不良

消化不良表现不能归入上述类型者。常合并肠易激综合征。

但是,2006 年颁布的罗马Ⅲ标准对 FD 的诊断更加明确及细化:指经排除器质性疾病、反复发生上腹痛、烧灼感、餐后饱胀或早饱半年以上且近 3 个月有症状,成人根据主要症状的不同还将 FD 分为餐后不适综合征(PDS,表现为餐后饱胀或早饱)和腹痛综合征(EPS,表现为上腹痛或烧灼感)两个亚型。

四、诊断及鉴别诊断

(一)诊断

对于功能性消化不良的诊断,首先应排除器质性消化不良。除了仔细询问病史及全面体检外,应进行以下的器械及实验室检查:①血常规;②粪隐血试验;③上消化道内镜;④肝胆胰超声;⑤肝肾功能;⑥血糖;⑦甲状腺功能;⑧胸部 X 检查。其中①～④为第一线检查,⑤～⑧为可选择性检查,多数根据第一线检查即可基本确定功能性消化不良的诊断。此外,近年来开展的胃食管 24h pH 监测、超声或放射性核素胃排空检查以及胃肠道压力测定等多种胃肠道动力检查手段,在 FD 的诊断与鉴别诊断上也起到了十分重要的作用。许多原因不明的腹痛、恶心及呕吐患者往往经胃肠道压力检查找到了病因,这些检查也逐渐开始应用于儿科患者。

(二)功能性消化不良通用的诊断标准

(1)慢性上腹痛、腹胀、早饱、嗳气、泛酸、胃灼热、恶心、呕吐、喂养困难等上消化道症状,持续至少 4 周。

(2)内镜检查未发现胃及十二指肠溃疡、糜烂和肿瘤等器质性病变,未发现食管炎,也无上述疾病史。

(3)实验室、B 超及 X 线检查排除肝、胆、胰疾病。

(4)无糖尿病、结缔组织病、肾脏疾病及精神病史。

(5)无腹部手术史。

(三)儿童功能性消化不良的罗马Ⅲ诊断标准

必须包括以下所有项：

(1)持续或反复发作的上腹部(脐上)疼痛或不适。

(2)排便后不能缓解或症状发作与排便频率或粪便性状的改变无关(即除外肠易激综合征)。

(3)无炎症性、解剖学、代谢性或肿瘤性疾病的证据可以解释患儿的症状。

诊断前至少2个月内，症状出现至少每周1次，符合上述标准。

(四)鉴别诊断

1.胃食管反流

胃食管反流性疾病功能性消化不良中的反流亚型与其鉴别困难。胃食管反流性疾病具有典型或不典型反流症状，内镜证实有不同程度的食管炎症改变，24h 食管 pH 监测有酸反应，无内镜下食管炎表现的患者属于反流样消化不良或胃食管反流性疾病不易确定，但两者在治疗上是相同的。

2.具有溃疡样症状的器质性消化不良

包括：十二指肠溃疡、十二指肠炎、幽门管溃疡、幽门前区溃疡、糜烂性胃窦炎。在诊断功能性消化不良溃疡亚型前，必须进行内镜检查以排除以上器质性病变。

3.胃轻瘫

许多全身性的或消化道疾病均可引起胃排空功能的障碍，造成胃轻瘫。较常见的原因有糖尿病、尿毒症及结缔组织病。在诊断功能性消化不良运动障碍亚型时，应仔细排除其他原因所致的胃轻瘫。

4.慢性难治性腹痛(CIPA)

CIPA 患者70%为女性，多有身体或心理创伤史。患者常常主诉有长期腹痛(超过6个月)，且腹痛弥漫，多伴有腹部以外的症状。大多数患者经过广泛的检查而结果均为阴性。这类患者多数有严重的潜在的心理疾患，包括抑郁、焦虑和躯体形态的紊乱。他们常坚持自己有严重的疾病并要求进一步检查。对这类患者应提供多种方式的心理、行为和药物联合治疗。

五、治疗

治疗包括精神心理调整及药物治疗(如减少胃酸分泌、根除幽门螺杆菌、促进胃动力、调节内脏感觉阈、增加胃黏膜保护等)。关于精神心理干预治疗功能性消化不良目前尚有争议。

(一)一般治疗

1.护理

养成良好的饮食习惯及生活规律，少吃生冷及刺激性食物。

2.营养管理

由护士对患者的营养状况进行初始评估，记录在《住院患者评估记录》中。总分≥3 分，有营养不良的风险，须在 24h 内通知营养科医师会诊。

3.疼痛管理

由护士对腹痛情况进行初始评估,疼痛评分在 4 分以上的,应在 1h 内报告医师,联系麻醉科医师会诊。

4.心理治疗

有躯体化症状者,请心理科医师协助心理治疗。

(二)药物治疗

1.抗酸药

常用药物有碳酸氢钠、氢氧化铝、磷酸铝凝胶等,这类药物对于缓解饥饿痛、反酸、胃灼热感等症状有较明显的效果。

2.抑酸药

常用药物有 H_2 受体拮抗药和质子泵抑制药。质子泵抑制药抑制胃酸分泌作用很强,适用于 H_2 受体拮抗药无效的患者。常用西咪替丁,每日 $10\sim15mg/kg$,分 2 次口服或睡前顿服;雷尼替丁,每日 $4\sim6mg/kg$,分 2 次服或睡前顿服。奥美拉唑,$0.6\sim0.8mg/kg$,每天 1 次。

3.促动力药

有甲氧氯普胺、多潘立酮、红霉素等。

4.胃黏膜保护药

主要有复方谷氨酰胺、十六角蒙脱石等。

5.5-HT_3 受体拮抗药和阿片类受体激动药

这两类药物促进胃排空的作用很弱,用于治疗功能性消化不良患者的原理是调节内脏感觉阈。

(三)根除幽门螺杆菌感染

功能性消化不良患儿 Hp 感染率明显高于健康儿童,经根除 Hp 治疗者消化不良症状可以消失。

(四)其他

并非所有的功能性消化不良的患儿均需要接受药物治疗,有些患儿根据医师诊断得知无病及检查结果亦属正常后,可通过改变生活方式与调整食物种类来预防。如建立良好的生活习惯,避免心理紧张因素和刺激性食物,避免服用非甾体抗炎药,对于无法停药者应同时应用胃黏膜保护药或 H_2 受体拮抗药。

六、预防

并非所有的功能性消化不良的患儿均需接受药物治疗。有些患儿根据医生诊断得知无病及检查结果亦属正常后,可通过改变生活方式与调整食物种类来预防。如建立良好的生活习惯,避免心理紧张因素和刺激性食物,避免服用非甾体消炎药。对于无法停药者应同时应用胃黏膜保护剂或 H_2 受体拮抗剂。

第三节 小儿腹泻

小儿腹泻病是一组多病原、多因素引起以大便次数增多和大便性状改变(呈稀水便、糊状便、黏液脓血便)为特点的一组消化道综合征。

一、病因

病因分为感染性和非感染性因素。

(一)感染性因素

1.病毒

是我国目前婴幼儿腹泻的主要病因,主要病原体为轮状病毒、肠道腺病毒、诺如病毒和星状病毒,其他有肠道病毒(包括柯萨奇病毒、艾柯病毒)和冠状病毒等。

2.细菌

主要包括以下几种。①致腹泻大肠埃希菌,根据引起腹泻的大肠埃希菌毒力基因、致病性、致病机制和临床症状分为肠致病性大肠埃希菌、肠产毒性大肠埃希菌、肠侵袭性大肠埃希菌、肠出血性大肠埃希菌和肠集聚性大肠埃希菌;②志贺菌属;③沙门菌属;④空肠弯曲菌;⑤伤寒杆菌。

3.真菌

致腹泻的真菌有念珠菌、曲菌、毛霉菌等。

4.寄生虫

临床已少见,病因可以为蓝氏贾第鞭毛虫、阿米巴原虫和隐孢子虫等。

(二)非感染因素

1.食饵性腹泻

多为人工喂养儿,常因喂养不定时、饮食量不当、突然改变食物品种或过早喂给大量淀粉或脂肪类食品引起。

2.症状性腹泻

如患中耳炎、上呼吸道感染、肺炎、肾盂肾炎、皮肤感染或急性传染病时,可由于发热或病原体的毒素作用而并发腹泻。

3.过敏性腹泻

如对牛奶或大豆(豆浆)过敏引起的腹泻。

4.其他

原发性或继发性双糖酶缺乏,活力降低(主要为乳糖酶),肠道对糖的消化吸收不良,使乳糖积滞引起腹泻。气候突然变化,腹部受凉,肠蠕动增加;天气过热,消化液分泌减少等都可能诱发消化功能紊乱致腹泻。

二、诊断要点

(1)根据大便性状和次数判断。根据家长和看护者对患儿大便性状改变(呈稀水便、糊状便、黏液脓血便)和大便次数比平时增多的主诉可做出腹泻诊断。

(2)根据病程分类。急性腹泻病:病程≤2周;迁延性腹泻病:病程为2周至2个月;慢性腹泻病:病程>2个月。

（3）对腹泻病患儿进行有无脱水和电解质紊乱的评估。

①脱水程度的分度与评估：见表 4-3-1。

表 4-3-1　脱水程度的分度

	轻度脱水	中度脱水	重度脱水
丢失体液	占体重 5%	占体重 5%～10%	占体重 10% 以上
精神状态	稍差	萎靡或不安	极度萎靡，重症病容
皮肤弹性	尚可	差	消失（捏起皮肤恢复≥2s）
唇、舌黏膜	稍干燥	干燥	干燥
前囟、眼窝	稍有凹陷	凹陷	明显凹陷
尿量	稍少	明显减少	极少甚至无尿
四肢	暖	稍凉	厥冷
脉搏	正常	快	快而弱
血压	正常	正常或下降	降低、休克

②尽可能对中、重度脱水患儿行血电解质检查和血气分析。

（4）根据患儿粪便性状、粪便的肉眼和镜检所见、发病季节、发病年龄及流行情况初步估计病因。急性水样便腹泻患者（约占 70%）多为病毒或产肠毒素性细菌感染，黏液脓性、脓血便患者（约占 30%）多为侵袭性细菌感染。有条件者尽量进行大便细菌培养以及病毒、寄生虫检测。

（5）对慢性腹泻病还须评估消化吸收功能、营养状况、生长发育等。

三、鉴别诊断

（一）肠套叠

部分患儿初起以腹泻为首发症状，但根据其他临床表现，如呕吐、阵发性腹痛（哭闹）、血便和腹部扪及肿块可以疑似诊断。腹部超声扫描检查发现腹部肿块和横断面显示同心圆可确诊。

（二）急性阑尾炎

临床表现为脐周或中上腹部隐痛，逐渐加重，并转移至右下腹，呈持续性或阵发性加剧或突然导致全腹剧痛，伴有恶心、呕吐、腹泻或便秘，严重者可出现发热。体检：麦氏点压痛、反跳痛及局部腹肌紧张，结肠充气试验阳性；若为盲肠后阑尾可出现腰大肌试验阳性，血白细胞和中性粒细胞增高。

（三）坏死性小肠结肠炎

临床表现为呕吐、腹胀、腹泻。腹泻开始为水样或黏液稀便，继而出现赤豆汤样血水便或果酱样便。患儿多伴有全身感染中毒症状，如发热、精神萎靡、烦躁、嗜睡、面色苍白，严重时可发生感染性休克，有明显脱水、电解质紊乱。

四、治疗

(一)脱水的防治

脱水的预防和纠正在腹泻治疗中占极重要的地位,世界卫生组织(WHO)推荐的口服补液盐(ORS)进行口服补液疗法具有有效、简便、价廉、安全等优点,已成为主要的补液途径,是腹泻治疗的一个重要进展。口服补液治疗是基于小肠的 Na^+ 葡萄糖偶联转运机制。小肠微绒毛上皮细胞刷状缘上存在 Na^+-葡萄糖的共同载体,只有同时结合 Na^+ 和葡萄糖才能转运,即使急性腹泻时,这种转运功能仍相当完整。动物实验结果表明,ORS 溶液中 Na^+ 和葡萄糖比例适当,有利于 Na^+ 和水的吸收。ORS 中含有钾和碳酸氢盐,可补充腹泻时钾的丢失和纠正酸中毒。

1.预防脱水

腹泻导致体内大量的水与电解质丢失。因此,患儿一开始腹泻,就应该给口服足够的液体并继续给小儿喂养,尤其是婴幼儿母乳喂养,以防脱水。选用以下方法:①ORS:本液体为 2/3 张溶液,用于预防脱水时加等量或半量水稀释以降低电解质的张力。每次腹泻后,2 岁以下服 50~100mL,2~10 岁服 100~200mL,大于 10 岁的能喝多少就给多少。也可按 40~60mL/kg,腹泻开始即服用。②米汤加盐溶液:米汤 500mL+细盐 1.75g 或炒米粉 25g+细盐 1.75g+水 500mL,煮 2~3min。用量为 20~40mL/kg,4h 服完,以后随时口服,能喝多少给多少。③糖盐水:白开水 500mL+蔗糖 10g+细盐 1.75g。用法用量同米汤加盐溶液。

2.纠正脱水

小儿腹泻发生的脱水,大多可通过口服补液疗法纠正。重度脱水需静脉补液。

(1)口服补液。适用于轻度、中度脱水者。有严重腹胀、休克、心肾功能不全及其他较重的并发症以及新生儿,均不宜口服补液。分两个阶段,即纠正脱水阶段和维持治疗阶段。纠正脱水应用 ORS;补充累积损失量,轻度脱水给予 50mL/kg,中度脱水 50~80mL/kg,少量多次口服,以免呕吐影响疗效,所需液量在 4~6h 内服完。脱水纠正后,ORS 以等量水稀释补充继续丢失量,随丢随补,也可按每次 10mL/kg 计算。生理需要量选用低盐液体,如开水、母乳或牛奶等,婴幼儿体表面积相对较大,代谢率高,应注意补充生理需要量。

(2)静脉补液。重度脱水和新生儿腹泻患儿均宜静脉补液。

第一天补液:包括累积损失量、继续损失量和生理需要量。累积损失量根据脱水程度计算,轻度脱水 50mL/kg,中度脱水 50~100mL/kg,重度脱水 100~120mL/kg。溶液电解质和非电解质比例(即溶液种类)根据脱水性质而定,等渗性脱水用 1/2~2/3 张含钠液,低渗性脱水用 2/3 等张含钠液,高渗性脱水用 1/3 张含钠液。输液滴速宜稍快,一般在 8~12h 补完,约每小时 8~10mL/kg。对重度脱水合并周围循环障碍者,以 2:1 等张液 20mL/kg,于 30~60min 内静脉推注或快速滴注以迅速增加血容量,改善循环和肾脏功能。在扩容后根据脱水性质选用前述不同溶液继续静脉滴注,但须扣除扩容量。对中度脱水无明显周围循环障碍不需要扩容。继续丢失量和生理需要量能口服则口服,对于不能口服、呕吐频繁及腹胀者,给予静脉补液,生理需要量每日 60~80mL/kg,用 1/5 张含钠液补充,继续损失量是按“失多少补多少",用 $1/3$~$1/2$ 含钠溶液补充,两者合并,在余 12~$16h$ 补完,一般约每小时 $5mL/kg$。

第二天补液:补充继续丢失量和生理需要量。能口服原则同预防脱水。需静脉补液者,将生理需要量和继续丢失量两部分液体(计算方法同上所述)一并在 $24h$ 均匀补充。

(3)纠正酸中毒。轻、中度酸中毒无须另行纠正,因为在输入的溶液中已含有一部分碱性溶液,而且经过输液后循环和肾功能改善,酸中毒随即纠正。严重酸中毒经补液后仍表现有酸中毒症状者,则需要用碱性药物。常用的碱性药物有碳酸氢钠和乳酸钠。在无实验室检查条件时,可按 5% 碳酸氢钠 $5mL/kg$ 或 11.2 乳酸钠 $3mL/kg$,可提高 CO_2 结合力 $5mmol/L$。需要同时扩充血容量者可直接用 1.4% 碳酸氢钠 $20mL/kg$ 代替 $2:1$ 等张液,兼扩容和加快酸中毒纠正的作用。已测知血气分析者,按以下公式计算:

须补碱性液数(mmol)

$$= (60 - CO_2 结合力) \times 0.3 \times 体重(kg)/2.24$$
$$= BE \times 0.3 \times 体重(kg)$$

5% 碳酸氢钠(mL)$= BE \times 体重(kg)/2$

碱性药物先用半量。

(4)钾的补充。低钾的纠正一般按 KCl 2~$4mmol/(kg \cdot d)$ 或 10% KCl $3mL/(kg \cdot d)$,浓度常为 0.15%~0.3%,切勿超过 0.3%,速度不宜过快,补给至少持续 $6h$。患儿如能口服,改用口服。一般情况下,静脉补钾,需肾功能良好,即见尿补钾。但在重度脱水患儿有较大量的钾丢失,补液后循环得到改善,血钾被稀释。酸中毒纠正,钾向细胞内转移,所以易造成低血钾。重度脱水特别是原有营养不良或病程长,多日不进食的患儿,及时补钾更必要。一般补钾 4~6 天,严重缺钾者适当延长补钾时间。

(5)钙和镁的补充。一般患儿无须常规服用钙剂,对合并营养不良或佝偻病的患儿应早期给钙。在输液过程中如出现抽搐,可给予 10% 葡萄糖酸钙 5~$10mL$,静脉缓注,必要时重复使用。个别抽搐患儿用钙剂无效,应考虑到低镁血症的可能,经血镁测定,证实后可给 25% 硫酸镁,每次给 $0.2mL/kg$,每天 2~3 次,深部肌内注射,症状消失后停药。

(二)饮食治疗

饮食治疗目的在于满足患儿的生理需要,补充疾病消耗,并针对疾病特殊病理生理状态调整饮食,加速恢复健康。强调腹泻患儿继续喂养,饮食须适应患儿的消化吸收功能,根据个体情况,分别对待,最好参考患儿食欲及腹泻等情况,结合平时饮食习惯,采取循序渐进的原则,并适当补充微量元素和维生素。母乳喂养者应继续母乳喂养,暂停辅食,缩短每次喂乳时间,少量多次喂哺。人工喂养者,暂停牛奶和其他辅食 4~$6h$ 后(或脱水纠正后),继续进食。6 个月以下婴儿,以牛奶或稀释奶为首选食品。轻症腹泻者,配方牛奶喂养大多耐受良好。严重腹泻者,消化吸收功能障碍较重,双糖酶(尤其乳糖酶)活力受损,乳糖吸收不良,全乳喂养可加重腹泻症状,甚至可引起酸中毒,先以稀释奶、发酵奶、奶谷类混合物及去乳糖配方奶喂哺,每天喂 6 次,保证足够的热量,逐渐增至全奶。6 个月以上者,可用已经习惯的平常饮食,选用稠粥、面条,并加些植物油、蔬菜、肉末或鱼末等,也可喂果汁或水果食品。

饮食调整原则上由少到多、由稀到稠,尽量鼓励多吃,逐渐恢复到平时饮食。调整速度与时间取决于患儿对饮食的耐受情况。母乳喂养或牛奶喂养者,如大便量、次数明显增多,呈水样稀便,带酸臭味,呕吐,腹胀,肠鸣音亢进,又引起较严重的脱水和酸中毒,停止喂哺后症状减轻,测大便pH<6.0,还原物质>0.5%,考虑急性腹泻继发性乳糖酶缺乏,乳糖吸收不良,改稀释牛奶、发酵奶或去乳糖配方奶(不含乳糖)喂养,并密切观察,一旦小儿能耐受即应恢复正常饮食。遇脱水严重、呕吐频繁的患儿,宜暂禁食,先纠正水和电解质紊乱,病情好转后恢复喂养。必要时对重症腹泻伴营养不良者采用静脉营养。腹泻停止后,应提供富有热量和营养价值高的饮食,并应超过平时需要量的10%～100%,一般2周内每日加餐一次,以较快地补偿生长发育,赶上正常生长。

(三)药物治疗

1.抗生素治疗

根据感染性腹泻病原谱和部分细菌性腹泻有自愈倾向的特点,WHO提出90%的腹泻不需要抗菌药物治疗,国内专家提出大约70%的腹泻病不需要也不应该用抗生素,抗生素适用于侵袭性细菌感染的患儿(约30%)。临床指征为:①血便;②有里急后重;③大便镜检白细胞满视野;④大便pH7以上。非侵袭性细菌性腹泻重症、新生儿、小婴儿和原有严重消耗性疾病者如肝硬化、糖尿病、血液病及肾衰竭等,使用抗生素指征放宽。

(1)喹诺酮类药。治疗腹泻抗菌药的首选药物。常用诺氟沙星(氟哌酸)和环丙沙星。可用于细菌性痢疾,大肠杆菌、空肠弯曲菌、弧菌、耶尔森菌及气单胞菌等引起的肠炎。由于动物试验发现此类药物可致胚胎关节软骨损伤,因此在儿童剂量不宜过大,疗程不宜过长(一般不超过1周)。常规剂量:诺氟沙星每日15～20mg/kg,分2～3次口服;环丙沙星每日10～15mg/kg,分2次口服或静脉滴注。

(2)小檗碱。用于轻型细菌性肠炎,疗效稳定,不易耐药,不良反应小,与某些药物联合治疗,可提高疗效。实验室发现小檗碱有消除R质粒作用。剂量每日5～10mg/kg,分3次口服。

(3)呋喃唑酮。每日5～7mg/kg,分3～4次口服。在肠道可保持高药物浓度,不易产生耐药性。有恶心、头晕、皮疹、溶血性贫血及黄疸等不良反应。

(4)氨基糖苷类。本类药临床疗效仅次于第三代头孢菌素与环丙沙星,但对儿童不良反应大,主要为肾及耳神经损害。庆大霉素已很少应用。阿米卡星(丁胺卡那霉素)每日10～15mg/kg,分次肌内注射或静脉滴注。妥布霉素3～5mg/kg,分2次静脉滴注或肌内注射。奈替米星4～16mg/kg,1次或分2次静脉滴注。

(5)第三代头孢菌素及氧头孢烯类。腹泻的病原菌普遍对本类药敏感,包括治疗最为困难的多重耐药鼠伤寒沙门菌及志贺菌。临床疗效好,不良反应少,但价格贵,须注射给药,故不作为临床第一线用药,仅用于重症及难治性患者。常用有头孢噻肟、头孢唑肟、头孢三嗪及拉氧头孢等。

(6)复方新诺明。20～50mg/(kg·d),分2～3次口服。近年来,因其耐药率高,较少应用。该药对小儿不良反应大,<3岁慎用,<1岁不用。

(7)其他类抗生素。红霉素是治疗空肠弯曲菌肠炎的首选药,25～30mg/(kg·d),分4次口服或一次静脉滴注,疗程7天。隐孢子虫肠炎口服大蒜素片。真菌性采用制霉菌素、氟康唑或克霉唑。伪膜性肠炎停用原来抗生素,选用甲硝唑、万古霉素及利福平口服。

2.肠黏膜保护剂

蒙脱石是一种天然的铝和镁的硅酸盐,能改善肠黏液的质和量,加强肠黏膜屏障,吸附和固定各种细菌、病毒及其毒素,有助于受损肠黏膜修复和再生。临床证明其治疗腹泻具止泻、收敛和抑病毒作用,能缩短病程。剂量:1 岁以下,每日 3.0g(1 袋),1~2 岁每日 3.0~6.0g,2~3 岁每日 6.0~9.0g,3 岁以上每日 9.0g,每天分 3 次。溶于 30~50mL 液体(温水、牛奶或饮料)中口服。首剂量加倍。

3.微生态疗法

目的在于恢复肠道正常菌群的生态平衡,起到生物屏障作用,抵御病原菌的定植和侵入,有利于腹泻的恢复。常用药:①乳酶生,也称表飞明,为干燥乳酸杆菌片剂,每次 0.3g,每日 3 次;②口服嗜酸乳杆菌胶囊,为灭活的嗜酸乳酸杆菌及其代谢产物,每包含菌 50 亿,每次 50 亿~100 亿,每日 2 次;③双歧杆菌活菌制剂,每粒胶囊含双歧杆菌 0.5 亿,每次 1 粒,每日 2~3 次;④枯草杆菌、肠球菌二联活菌多维颗粒,为活菌制剂,每袋含粪链球菌 1.35 亿和枯草杆菌 0.15 亿,每次 1 袋,每日 2~3 次;⑤口服双歧杆菌、嗜酸乳杆菌、肠球菌三联活菌胶囊,为双歧杆菌、乳酸杆菌和肠球菌三联活菌制剂,胶囊每次 1~2 粒,散剂每次 1/2~1 包,每日 2~3 次。

第四节　慢性胃炎

慢性胃炎是指多种致病因素长期作用,引起胃黏膜炎症性改变。慢性胃炎分为慢性浅表性胃炎和慢性萎缩性胃炎两种。

一、病因

慢性胃炎发病原因至今尚未明了,多数学者公认的病因包括幽门螺杆菌(Hp)感染、十二指肠-胃反流、药物作用、饮食习惯、免疫因素等。

二、临床表现

与胃炎有关的症状有腹痛、腹胀、呃逆、反酸、恶心、呕吐、食欲缺乏、腹泻、无力、消瘦等。反复腹痛是最常见症状,年长儿多可指出上腹痛,多发生在餐后,幼儿和学龄前儿童多指脐周不适。慢性胃炎无明显特殊体征,部分患儿可表现为面色苍黄、舌苔厚腻、腹胀、上腹和脐周轻压痛。

三、辅助检查

(一)实验室检查

(1)胃酸。浅表性胃炎胃酸水平正常或偏低,萎缩性胃炎则明显降低,甚至缺酸。

(2)胃蛋白酶原。

(3)内因子。

(4)胃泌素。

(5)前列腺素。慢性胃炎的黏膜内前列腺素含量降低。

(6)Hp 检测。包括^{13}C-尿素呼气试验、大便 Hp 抗原检测、血 Hp 抗体检测及胃镜下取胃黏膜行快速尿素酶试验、黏膜组织切片染色找 Hp、Hp 培养等。

(二)器械检查

包括上消化道钡剂检查、胃超声检查、胃电图检查、胃镜等,前 3 项可为慢性胃炎诊断提供参考,目前诊断胃炎最好的方法是胃镜检查与黏膜组织活检相结合。

四、诊断标准

慢性胃炎诊断及分类主要根据胃镜下表现和病理组织学检查。

(一)胃镜诊断依据

1.黏膜斑

黏液增多牢固附着于黏膜,以水冲后,黏膜表面发红或糜烂、剥脱。

2.充血

与邻区比较,黏膜明显呈斑块状或弥散性变红区域。

3.水肿

黏膜肿胀、稍苍白、反光强,胃小凹明显,黏膜脆弱,易出血。

4.微小结节形成

又称胃窦小结节或淋巴细胞样小结节增生。胃壁平坦时,与周围黏膜相比,增生处胃黏膜呈微细或粗颗粒状或结节状。

5.糜烂

局限或大片发生,伴有新鲜或陈旧出血点,当糜烂位于黏膜层时称平坦性糜烂;高于黏膜面时称隆起型糜烂,隆起呈小丘疹状或疣状,顶部有脐样凹陷。

6.花斑

红白相间,以红为主。

7.出血斑点

胃黏膜出现散在小点状或小片状新鲜或陈旧出血。

以上项 1~5 中符合 1 项即可诊断;符合 6、7 两项应结合病理诊断。此外,如发现幽门口收缩不良、反流增多、胆汁反流,常提示胃炎存在,应注意观察。

(二)病理组织学改变

上皮细胞变性,小凹上皮细胞增生,固有膜炎症细胞浸润、腺体萎缩。炎症细胞主要是淋巴细胞、浆细胞。

(1)根据有无腺体萎缩,慢性胃炎诊断为慢性浅表性胃炎或慢性萎缩性胃炎。

(2)根据炎症程度,慢性浅表性胃炎分为轻度、中度、重度。

轻度:炎症细胞浸润较轻,多限于黏膜的浅表 1/3,其他改变均不明显。

中度:病变程度介于轻、重度之间,炎症细胞累及黏膜全层浅表的 1/3~2/3。

重度:黏膜上皮变性明显,且有坏死、胃小凹扩张、变长变深,可伴肠腺化生,炎症细胞浸润较重.超过黏膜 2/3,可见固有层内淋巴滤泡形成。

（3）如固有层见中性粒细胞浸润,应注明"活动性"。

五、鉴别诊断

在慢性胃炎,可通过胃镜、B 超、24h pH 监测综合检查,排除肝、胆、胰疾病和消化性溃疡、反流性食管炎等;在胃炎发作期,应注意与胃穿孔或阑尾炎早期鉴别。

（一）消化性溃疡

消化性溃疡以上腹部规律性、周期性疼痛为主,而慢性胃炎疼痛很少有规律性并以消化不良为主,鉴别依靠胃镜检查。

（二）慢性胆道疾病

慢性胆囊炎、胆石症常有慢性右上腹痛、腹胀、嗳气等消化不良的症状,容易误诊为慢性胃炎。但该病胃肠镜检查无异常发现,胆囊 B 超可确诊。

六、预防

早期去除各种诱发或加重胃炎的原因,避免精神过度紧张、疲劳与各种刺激性饮食,注意气候变化,防止受凉,积极治疗口腔及鼻咽部慢性感染灶,少用对胃黏膜有刺激的药物。

慢性胃炎尚无特殊疗法,无症状者无须治疗。

（1）饮食。宜选择易消化无刺激性食物,少吃冷饮与调味品。

（2）根除幽门螺杆菌。对幽门螺杆菌引起的胃炎,尤为活动性胃炎,应给予抗幽门螺杆菌治疗。

（3）有腹胀、恶心、呕吐者,给予胃动力药物,如多潘立酮及西沙比利等。

（4）高酸或胃炎活动期者,可给予 H_2 受体阻滞剂:西咪替丁、雷尼替丁和法莫替丁。

（5）有胆汁反流者,给予胃达喜、熊去氧胆酸与胆汁酸结合及促进胆汁排空的药。

第五节　消化性溃疡

消化性溃疡泛指胃肠道黏膜被胃消化液所消化而形成深达黏膜下层的黏膜破损。溃疡好发于十二指肠和胃,也可发生于食管、小肠、胃肠吻合口处,极少数发生于异位的胃黏膜,如梅克尔憩室。消化性溃疡依病因分为原发性溃疡和继发性溃疡。

一、病因

病因尚无明确结论,胃酸和胃蛋白酶是消化性溃疡的主要原因。目前被多数学者所接受的理论是天平学说,即当黏膜保护因子和攻击因子处于平衡状态时,黏膜是正常的。当攻击因子大于保护因子时,黏膜正常的防御功能被破坏,进而出现病理性改变。攻击因子包括盐酸、胃蛋白酶原、幽门螺杆菌（Hp）、胃泌素、药物、精神因素等,防御因子包括黏液-碳酸氢盐屏障、黏膜上皮细胞的整复功能、黏膜血流和酸碱平衡、前列腺素、黏膜含有的巯基和胃肠激素等。

二、临床表现

(一)原发性消化性溃疡

小儿年龄不同,临床表现也不相同,新生儿和婴儿缺乏述说能力,不能表达自觉症状;学龄前儿童多数也难以准确地形容症状的部位和性质,往往把腹部不适说成腹痛。新生儿多为急性溃疡,无性别差异,出生后 24~48h 发病最多,可能与此时胃酸分泌增多有关。多数患儿以呕血、便血、穿孔为最早发现的症状。婴幼儿常表现为食欲缺乏、反复呕吐、烦躁不安,以呕血、便血就诊。学龄前和学龄儿童,90%患儿可述说腹痛,疼痛部位多位于上腹部或脐周围,与进食无明显关系,且多伴有恶心、反酸、食欲缺乏、贫血。溃疡病可自愈或治愈,Hp 阳性的溃疡病患者,根除 Hp 后复发率很低。

(二)继发性消化性溃疡

多与应激因素或服用非甾体抗炎药(NSAIDs)有关,小儿常见的应激因素有严重全身性感染、休克、败血症、手术、外伤等。一般来说,继发性消化性溃疡病情较重,易并发出血、穿孔、休克等,且缺乏明显的临床症状,至出现出血、穿孔或休克时才被发现。

三、辅助检查

(一)内镜检查

是诊断消化性溃疡最好的检查方法,胃镜下见黏膜缺损呈圆形、椭圆形、线形、不规则形,底部平坦,边缘整齐,为白苔或灰白苔覆盖。或为一片充血黏膜上散在小白苔,形如霜斑,称"霜斑样溃疡"。

(二)上消化道钡剂检查

小儿溃疡病与成年人比较其病变比较浅,故钡剂显影不如成年人典型,不是最好的方法。

(三)Hp 检测

对活检胃黏膜做组织切片、快速尿素酶试验或细菌培养或进行^{13}C-尿素呼气试验以及血清学 Hp-IgG、大便 Hp 抗原等以判断有无 Hp 感染。合并 Hp 感染的诊断标准:①胃黏膜组织 Hp 细菌培养阳性;②胃黏膜组织切片染色见到大量典型 Hp 细菌;③胃黏膜组织切片见到少量 Hp 细菌、快速尿素酶试验、^{13}C-尿素呼气试验、血清学 Hp 抗体、大便 Hp 抗原;①或②或第③点中任意两项阳性均可诊断 Hp 感染。若患儿 2 周内曾服用抗生素、抑酸药者,上述检查可呈假阴性。

(四)其他

怀疑促胃液素瘤时,做血清促胃液素测定和胃液分析,促胃液素瘤时血清胃蛋白酶、基础胃酸分泌率及最大胃酸分泌率均升高。活动性溃疡时大便隐血试验可呈阳性。

四、分类及分期

溃疡根据部位分为:胃溃疡、十二指肠球部溃疡及复合性溃疡;根据胃镜下所见分期:①活动期。溃疡基底部有白色或灰白色厚苔,边缘整齐,周围黏膜充血、水肿,有时易出血;水肿消退,呈黏膜向溃疡集中。十二指肠溃疡有时表现为一片充血黏膜上散在小白苔,即霜斑样溃疡。②愈合期。溃疡变浅,周围黏膜充血水肿消退,基底出现薄苔;薄苔是愈合期的标志。③瘢痕期。溃疡基底部白苔消失,遗下红色瘢痕,以后红色瘢痕转为白色瘢痕,其四周黏膜呈辐射状,表示溃疡完全愈合,但仍可遗留轻微凹陷。

五、鉴别诊断

(一)腹痛的鉴别

如反流性食管炎,急、慢性胃炎,十二指肠炎,小肠和大肠的急、慢性炎症及功能性动力紊乱,肝、胆、胰腺和泌尿生殖系统的急、慢性炎症以及呼吸系统感染出现腹腔淋巴结炎时,也都出现腹痛症状。长期有规律性剑突下疼痛者,可考虑行胃镜检查以协助诊断。

(二)呕血的鉴别

呕血除来自消化性溃疡外,还见于食管的溃疡、食管静脉曲张、急慢性胃炎、十二指肠炎、胆道出血、急性胰腺炎并发胃黏膜损伤时,以及全身性疾病,如血液病、过敏性紫癜、新生儿出血症等。此外,还应注意来自消化道的假性呕血,如鼻、咽部出血及咯血等。出血量的多少大致可以估计,如呕出血液为咖啡色,表明出血量较少。如呕出暗红色血液,示出血量较大。出血量达全身血容量的 20% 时,可出现失血性休克。婴儿消化道出血超过 3mL,大便可呈黑色,如超过 10mL,大便可呈红色。

(三)血便的鉴别

胃及十二指肠溃疡出血多为柏油样便,红色血便仅见于大量出血者。主要应与肠套叠、回肠远端憩室出血、肠息肉、肠重复畸形、肠伤寒、过敏性紫癜及其他血液病等鉴别。

六、治疗

消化性溃疡的治疗目前已取得很大进展,过去常选用中和胃酸或抑制胃酸分泌的药物,仅可有效控制症状和溃疡暂时愈合,新的观点认为消化性溃疡是一种环境因素所致的疾病,如果明确并去除潜在的致病因素,即可得到永久性的治愈。然而在实践中却难以做到。幽门螺杆菌感染与 NSAIDs/ASA 诱发的胃炎是消化性溃疡的两大潜在因素,所以对幽门螺杆菌阳性的溃疡患者亦予以幽门螺杆菌根除疗法;如果可能,停用 ASA/NSAIDs。

(一)护理

使患儿保持生活规律,精神愉快。一般不需卧床休息。

(二)饮食疗法

过去主张少量多餐,近年发现所有食物,包括牛奶,进食后均可刺激胃酸分泌。多次进食,有时反而有害。主张一般饮食,症状发作严重时,白天可每 2h 进食一次,症状减轻改为一日三餐,限制咖啡、浓茶和汽水等饮料,忌用阿司匹林一类药物。

(三)幽门螺杆菌阴性消化性溃疡的传统治疗

在下述药物中,以 H_2 受体阻滞剂应用最多,其机制为抑制组胺对壁细胞的泌酸作用,但对于胆碱能神经或胃泌素合并的餐后胃酸分泌影响较小。

(1)抗酸治疗。即中和胃酸,降低胃及十二指肠内的酸度,减轻胃酸对胃肠黏膜的损伤。

目前用得较多的是镁、铝或钙盐合剂,效果:水剂>粉剂,粉剂>片剂,片剂应咬碎服用,餐后1~1.5h及睡前服。如复方碳酸钙咀嚼片、铝碳酸镁、碳酸氢钠、氢氧化铝、氢氧化镁。

(2)胃蛋白酶抑制剂。①抗酸剂或酸分泌抑制剂:胃蛋白酶在碱性环境失活。②硫酸支链淀粉:250mg 每天 3~4 次,硫酸化多糖与胃蛋白酶结合,使之失活。

(3)抗胆碱能药物阻断壁细胞的乙酰胆碱受体(M1 分布胃黏膜,尤为壁细胞,M2 分布心、膈肌、膀胱及胃肠平滑肌),乙酰胆碱对 G 细胞的作用,使胃酸及胃泌素分泌减少。此外还有解痉止痛作用。①非特异性胆碱能神经阻滞剂:如阿托品、654-2、胃安及胃欢等。阻断 M1 及 M2 受体,抑酸差,解痉镇痛好,限用于 DU 及少数有痉挛疼痛的 CU 患者,消化性溃疡有胃排空不良者不用。②特异性胆碱能神经阻滞剂:哌仑西平 50~100mg 每日 2 次,治疗 4~6 周,PU 愈合率 70%~94%(成人)。与 H_2 受体阻滞剂有协同作用,用于顽固消化性溃疡。阻断 M1 受体,抑酸显著,对心及瞳孔等无不良反应。

(4)组胺 H_2 受体阻断剂阻断组胺与壁细胞膜 H_2 受体结合,抑制胃酸分泌,是相当安全的药物。①西咪替丁:儿童 20~40mg/(kg·d),3~4 次/日,亦有主张 2 次/日。不良反应:a.可有头昏、疲乏、口干、轻泻、潮红及肌痛。b.偶有肝损。c.可引起急性间质性肾炎及肾衰竭。d.可出现可逆性精神紊乱。e.偶见骨髓抑制,血小板减少。f.幼儿慎用,肾功能不好不用。g.本药为肝微粒体酶抑制剂,与细胞色素 P450 结合,降低药酶活性,因此不宜和氨茶碱、地西泮、地高辛、奎尼丁、咖啡因、酮康唑、氢氧化铝、氧化酶及甲氧氯普胺合用。h.和硫糖铝合用会降低后者的疗效;和维拉帕米合用可提高后者生物利用度,使其不良反应增加;和阿司匹林合用使后者作用增强。i.有与氨基糖苷类药物相似的神经阻断作用,且不被新斯的明对抗,只能被氯化钙对抗,如和氨基糖苷类合用有可能导致呼吸抑制或停止。②雷尼替丁:儿童 4~5mg/(kg·d),2 次/日,疗程 6 周。注意:a.婴儿及<8 岁儿童慎用;b.不良反应轻微,可有皮疹、便秘、腹泻、头痛、出汗及焦虑等;c.偶有可逆性的细胞血小板减少,转氨酶升高;d.可降低维生素 B_{12} 的吸收;e.可减少肝血流量,因而与普萘洛尔及利多卡因合用时可延缓此药的作用;f.与普鲁卡因合用,可使普鲁卡因清除率减低。

③法莫替丁:儿童 0.8~1mg/(kg·d),2 次/日。注意:a.肝、肾功能不好慎用;b.应在排除肿瘤后再给药;c.常见有头痛、便秘及腹泻等;d.偶见皮疹、荨麻疹,白细胞减少,氨基转移酶升高;e.罕见腹部胀满感、食欲缺乏及心率增加,血压升高,颜面潮红等。④其他:尼扎替丁、罗沙替丁。

(5)质子泵阻断剂(PPI)。奥美拉唑特异地作用于壁细胞,选择性抑制壁细胞的 H^+-K^+-ATP 酶,作用于胃酸分泌的最后一环节,对组胺、五肽胃泌素及乙酰胆碱引起的胃酸分泌均有抑制持续时间长、对壁细胞无毒性的作用,目前未发现明显不良反应。儿童 0.8~1mg/(kg·d),每日 1 次,每日清晨顿服。

注意:①不良反应发生与雷尼替丁相似。②有酶抑作用,可延长地西泮及苯妥英钠等药的半衰期。同用后可出现共济失调、步态不稳及行走困难,但茶碱和普萘洛尔的代谢不受本品影响。③偶见恶心、呕吐、便秘、胀气、头痛、皮疹、一过性转氨酶及胆红素升高。

(6)胃黏膜保护剂。①甘珀酸:使胃黏膜上皮生命延长,胃黏液分泌增加。成人 50~

100mg,每日 3 次,用 4~6 周,PU 愈合率 36%~70%。不良反应有醛固酮效应,水、钠潴留,低血钾,高血压等。②硫糖铝:硫酸化二糖和氢氧化铝的复合物,不被胃肠道吸收,黏附溃疡基底,形成保护层,防止 H 离子逆向弥散。儿童每次 20mg/kg,每日 3 次,餐前 2h 服用。

注意:a.治疗有效后,应继续服用数月。b.主要不良反应为便秘,偶有口干、恶心及胃痛等,可适当合用抗胆碱药。c.和多酶片合用,两者有拮抗作用,使疗效均降低。d.和西咪替丁合用,使本药疗效减低。e.与四环素、西咪替丁、苯妥英钠及地高辛合用时,可干扰和影响这些药物的吸收,故因间隔 2h 后再服用上述药物。f.肾功能不全,长期服用,可能会引起铝中毒。③胶体铋制剂:为溃疡隔离剂,保护黏膜,促进前列腺素合成,与表皮生长因子形成复合物,聚集于溃疡部位,促进上皮的再生和溃疡愈合,此外有杀灭幽门螺杆菌及抑制胃蛋白酶活性的作用。儿童 6~9mg/(kg·d),分 2~3 次。注意:a.年幼儿一般不宜服用此药,肾功能不全者应慎用;b.铋可使大便和舌苔、牙齿染黑及恶心、呕吐,停药后消失;c.不宜与牛奶、茶、咖啡及含酒精饮料同服;d.长期大量应用,可发生不可逆性脑病、精神紊乱及运动失调,有条件者应做血铋检测。④前列腺素 E(PGE):人工合成的类似物有米索前列醇等。其作用为细胞保护,增强胃肠黏膜防御能力,抑制胃酸及胃蛋白酶原的分泌。剂量成人为 200μg,每日 4 次或 400μg,每日 2 次,4~8 周,疗效 60%~80%。不良反应有腹泻及子宫收缩,孕妇忌用。前列腺素衍生物有恩前列素,成人 35μg,每日 2 次,疗效与西咪替丁相似。儿童每次 0.5~0.7μg/kg,2 次/d,早饭前和睡前服,4~8 周为 1 疗程。此药是目前预防和治疗非甾体消炎药引起的胃和十二指肠黏膜损伤最有效的药物。

(7)其他。谷氨酰胺呱仑酸钠颗粒(抗炎、抗溃疡、促进组织修复),蒙脱石散等通过增加黏膜厚度及加强黏膜屏障功能,促进溃疡愈合。

(四)幽门螺杆菌阳性消化性溃疡的治疗

目前幽门螺杆菌阳性合并有活动期溃疡的患者除给予传统抗溃疡药物治疗,如 H_2 受体阻滞剂、质子泵抑制剂或硫糖铝促进溃疡愈合外,常同时给予抗生素根除幽门螺杆菌。虽然理论上抗菌治疗后根除幽门螺杆菌的同时亦可使溃疡愈合,但仍缺乏足够数量的单独应用抗菌药物治疗的病例研究。大多数医生仍采用抗菌治疗与传统治疗两者联合应用的方法。

抗菌治疗目前在儿科应用最广泛,最廉价,被证实确实有效的抗幽门螺杆菌三联的方案:阿莫西林、甲硝唑和铋制剂(三钾二枸橼酸合铋及次水杨酸铋等)。对于应用甲硝唑出现明显不良作用或既往曾用过甲硝唑(幽门螺杆菌易对其产生耐药性)的患者,可用克拉霉素取代。应用奥美拉唑、阿莫西林与克拉霉素的三联疗法。

(五)消化性溃疡外科治疗

主要适用于溃疡伴有出血、穿孔、梗阻等并发症或经内科治疗经久不愈患者。

第五章 血液系统疾病

第一节 缺铁性贫血

缺铁性贫血（IDA）是由于体内储铁缺乏,致使血红蛋白合成减少而发生的一种小细胞低色素性贫血。由于缺铁导致许多含铁酶活性降低,影响细胞代谢,可出现免疫功能、行为和发育、运动、胃肠道及皮肤黏膜等非血液系统表现。本病易发生在婴幼儿。

铁缺乏（ID）是最常见的营养素缺乏症和全球性健康问题,据估计世界 1/3 人口缺铁。6 个月以后的婴儿如仅哺喂母乳将会致铁严重缺乏。美国 1999－2000 年全国流行病学调查,1～2 岁儿童 ID 和 IDA 患病率分别为 7％和 2％,其中西班牙裔儿童 ID 患病率仍高达 17％。WHO 资料表明,发展中国家 5 岁以下和 5～14 岁儿童贫血患病率分别为 39％和 48％,其中半数以上为 IDA,而 ID 患病率至少为 IDA 患病率的 2 倍。中国 2000－2001 年儿童铁缺乏症流行病学的调查研究发现,我国 7 个月～7 岁儿童 ID 总患病率 40.3％,IDA 患病率 7.8％;婴儿缺铁和 IDA 患病率分别为 44.7％和 20.5％,显著高于幼儿和学龄前儿童,而农村儿童 IDA 总患病率 12.％,显著高于城市儿童（5.6％）。2 岁以内的儿童是脑发育的最关键时期,铁缺乏将直接影响小儿脑发育。婴幼儿严重缺铁影响认知、学习能力和行为发育,甚至不能被铁所逆转。因此,ID 的早期诊断、及时干预对预防缺铁导致的儿童健康损害具有十分重要的意义。

缺铁产生贫血的过程一般分为三期:①铁缺少期（ID）:贮存铁减少,血清铁蛋白（SF）降低,骨髓细胞外铁减少;②红细胞生成缺铁期（IDE）:贮存铁耗竭,血清铁（SI）、骨髓铁减少,SF 降低,红细胞游离原卟啉（FEP）增高,血红蛋白（Hb）不降低;③缺铁性贫血期（IDA）:除上述改变外,Hb 降低,出现不同程度的小细胞低色素性贫血。

一、病因

（一）先天储铁不足

足月新生儿从母体获得的储存铁和生后红细胞破坏所释放的铁可维持生后 3～4 个月造血所需。胎儿自母体获取储存铁以妊娠最后 3 个月最多,故早产、双胎或多胎、胎儿失血和孕母严重缺铁以及异常的胎-母输血和胎,胎输血等均可使胎儿储铁减少。孕母孕早期 IDA 与早产和低出生体重密切相关,而孕期补铁有可能降低早产和低出生体重儿发生率。

（二）后天补铁不足

这是导致缺铁性贫血的主要原因,乳品食物的含铁量较低,人乳含铁 0.05mg/100g,吸收率为 50％,牛乳含铁量 0.05mg/100g,吸收率为 10％。过长的哺乳期或未及时添加辅食可引起缺铁。动物性食物中铁的吸收率高。如瘦肉及肝脏中铁吸收率为 22％,鸡、鸭、猪血及鱼肉次之;植物性食品中铁的吸收率低,如菠菜含铁量高达(3~5)mg/100g,但吸收率仅 1.3％,大豆含铁 11mg/100g,吸收率为 7％,谷物中含铁量更低,如不及时添加含铁丰富的辅食,婴儿容易发生缺铁性贫血。可促进铁吸收的因素有:柠檬、菜花、土豆、肉类、果糖、氨基酸、脂肪及维生素 C 等;可抑制铁吸收的因素有:植物酸、茶叶、咖啡、蛋、鞣酸及含纤维素高的麦麸等。

(三)生长发育速度快

婴幼儿期及青春期生长发育速度较快,随着体重的增加,血容量也增加较快。1 岁时血液循环中的血红蛋白增加 2 倍;未成熟儿的体重及需要合成的血红蛋白增加的倍数更高,如不及时添加含铁丰富的食物,则易致缺铁。

(四)铁吸收障碍

例如食物搭配不合理可影响铁的吸收;慢性腹泻也可致铁的排泄增加而吸收不良。

(五)铁的丢失过多

正常婴儿在生后 2 个月内,每天经粪便排泄的铁比由食物中吸收的铁还多,由皮肤也丢失一部分铁。对牛奶过敏的婴儿可发生轻微肠道出血。肠息肉、梅克尔憩室、膈疝、胃肠炎或消化道畸形、钩虫病、鼻出血和月经过多等都可造成长期慢性失血,每失血 1mL,即损失 0.5mg 铁。

二、临床表现

发病缓慢,一般表现为皮肤黏膜逐渐苍白,以唇、口腔黏膜及甲床较明显,易疲乏,不爱活动,年长儿可诉头晕、眼前发黑及耳鸣等。髓外造血反应表现,如肝、脾可轻度肿大。年龄越小,病程越久,贫血越重者肝、脾大越明显。但肿大程度少有超过中度者。淋巴结肿大较轻。出现非造血系统症状:消化系统可出现食欲减退,少数有异食癖(如嗜食泥土、墙皮及煤渣等),呕吐、腹泻,口腔炎、舌炎或舌乳头萎缩,严重者可出现萎缩性胃炎或吸收不良综合征;神经系统症状可出现烦躁不安或萎靡不振,易激惹,精神不集中、记忆力减退、多动、智力发育迟滞及感觉异常;心血管系统在严重贫血时可出现心率增快,心脏扩大甚至发生心功能不全;其他症状可有易感染以及皮肤干燥、毛发易脱落和反甲。

三、实验室检查

(一)血象

血红蛋白降低比红细胞计数减少明显,呈小细胞低色素性贫血。病情发展到一定程度后红细胞数量才减少并体积变小。平均红细胞容积(MCV)<80fL,平均红细胞血红蛋白含量(MCH)<27pg,平均红细胞血红蛋白浓度(MCHC)<30％。血涂片可见红细胞大小不等,以小细胞为多,中央淡染区扩大,形态各异,易见棒状及椭圆形,偶见靶形及有核红细胞。网织红细胞数正常或轻度减少。红细胞寿命缩短。白细胞、血小板计数正常,个别极严重者可有血小板减少,体积变小。

（二）骨髓象

骨髓象显示增生活跃，以中、晚幼红细胞增生为主。各期红细胞均较小，胞质少，边缘不规则，染色偏蓝，显示胞质成熟程度落后于胞核。粒细胞和巨核细胞系一般无明显异常。骨髓铁染色检查细胞外铁减少或消失（0～＋），铁粒幼细胞数＜15％。

（三）血液生化

1.血清铁、总铁结合力和转铁蛋白饱和度（血浆铁含量指标）

血清铁（SI）＜$10.7\mu mol/L$，转铁蛋白饱和度＜0.15，总铁结合力（TIBC）＞$62.7\mu mol/L$ 可诊断缺铁性贫血。

2.血清铁蛋白（SF）

是体内贮铁的敏感指标，ID 期即已降低，在 IDE 期和 IDA 期降低更明显。＜$16\mu g/L$ 则提示缺铁。由于感染、肿瘤、肝脏和心脏疾病时血清铁蛋白明显升高，合并缺铁时 SF 可不降低，可测定红细胞内碱性铁蛋白（不受以上因素影响），有助诊断。

3.红细胞内游离原卟啉（FEP）

红细胞内缺铁时 FEP 升高，当 FEP＞$0.9\mu mol/L$ 即提示细胞内缺铁。FEP 值增高还见于铅中毒、慢性炎症和先天性原卟啉增多症。

4.血清转铁蛋白受体（TfR）

TfR 是细胞膜上的一种跨膜糖蛋白，能特异性结合血浆携铁的 Tf，并经受体介导的胞饮作用将铁运至细胞内。是用于诊断缺铁性贫血的一项新指标，其意义为：①评估铁状态：TfR 是组织缺铁的敏感指标，与组织缺铁的严重程度成正比，且不受炎症、肝病的影响，对于合并感染的 IDA 患者，评估铁状态较 SF 更可靠。②鉴别缺铁性贫血与慢性病引起的贫血：铁缺乏成为主要原因时，TfR 升高，而慢性病引起的贫血，超过 8.5mg/L 时视为增高。血清 TfR 在 ID 期正常；IDE 期，当组织缺铁达到 5mg/kg 时，血清 TfR 可为正常的 2 倍；IDA 期，血清 TfR 可为正常的 3～4 倍。幼红细胞在成熟过程中膜 TfR 逐渐减少并经水解被释放入血清中而成为可溶性 TfR（sTfR），sTfR 水平与细胞的 TfR 总量成正比，不仅能敏感反映骨髓红细胞生成过程中缺铁程度，并与体内铁储存状况密切相关，不受炎症、肿瘤和肝脏疾病的影响，稳定性和可靠性好。因而 sTFR 对于鉴别 IDA 与慢性疾病继发性贫血很有价值。

四、诊 断

（一）缺铁诊断标准

（1）具有导致缺铁的危险因素，如喂养不当、生长发育过快、胃肠疾病和慢性失血等。

（2）血清铁蛋白＜$15\mu g/L$，伴或不伴血清转铁蛋白饱和度降低（＜15％）。

（3）Hb 正常，且外周血成熟红细胞形态正常。

（二）IDA 诊断标准

（1）Hb 降低，符合 WHO 儿童贫血诊断标准，即 6 个月～6 岁＜110g/L；6～14 岁＜120g/L。由于海拔高度对 Hb 值的影响，海拔每升高 1000 米，Hb 上升约 4％。

（2）外周血红细胞呈小细胞低色素性改变，MCV＜80fl，MCH＜27pg，MCHC＜310g/L。

(3)具有明确的缺铁原因。如铁供给不足、吸收障碍、需求增多或慢性失血等。

(4)铁剂治疗有效。铁剂治疗 4 周后 Hb 应上升 20g/L 以上。

(5)铁代谢检查指标符合 IDA 诊断标准。①血清铁蛋白(SF)降低(<15μg/L),建议最好同时检测血清 CRP,尽可能排除感染和炎症对血清铁蛋白水平的影响;②血清铁(SI)<10.7μmol/L(60μg/dL);③总铁结合力(TIBC)62.7μmol(350μg/dL);④转铁蛋白饱和度(TS)<15%。上述 4 项中至少满足两项,但应注意血清铁和转铁蛋白饱和度易受感染和进食等因素影响,并存在一定程度的昼夜变化。

(6)骨髓穿刺涂片和铁染色。骨髓可染色铁显著减少甚至消失、骨髓细胞外铁明显减少(0~±)(正常值:+~+++)、铁粒幼细胞比例<15%仍被认为是诊断 IDA 的"金标准"。对于诊断困难或诊断后铁剂治疗效果不理想的患儿,有条件的单位可以考虑进行骨髓穿刺涂片和铁染色,以明确或排除诊断。

(7)排除其他小细胞低色素性贫血。尤其应与轻型地中海贫血鉴别,注意鉴别慢性病贫血、肺含铁血黄素沉着症等。

凡符合上述诊断标准中的第 1 项和第 2 项,即存在小细胞低色素性贫血者,结合病史和相关检查排除其他小细胞低色素性贫血,可拟诊为 IDA。如铁代谢检查指标同时符合 IDA 诊断标准,则可确诊为 IDA。基层单位如无相关实验室检查条件可直接开始诊断性治疗,铁剂治疗有效可诊断为 IDA。

五、鉴别诊断

(一)地中海贫血

主要与轻至中型地中海贫血鉴别。地中海贫血可有:①家族史;②轻度的肝、脾大;③Hb 电泳异常;④FEP 正常;⑤血清铁及骨髓可染铁增多;⑥可检出地中海贫血基因。

(二)慢性感染或结缔组织病性贫血

可呈小细胞正色素性贫血,血清铁和铁结合力可降低,但 Hb 降低不明显,总铁结合力可正常或降低,骨髓中铁粒幼细胞增多,对铁治疗无反应。

(三)特发性肺含铁血黄素沉着症

铁动力学改变与 IDA 相同,但临床表现为发作性苍白、咳痰及咯血,痰和胃液中可找到含铁血黄素细胞,网织红细胞增高,X 线胸片肺野中可见斑点状、粟粒状或网点状阴影。

(四)铁粒幼细胞性贫血

血清铁及 SF 正常或增高,总铁结合力降低,骨髓中细胞外铁明显增加,中、晚幼红细胞的核周围可见铁颗粒呈环状排列。

(五)铅中毒

铅中毒患儿红细胞中可见嗜碱性点彩,血清中铅含量增加,红细胞中及尿中原卟啉明显增加。

六、治疗

IDA 的治疗除应加强护理、去除病因、防止感染外,重点应包括以下几方面。

（一）改善饮食

尤其原来喂养不当者。根据年龄对营养的需要，安排好饮食品种，注意添加辅食，并根据患儿的消化能力多食一些含铁丰富的食物如肝末、蛋黄、肉类、血类等。

（二）铁剂治疗

铁剂是治疗 IDA 的特效药物。二价铁较三价铁易于吸收。维生素 C、稀盐酸同时与铁剂服用可增加治疗功效。常用的制剂有硫酸亚铁、葡萄糖酸亚铁、富马酸亚铁等。根据元素铁来计算剂量，通常每天 6mg/kg，分三次口服即可有效刺激造血。由于牛奶含磷较多，可影响铁的吸收，故口服铁剂时不宜饮用牛奶。注射铁剂疗效并不比口服好，且易出现毒性反应，因此仅在那些不宜口服治疗如伴有吸收不良的患儿才考虑使用；通常的制剂为右旋糖酐铁。铁剂服量过大可产生中毒现象，患儿可出现恶心、呕吐、不安，严重者可发生昏迷、肝坏死、胃肠道出血或末梢循环衰竭。铁剂治疗的效果可利用网织红细胞百分数作为观察指标，通常治疗后 3 天网织红细胞开始上升，第 7～10 天达高峰。一周内红细胞和血红蛋白逐渐上升，连续治疗 3～4 周，血红蛋白可恢复正常。此时，铁剂治疗不能立刻停止，而仍需继续治疗 2～3 月，以补充贮存铁。

（三）输血

轻度贫血无须输血。重度贫血致组织缺氧甚至危及心脏功能者应给予少量多次输血，通常每次给予 5～7mL/kg，千万不可操之过急，一次大量输血可造成急性心功能衰竭而危及病儿生命。

七、预防

IDA 是可以预防的疾病。应积极做好地区保健工作和卫生宣传工作，加强家庭和集体儿童机构的营养指导。对容易发生 IDA 的小儿，应尽早预防：对婴儿要及时添加适当的辅助食品，对未成熟儿早给铁剂。对易感儿，应给予预防量铁剂预防。铁的预防量，按元素铁计算是每日 1mg/kg。在钩虫病流行地区，要大力开展消灭寄生虫病的卫生防疫工作，防止病儿重复感染，同时须给予口服铁剂，以预防或治疗贫血。

第二节　营养性巨幼红细胞性贫血

营养性巨幼红细胞性贫血是小儿常见的巨幼红细胞性贫血。主要由于营养性维生素 B_{12} 和（或）叶酸及维生素 C 缺乏所致。发病与环境、经济状况有关。多数患者因单纯的膳食习惯异常发病，膳食质量差及生理需要增加是引起叶酸和（或）维生素 B_{12} 缺乏的主要原因。本病常见于 6～18 个月龄儿，2 岁以上少见。在我国华北、西北、东北和西南等地农村尚不少见。

人体不能自己合成叶酸，必须依靠消化吸收食物中的叶酸，在十二指肠及近端空肠被吸收。每天叶酸摄取量婴儿需要 40～60μg，儿童 100μg，正常人肝细胞的储存量仅 5～20mg，约供身体 4 个月之需，因此营养性巨幼细胞贫血主要由叶酸缺乏引起。需要量增加而补充量不足引起叶酸缺乏。叶酸需要量增加多见于婴幼儿、青少年儿童、妊娠和哺乳女性，妊娠期女性对叶酸的需求量增加 5～10 倍,如存在其他因素,如多胎、不良饮食、感染,并存溶血性贫血或服用抗惊厥药物,会进一步导致需要量增加。哺乳亦会加重叶酸缺乏。甲状腺功能亢进、长期感染、恶性肿瘤及慢性剥脱性皮炎等患者,叶酸的需要量增加。患有腹泻、小肠炎症、肿瘤以及服用药物如乙醇、抗癫痫药物、柳氮磺胺吡啶、抗菌药物、化疗药如氨甲蝶呤、氨苯蝶啶、氨基蝶呤和乙胺嘧啶等可抑制叶酸的吸收,干扰叶酸利用。因吸收不良而致的叶酸缺乏可发生于热带和非热带口炎性腹泻患者。女性口服避孕药可影响叶酸的代谢,建议口服避孕药的女性在准备受孕前先补足血清叶酸的含量。成人叶酸缺乏多见于酗酒者、膳食质量差以及药物所致患者,亦可发生于超高营养疗法或接受血液透析者,因为叶酸可自透析液中丢失。长期酗酒者,酒精可抑制叶酸吸收,迅速降低血清叶酸水平,增加叶酸的排出,易出现叶酸缺乏。

维生素 B_{12} 每天需要量婴儿期为 $0.3\mu g$,儿童和青春期为 $0.5～1.0\mu g$,正常人体内储存量可供 3～5 年用,因此单纯食物中含量不足而致维生素 B_{12} 缺乏者罕见。人体维生素 B_{12} 主要来源于动物的肝脏、肾、心、肌肉组织及蛋类、乳制品。食物中的维生素 B_{12} 在胃中与 R 蛋白结合,经胃酸和胃蛋白酶消化,与蛋白分离,再与胃黏膜壁细胞的 R 蛋白结合成 R-维生素 B_{12} 复合物($R-B_{12}$),到十二指肠后,在胰蛋白酶的参与下,R 蛋白被降解,维生素 B_{12} 再与胃壁细胞分泌的内因子(IF)结合成维生素 B_{12}-IF 复合体,IF 保护维生素 B_{12} 不受胃肠道分泌液破坏,在回肠末端与肠黏膜上皮细胞刷状缘的 $IF-B_{12}$ 受体结合进入肠上皮细胞,由转钴蛋白转运到各组织,在血液的主要形式是甲基钴胺,以 5-脱氧腺苷钴胺素形式存在于肝脏及其他组织内。维生素 B_{12} 主要经粪便及尿排出体外,少量由泪液、唾液及乳汁中排出,亦由胆汁排出少量,其中 2/3 由内因子自肠中再吸收。故除非是绝对的素食者或维生素 B_{12} 吸收障碍者,一般不容易发生维生素 B_{12} 缺乏症。维生素 B_{12} 参与神经组织的代谢,缺乏可造成神经髓鞘合成障碍,从而导致脱髓鞘病变及轴突变性,最后可导致神经元细胞死亡。

一、病因

(一)摄入维生素 B_{12} 和(或)叶酸、维生素 C 不足

叶酸广泛存在于植物和动物性食物中,特别富含于新鲜的水果、蔬菜及肉类食品中,食物过度烹调可破坏叶酸。母乳中维生素 B_{12} 及叶酸不足可导致乳儿维生素 B_{12} 及叶酸缺乏;母乳喂养未加富含维生素 B_{12} 辅食的婴儿或奶粉、羊乳喂养儿,年长儿严重偏食、挑食及长期素食也会导致维生素 B_{12} 缺乏从而引起严重的神经精神症状。苯丙酮尿症患儿,为了降低体内苯丙氨酸水平,盲目拒绝动物蛋白,导致维生素 B_{12} 缺乏症。

(二)严重营养不良或小肠吸收障碍致叶酸、B_{12} 吸收减少

先天性 R-蛋白缺乏可影响维生素 B_{12} 在胃和小肠内的转运;先天性恶性贫血内因子的缺乏或结构异常影响维生素 B_{12} 的转运;胃酸和胃蛋白酶缺乏、胰蛋白酶缺乏、肠内感染寄生虫或过度繁殖的细菌可以与维生素 B_{12} 竞争肠内吸收部位,影响维生素 B_{12} 的吸收。药物及肿瘤放疗损伤回肠黏膜,克罗恩病和乳糜泻患者因回肠吸收面积减少导致维生素 B_{12} 缺乏率增高。

(三)生长发育迅速

需要量增加或严重肺部感染时维生素 B_{12} 消耗量增加。

二、临床表现

起病隐伏,常需数月,渐呈贫血征;表现面色苍白、乏力、毛发稀黄、虚胖呈泥膏样,肝脾轻度肿大、淋巴结肿大不明显,贫血严重者心脏扩大及心功能不全。

常有畏食、恶心、呕吐、腹泻(胃肠黏膜萎缩)、口腔及舌尖下溃疡、舌炎。叶酸缺乏者多有腹胀、腹泻等消化不良等症状。精神神经症状与贫血程度无相关性,可在贫血前出现,也可与之并存。婴幼儿 B_{12} 缺乏者比年长儿症状常见且重。周围末梢神经变性和脊髓亚急性联合性变性是典型神经病变,表现有乏力、手足对称性麻木、感觉障碍、下肢步态不稳及行走困难等。单纯叶酸缺乏者无神经系统症状,而表现为精神症状如易怒不安,甚至躁狂、善忘及精神不振。婴儿智力及动作发育落后,常有"倒退现象",常出现头部、肢体或全身颤抖、肌张力增加、少数病例腱反射亢进、浅反射消失并出现踝阵挛。表情呆滞,嗜睡;少哭不笑,哭无泪、无汗。新生儿期缺乏者易造成神经系统永久性损伤。

免疫功能受影响,易发生感染;严重维生素 B_{12} 缺乏者可有血小板减少症、全血细胞减少症、皮肤出血点或瘀斑、骨质疏松及皮肤色素沉着,还常见全身水肿,年长儿可见黄疸(24.4%)。由于髓外造血的关系,肝、脾可出现不同程度的肿大。

三、实验室检查

(1)血象。多为中-重度贫血,红细胞比血红蛋白降低更明显,MCV>94fl,MCH>32pg,MCHC正常。如果合并缺铁性贫血或地中海贫血时,MCV可降低,出现正色素或低色素性贫血;血涂片红细胞多数胞体增大,大小不等,以大红细胞为主,中心淡染区不明显,多为卵圆形巨细胞、碎片及畸形红细胞。网织红细胞正常或减少,嗜多色性及嗜碱性点彩红细胞易见。重症者白细胞可稍低,中性粒细胞常减少,伴胞体增大、核分叶过多(平均分叶数>3~4叶)、巨晚幼粒细胞和巨杆状核中性粒细胞(胞体大、畸形、胞质多、嗜碱性减弱、颗粒大及核染色质粗松)。血小板减少,板体大。

(2)骨髓象。增生型或再生不良型。以红系增生明显,常有粒:红比值倒置。不同发育阶段的巨幼红细胞可占骨髓有核细胞总数的30%~50%,原红及早幼红细胞增多明显,尤以前者增加更有意义。各期幼红细胞均出现巨幼变,核浆发育不一的呈"老浆幼核"现象,PAS染色阴性或弱阳性。贫血越重,巨幼红细胞越多,正常幼红细胞越少。粒系可见巨中、晚幼和巨杆状核粒细胞,分叶核粒细胞有分叶过多现象。巨核细胞核分叶过多(>10个)。脱氧尿苷抑制试验可以鉴别维生素 B_{12} 和叶酸缺乏。

(3)血清叶酸<6.81nmol/L(3ng/mL),维生素 B_{12}<74pmol/L(100ng/mL)(正常值为200~800ng/mL)。因这两种维生素的作用均在细胞内,血清浓度仅作为初筛试验,红细胞叶酸<227nmol/L(100ng/mL)可以肯定诊断叶酸缺乏。维生素 B_{12} 缺乏时半胱氨酸和甲基丙二酸(MMA)转化障碍,半胱氨酸和 MMA 在血液中积聚,因此测量其浓度对诊断维生素 B_{12} 缺乏有较高敏感性和特异性。叶酸缺乏者尿中亚胺甲基谷氨酸(FIGLU)排泄增加。叶酸缺乏,组氨酸分解受到影响,其代谢产物 FIGLU 自尿中大量排出。正常人口服组氨酸15g由尿排

出 FIGLU 平均为 5mg,叶酸缺乏者排泄量可达 1g 以上。

（4）其他检查。胃酸量减少,游离酸降低,血清铁正常或稍高。黄疸者的间接胆红素增高。血清内因子抗体测定可用于恶性贫血的辅助诊断。遗传家系分析有助于遗传性维生素 B_{12} 吸收、转运及代谢性疾病的诊断。

（5）试验性治疗。每天试用小剂量叶酸 0.2mg/d,口服,如 10 天内网织红细胞上升,血象好转,则可诊断叶酸缺乏症,但小剂量叶酸对维生素 B_{12} 缺乏无效;肌内注射小剂量维生素 B_{12}（5μg/d）,连用 10 天,维生素 B_{12} 缺乏者网织红细胞在治疗 3 天后开始上升,5～8 天达高峰,可达 20%,骨髓巨幼红细胞在 48h 转为正常形态。

四、诊　断

诊断标准:①发病年龄及有维生素 B_{12} 或叶酸缺乏的病因证据;②巨幼红细胞性贫血或伴有神经精神症状;③中性粒细胞核右移,5 叶以上>3% 或 4 叶占 15%～25% 高度提示维生素 B_{12} 或叶酸缺乏;④治疗前骨髓象呈巨幼样变,凡原红细胞>2%,早幼红>5% 或两者>10% 即应考虑本病;三者分别为 5%、10% 及 15% 以上时可肯定诊断;⑤经维生素 B_{12} 和(或)叶酸治疗血象恢复正常 1 年以上无复发。

五、鉴别诊断

（一）营养性混合型贫血

血象中红细胞呈大细胞,低色素;骨髓象既有巨幼红细胞又有血红蛋白化不良现象。

（二）红血病或红白血病

若巨幼红细胞性贫血末梢血出现有核红细胞、骨髓红系统极度增生伴巨幼样变等极似红血病,此患儿多有过不足量维生素 B_{12}、叶酸或维生素 C 治疗。但该病有神经系统表现;骨髓内粒系比例正常伴巨幼变;有核红细胞 PAS 染色阳性(巨幼红细胞性贫血骨髓中巨幼细胞糖原染色阴性);HbF 正常或稍高及维生素 B_{12} 治疗有效等可与红血病鉴别。

（三）恶性贫血

我国儿童罕见,其鉴别要点见表 5-2-1。

表 5-2-1　营养性巨幼红细胞性贫血与恶性贫血鉴别点

	营养性巨幼红细胞性贫血	恶性贫血
年龄	任何年龄	>40 岁者多见
神经系统症状	少见,婴幼儿患者可有典型症状,经治疗后消失	亚急性脊髓联合退行性变性
胃酸	改变不明显,治疗后恢复	不可逆胃酸缺乏
骨髓	巨红细胞占 30%～50%,主要为原红及早幼红增加;病态白细胞及核右移为早期诊断指标,重症可见巨核细胞减少及分叶过多	巨红细胞并有病态白细胞及巨核细胞

续表

	营养性巨幼红细胞性贫血	恶性贫血
预后	一次治愈后不易复发(除非未去除病因)。病死率为1%	终身反复发作

(四)黄疸性肝炎

少数患者出现黄疸,消化道症状、肝大、尿胆原阳性及血胆红素升高易误诊为黄疸性肝炎。但患儿有中-重度贫血,肝大而无叩痛,骨髓象改变及维生素 B_{12} 或叶酸治疗后黄疸迅速消退,网织红细胞迅速上升等可与肝炎区别。

(五)MDS-RA

巨幼贫(MA)常伴随两系、三系减少,与 MDS 的临床特点相似。但 MDS 骨髓除有巨幼样变外,还有淋巴样小巨核、奇数核及巨大红细胞等病态造血现象,发育不平衡的双核和奇数核最具特征;粒系分叶过少,红系各阶段体积大小不均匀,多数为胞体增大而细胞核未见明显增大,核肿胀不明显;可染铁常为内外铁均增多;应用叶酸和维生素 B_{12} 治疗无效。MA 成熟红细胞大小较一致,以大椭圆形红细胞为主;中性粒细胞核分叶过多(分五叶者>5%);血小板大小均匀,骨髓三系血细胞的巨幼变程度比 RA 明显,呈典型巨幼变。红系早期巨变;典型的巨大晚幼粒及杆状核粒细胞,粒细胞均有胞核肿胀的特征;巨核细胞以多分叶及多圆核细胞为主,分多个小核的巨核细胞是 MA 的形态学特征。

此外少数缺铁性贫血、维生素 B_6 反应性贫血及慢性溶血性贫血骨髓象可见巨幼变,再障亦可见类巨幼变,注意鉴别。本病的精神神经症状易误为脑发育不全,但后者智力低下,精神神经发育落后自生后即逐渐出现。结合血液学检查,治疗反应不难鉴别。

六、治疗

首先应去除病因。如喂养不当应予以纠正,慢性腹泻应予以治疗。对于不能根治的先天性缺陷,只能采用补充或替代疗法。

叶酸不能改善维生素 B_{12} 缺乏引起的神经症状,故在无明显神经症状的巨幼红细胞性贫血可用叶酸进行治疗。每日口服叶酸 5~15mg,维生素 C 300mg;后者可加强前者的疗效。

营养因素引起的维生素 B_{12} 缺乏者,可给予维生素 B_{12} 每 3 日肌内注射 0.1mg,共 2~3 周。其他原因引起或病情严重者可每月 1 次,每次 1mg,待血象正常后,减量维持。为改善神经系统症状,可适当加用维生素 B_6。治疗期间要适当加服铁剂以供造红细胞所需。严重贫血已引起心功能不全者,应小量多次输血,以减少慢性缺氧。输血时点滴速度要缓慢。如有原发病应积极治疗。一般的营养也应加强。严重巨幼红细胞贫血病儿在治疗开始 48h,血钾可突然下降,加之心肌因慢性缺氧,可发生突然死亡,严重巨幼红细胞性贫血患儿,治疗时应同时补充钾盐。

第三节 自身免疫性溶血性贫血

由于免疫因素如抗体、补体等导致红细胞损伤而过早地破坏,产生溶血和贫血症状者称为免疫性溶血性贫血。可发生于任何年龄阶段,小儿时期最常见的是新生儿同族免疫性贫血,其次是自身免疫性溶血性贫血(AIHA)。AIHA 是一种获得性免疫性贫血,由患儿体内产生抗自身红细胞膜抗原的抗体,引起红细胞过早地破坏而产生溶血性贫血所致。一般无家庭史,发病率约为 1/8 万。发病高峰年龄为 4 岁。

一、分类

AIHA 的分类有两种,一种是根据病因进行分类,另一种是根据抗体的种类进行分类。

(一)病因分类

1.特发性

病因不明,发病率约占 20%。

2.继发性

发病率约占 80%,常见病因有:

(1)感染。可由细菌、病毒、支原体或疫苗接种等引起,病原体包括伤寒、链球菌、金黄色葡萄球菌、结核、肝炎病毒、巨细胞包涵体病毒、EB 病毒、疱疹病毒、流感病毒、腺病毒、腮腺炎病毒及肺炎支原体等。

(2)免疫性疾病。常见于系统性红斑狼疮、类风湿性关节炎、皮肌炎、免疫性血小板减少症、无丙种球蛋白血症、异常丙种球蛋白血症等。

(3)恶性肿瘤。如白血病、淋巴瘤、霍奇金病等。

(4)多种药物。可通过半抗原药物依赖性非特异性抗体(如青霉素类、头孢霉素类等)或通过免疫复合物(如奎宁、奎尼丁等)或诱导真性自身抗体(如甲基多巴、左旋多巴等)而破坏红细胞,发生溶血性贫血。

(二)根据抗体种类

分类根据自身抗体作用在红细胞引起溶血所需要的最适温度可将 AIHA 分为温抗体型和冷抗体型两种,前者通常为 IgG,少数为 IgA 和 IgM;IgG 亚类则以 IgG_1 和 IgG_3 为主,而 IgG_2 及 IgG_4 少见,最适温度为 37℃;后者较少见,抗体属 IgM,少数为 IgG,最适温度为 4℃。两类抗体引起的 AIHA,其发病机制、诊断、治疗方法和预后不尽相同。

二、发病机制

AIHA 的发病机制尚未完全阐明。自身温抗体型通过 IgG 可变区 Fab 段吸附于红细胞膜上,其恒定区 Fc 段则暴露于膜外,一是通过激活补体破坏红细胞,二是 Fc 段可被位于单核巨噬细胞膜上的 Fc 受体所识别,借此单核巨噬细胞便可进行吞噬和毒性溶解被抗体包被的红细胞。冷抗体型免疫性溶血性贫血可分为冷凝集素综合征或冷凝集病和阵发性寒冷性血红蛋白尿;前者由病儿自身冷凝集素 IgM 引起,少数可由 IgG 或 IgA 引起;后者为 IgG 型冷抗体。这些抗体在寒冷和补体参与下与自身红细胞发生凝集,主要在肝内破坏清除或发生血管内溶血。冷抗体型常继发于各种感染,可能由各种病原微生物和人类红细胞表面抗原相类似引起,所谓交叉抗原性;也有人认为病原微生物代谢产物在体内与红细胞膜的蛋白质结合,使蛋白变性,成为一种新的抗原,因而刺激人体免疫系统产生自身抗体。AIHA 还可与免疫系统增生性疾病并发,如淋巴细胞白血病、恶性淋巴瘤等。此外,在胶原血管疾病中也常有 AIHA 发生。

药物诱发的 AIHA 主要有三种类型:①青霉素型:亦称药物吸附型。药物吸附于红细胞表面形成新的抗原,免疫系统制造抗体,通常是 IgG 与之结合而发生溶血。青霉素、头孢菌素、四环素等所引起的 AIHA 均属这一类型。②甲基多巴型:α 甲基多巴引起的 AIHA 属自身免疫性,60% 见于 HLA-B$_7$ 阳性患儿;③免疫复合物型:这是由于 IgM 与药物反应,激活了补体系统,C$_{3b}$ 沉积于红细胞表面,进而导致巨噬细胞对带有 C$_{3b}$ 的红细胞发生攻击和吞噬。少数 IgG 抗体也可为冷凝型,类似于 IgM,见于阵发性寒冷性血红蛋白尿。这种抗体与红细胞膜上的血型 P 抗原结合,通过激活补体而发生溶血性贫血。

三、临床表现

有三种临床类型:

(一)急性暂时型

占 70%~80%,发生于 2~12 岁的儿童,偶见于新生儿,男多于女。此型通常继发于感染尤其是上呼吸道感染后。起病大多急骤,伴有虚脱、苍白、黄疸、发热、血红蛋白尿等,病程呈自限性,通常 2 周内自行停止,最长不超过 6 个月。严重溶血者,可发生急性肾功能不全,出现少尿、无尿和氮质血症等。部分病例起病也可稍缓慢,主要表现为疲劳和苍白。脾脏大多增大。一般无全身性疾病存在。由青霉素引起者,与青霉素剂量有关,若每日用量超过 120 万单位,则很少出现溶血。即使出现溶血,通常也较轻,停药后溶血很快消退。急性型者对糖皮质激素治疗反应佳,大多能完全恢复,极少发生死亡。

(二)慢性迁延型

常见于 12 岁以后的年长儿童,特发性者多见。偶尔继发于系统性红斑狼疮等结缔组织病。起病缓慢,主要症状有贫血、黄疸、肝脾大等,溶血可持续数月或数年,最长可达 20 年,可反复发作。合并感染可加重病情,甚至出现溶血危象。常并发其他血细胞成分异常,如合并中性粒细胞或血小板减少(Even 综合征)。肾上腺糖皮质激素疗效不肯定,病死率在 10% 左右,主要见于伴有全身性疾病的病例。Even 综合征者,常可并发慢性疾病如系统性红斑狼疮等,因此预后大多不良。

(三)抗人球蛋白试验阴性型

与红细胞膜结合的抗体分子数过少(<260)有关。临床表现与上述两型基本相同,切脾或肾上腺皮质激素治疗有效。

四、实验室检查

(一)外周血象

大多数病例贫血严重,血红蛋白<60g/L,球形和嗜多色性红细胞多见,网织红细胞可高达 50%,可见有核红细胞。部分病例,特别是急性溶血发作早期,网织红细胞可以不高。慢性

迁延型者,网织红细胞大多减少,主要原因是 IgG 抗体可以与幼红细胞和网织红细胞结合,使骨髓中的幼红细胞和网织红细胞减少,严重时可发生再障危象。白细胞总数通常升高,可出现类白血病反应。如无 Even 综合征时,血小板通常正常。

(二)红细胞渗透脆性试验

病情进展时脆性增加,症状缓解时脆性正常。

(三)Coombs 试验

直接试验强阳性,而间接试验(测定血清中游离的抗红细胞抗体)阴性,偶尔间接试验也可呈阳性,与预后有关。这些抗体在 35～40℃ 之间活性最强,故称"温抗体"。它们大多为 IgG。部分病例发生溶血时,无须补体参与,体外也不产生凝集作用,因此,它们为"不完全抗体"。从有些患者血清中或从患者红细胞上洗脱下来的抗体还可以与其他人的红细胞发生凝集,这些抗体被认为是泛凝集素,事实上,它们约与 70% 左右患者的红细胞 Rh 系统抗原呈特异性结合反应。部分病例的红细胞上可检测到与 IgG 结合的补体成分,通常为 C_{3b}。一般来说,红细胞表面至少有 260～500 个抗体分子时,Coombs 试验才能出现阳性,因此少数病例 Coombs 试验可因敏感度不足而呈阴性反应。此时,需要采用特殊的诊断试验(如 ^{125}I 葡萄球菌蛋白 A 试验、放射免疫直接抗人球蛋白试验等)才能证实抗红细胞抗体的存在。

(四)胆红素和珠蛋白测定

血清间接胆红素增加,尿中尿胆原增加,结合珠蛋白降低或消失。

五、诊断与鉴别诊断

近数月内无输血或特殊药物接触史,根据临床表现和实验室检查,尤其是直接 Coombs 试验阳性者可确诊,但后者阴性时不能否定。本病应与其他溶血性贫血如珠蛋白生成障碍性贫血、溶血尿毒综合征、血栓性血小板减少性紫癜、传染性单核细胞增多症合并溶血等鉴别。

六、治疗

治疗目的是缓解和消除症状,预防复发,防止并发症。

(一)一般治疗

(1)护理。急性期需暂时卧床休息,给予吸氧。

(2)营养管理。由护士对患者的营养状况进行初始评估,记录在《住院患者评估记录》中。总分≥3 分,有营养不良的风险,须在 24h 内通知营养科医师会诊。

(3)严重溶血时予以水化、碱化尿液。

(4)积极治疗原发病。

(二)药物治疗

1.首选肾上腺皮质激素

泼尼松 40～60mg/(m^2·d),分 3～4 次口服。若血红蛋白稳定在 100g/L,网织红细胞下降,即可将泼尼松量减少 50%,此后缓慢减量,小剂量激素至少维持 3～6 个月。激素治疗3周无效者,须及时更换其他疗法。

2.免疫抑制药

适用于激素治疗无效或脾切除后复发者。硫唑嘌呤 $2\sim2.5mg/(kg\cdot d)$，环磷酰胺 $1.5\sim2mg/(kg\cdot d)$，也可用氨甲蝶呤及甲基苄肼。一种免疫抑制药试用 4 周若疗效不佳，可增加日用量或改用其他制剂。停用免疫抑制药后复发者，可重复试用激素，疗程中必须密切观察药物的不良反应。

3.其他治疗

上述治疗无效者可试用大剂量静脉丙种球蛋白。对冷抗体型患者应注意防寒保暖。

4.输血治疗

输血应慎重，暴发型溶血性贫血、再生障碍性贫血危象、极重度贫血短期内有可能危及生命者，宜输入洗涤红细胞或采用交换输血。

(三)内镜及手术治疗

脾切除适应证：①对激素治疗有禁忌证者。②经大量激素治疗无效者。③需长期用较大剂量激素才能维持血红蛋白于正常水平者。④激素与免疫抑制药联用仍不能控制溶血者。⑤经常反复发作者。温抗体型患者脾切除后约有 50% 的原发性者、30% 的继发性者可获缓解。冷抗体型患者脾切除疗效不佳。

第四节　再生障碍性贫血

再生障碍性贫血（AA）是骨髓造血功能衰竭所致的一种全血细胞减少综合征，主要表现为贫血、出血和反复感染，无肝、脾或淋巴结肿大，血常规呈全血细胞减少，网织红细胞不升高。

一、病因

15%～20%再生障碍性贫血属先天性或遗传性，可有家族史和（或）伴一种或多种畸形。70%～80%再生障碍性贫血原因不明，其中部分病例可能与感染、药物、化学物质等有关，目前认为此类再生障碍性贫血是一种以 T 淋巴细胞功能亢进为特征，以骨髓造血组织为靶器官的自身免疫性疾病，这是再生障碍性贫血免疫治疗的依据。

二、诊断标准

(一)急性再障(亦称重型再障Ⅰ型,SAA-Ⅰ)

1.临床表现

发病急，病程短（1～7 个月），贫血呈进行性加剧，常伴严重感染，皮肤、黏膜广泛出血或内脏出血。约 1/3 病儿肝可有轻度大（肋下 2cm 以内），但脾及淋巴结却不大。

2.血象

除血红蛋白下降较快外，须具备以下 3 项目中之 2 项：①网织红细胞<1%，绝对值<$0.015\times10^{12}/L$；②白细胞总数明显减少，中性粒细胞绝对值<$0.5\times10^9/L$；③血小板<$20\times10^9/L$。

3.骨髓象

①多部位增生减低，三系有核细胞明显减少，非造血细胞增多；②骨髓小粒空虚，非造血细胞如浆细胞、组织嗜碱性粒细胞及脂肪细胞增多。

（二）慢性再障

1.临床表现

起病缓慢，病程长（1 年以上），贫血、出血、感染较轻。

2.血象

血红蛋白下降速度较慢，网织红细胞、白细胞、中性粒细胞及血小板值常较急性再障为高。

3.骨髓象

①三系或两系细胞减少，至少一个部位增生不良。如局灶增生良好，则红系常见晚幼红比例增多，巨核细胞明显减少；②骨髓小粒中脂肪细胞及非造血细胞增加。

4.当慢性再障在病程中病情恶化

临床表现、血象及骨髓象与急性再障相同时，称为重型再障Ⅱ型（SAA-Ⅱ）。

此外，尚有依据骨髓造血祖细胞培养的结果将再障分为 4 型：①造血干细胞缺陷（约占 50%～60%）；②T 抑制细胞增加（约占 21.4%～33%）；③患者血清中抑制因子增加（约 21.4%）；④造血微环境缺陷（约占 7.1%）。

三、鉴别诊断

再障须与白血病、骨髓增生异常综合征、骨髓纤维化、阵发性睡眠性血红蛋白尿（PNH）、严重缺铁性贫血、巨幼红细胞性贫血、脾功能亢进、骨髓转移瘤、噬血细胞综合征、恶性组织细胞病、恶性淋巴瘤等鉴别。鉴别的主要依据为骨髓涂片、骨髓活检及相应的细胞和分子生物学检查。

四、治疗

由于再障的发病原因与发病机制复杂，每种类型又无特异性实验指标可用于指导临床选药，因此，再障的治疗目前仍然主要采用临床经验进行选药，给治疗带来一定的盲目性。近年来，有关研究再障的新技术不断涌现，如 T 淋巴细胞亚群（包括 T 辅助/抑制细胞、自然杀伤细胞、细胞毒 T 细胞、树突状细胞、B 细胞等）、单核/巨噬细胞、CD34$^+$造血干/祖细胞及其亚群的流式细胞仪（FCM）分析，造血祖细胞集落培养等，有望使再障的治疗更具实验依据。

（一）急性再障（重型再障）的治疗

1.去除病因

对一切可疑的致病因素，均应立即停止接触、应用。

2.防治感染

急性再障预后凶险，病死率可高达 80% 以上，死亡的主要原因之一是严重感染。因此，积极预防和治疗感染是降低死亡率的重要措施。患者应隔离保护，输注新鲜血浆、丙种球蛋白或白细胞悬液，以增加患儿对感染的抵抗力。一旦出现感染，应及早使用强力有效的抗生素。在没有明确病原体感染之前，通常需要广谱抗生素、抗真菌药及抗病毒药联合应用。一旦证实了感染的病原体及其敏感药物，则可根据对病原体敏感的药物进行合理选药。

3.防止出血

颅内出血或其他脏器严重出血是本病致死的另一重要原因。当血小板计数下降至 $20\times10^9/L$ 时，出血的机会则大大增加，应积极输注足量的血小板或新鲜全血，要求使血小板数量至少达到 $20\times10^9/L$ 以上。血小板成分输注，从正常人 1 单位（400～500mL）全血中可提取 1 个单位血小板血浆，平均含 10^{11} 个血小板，输入 1 个单位血小板/M² 能增加 1.2 万/μl 血小板数。肾上腺皮质激素虽然不能增加血小板的数量，但它们具有改善血管脆性的作用，从而有利于减少出血的机会。

4.纠正贫血

当病情进展迅速，血红蛋白＜40g/L 时，有可能出现贫血性心功能衰竭和组织缺氧的表现，应尽快输血，但输血速度宜缓慢，以防促进心功能衰竭。

5.免疫抑制剂治疗

目前常用的有以下几种药物：

（1）抗胸腺细胞球蛋白（ATG）或抗淋巴细胞球蛋白（ALG）。作用机制：杀伤抑制性 T 细胞，促进 CD4$^+$/CD8$^+$ 比值恢复正常；具有丝裂原作用，刺激淋巴细胞分泌 IL-3 及 CSF，促进造血干细胞增殖；可直接与造血干细胞表面受体结合，促使造血恢复。

ATG、ALG 用法：①马-ATG（H-ATG）每日 10mg/kg 或猪 ATC（P-ATG）15～20mg/(kg·d) 或兔 ATG（R-ATG）3～4mg/(kg·d)静滴，连用 5 日或 ALG 40mg/(kg·d)，持续静滴 12h，连用 4 日。并加用甲基泼尼松龙 2mg/(kg·d)，静脉滴注；②ALG 20mg/(kg·d)，持续静滴 4～6h，连用 8 日，继给泼尼松 1.5mg/(kg·d)，连服 5 日。后者能克服 ALG 的不良反应。通常经治疗 1～3 月临床症状及血象改善，有效率达 60%～80%，复发率约 10% 左右。上述方案主要用于急性或重型再障的治疗。

本制剂适用于血小板＞$10\times10^9/L$ 的病例。首次应用前应作过敏试验，用 1/10 瓶 ALG 溶于 100mL 生理盐水内静滴 1h，滴注过程中医务人员必须在场，床旁备有地塞米松、氢化可的松、肾上腺素、异丙嗪等急救药品。过敏反应表现为口周及四肢麻刺感、唇及喉肿胀、支气管痉挛、声门水肿、低血压等。出现过敏反应后立即停止静脉滴注 ALC，并加入地塞米松 2～4mg，必要时给予氢化可的松静脉点滴；出现声门水肿立即给予 1∶1000 肾上腺素 0.1mL 皮下或静脉注射。一旦发生过敏反应，以后绝对禁止再用本品。在首次给药 12h 前用异丙嗪1 次，静滴 ALG 前静脉推注地塞米松 4mg，勿用同一输液瓶滴注其他液体及血制品。

用药一周末至两周内可发生血清病，出现发热、皮疹（荨麻疹、麻疹样或猩红热样）、淋巴结增大、关节酸痛，严重表现有面部及四肢水肿、少尿、喉头水肿、哮喘、末梢神经炎、头痛、谵妄，甚至惊厥。一旦出现上述任何表现者均应严密监护，仅有皮疹者则可给予异丙嗪、止痒洗剂等对症处理，较重表现者则可给予甲基泼尼松龙 10mg/(kg·d) 一次静脉注射，连用 3～4 日。

已知对上述制剂过敏者及存在急性病毒感染者禁用。

（2）环孢霉素 A（CSA）。适用于 ATG（或 ALC）不宜应用者。作用机制：抑制 T 淋巴细胞的活化与增殖，抑制 IL-2 和 γ-干扰素的合成；封闭 T 细胞表面受体，抑制 CD8$^+$ 细胞活性及增殖。

用法:开始时 5mg/(kg·d),分 2 次口服,q12h,连服 2 周,随后根据血浆药物浓度进行调整,使 CSA 血浓度谷值保持在 200～400ng/L。服药时可将 CSA 溶液掺入牛奶或果汁等饮料内摇匀后服用,以减少其对胃肠道的刺激作用。用药期间应避免高钾食物、含钾药物及保钾利尿剂,以防高血钾的发生。单用有效率约 30%。

不良反应:主要是肾脏毒性,其次是肝脏损害。其他如多毛、皮肤色素沉着、牙龈肿胀、水钠潴留、手足烧灼感、震颤、肌肉痉挛及抽搐(可能与低镁有关),可出现良性乳腺增生及因肾性高血压引起头痛等。此外,也可因细胞毒 T 淋巴细胞下降而易发生卡氏肺囊虫感染。血药浓度的监测可防止严重不良反应的发生。

当患儿合并真菌感染使用抗真菌药如伏立康唑等,可以发生药物间相互作用,此时,CSA 浓度可异常增高而可诱发严重的中毒症状,如高血压、急性肾衰竭、抽搐、昏迷等。须及时根据血药浓度而及时调整 CSA 给药剂量。

(3)大剂量甲基泼尼松龙。作用机制:可明显抑制 $CD8^+$ 细胞活化和增殖,去除 NK 细胞对骨髓的抑制作用。适用于中性粒细胞绝对值 $>0.5×10^9$/L。

用法:20～50mg/(kg·d),静滴 3 日,然后每周减半量,直至 2mg/(kg·d)后,逐渐改为口服制剂减量维持直至停药。适用于重型再障,有效率约 25%左右。

不良反应:主要是感染和高血压,其他可有胃炎、心律失常、高血糖、情绪改变、柯兴氏征、股骨头无菌性坏死等。

(4)抗 T 淋巴细胞单克隆抗体(单抗)。作用机制:杀伤对骨髓有抑制作用的 $CD8^+$ T 淋巴细胞。

用法:CD4/CD8 正常者,CD_3 单抗 10mg,地塞米松 3～5mg 加入生理盐水 300mL 中静滴,每日一次,连用 5～10 次;CD4/CD8 倒置者,先用 CD_3 单抗每次 5～10mg,每日二次,连用 3～5 次,改用 CD8 单抗每次 5～10mg,连用 3～5 次。用前肌内注射异丙嗪。

(5)大剂量丙种球蛋白。作用机制:杀伤抑制骨髓造血的淋巴细胞,清除骨髓中可能与再障有关的病毒感染,与干扰素类细胞因子结合,去除其骨髓抑制活性。

用法:一般每次 1g/kg,静脉滴,每 4 周一次,1 次～2 次有效者,可连用 6 次,不良反应少。用药后疗效反应时间不一,约 30%发生于治疗后 3 个月,70%发生于治疗后 6 个月。在无效病例中,仍有 25%可对第二疗程治疗发生反应。与其他免疫抑制剂联合治疗可提高疗效达 50%～70%。

(6)异基因造血干细胞移植。适用于重型再障,病程早期进行移植成活率极高。最好采用 HLA 完全匹配的同胞兄弟/姊妹或非亲缘相关供者,CMV 阴性的骨髓或 G^-CSF 动员的外周血干细胞或脐带血。只要患儿无严重器官功能障碍或难治的感染存在时,应尽早(确诊后2周～3周)进行移植。异基因骨髓移植的治愈率可达 70%(已输过血者)至 85%(尚未输血者)。移植成功后再障复发者较少见。

(二)慢性再障治疗

慢性再障的发病机制以造血微循环的缺陷为主,其中一部分发展成重型再障(SAA-Ⅱ型),则与免疫紊乱抑制造血功能有关。慢性再障治疗与急性再障治疗有所区别,急性再障以免疫抑制剂为主,而慢性再障则以雄性激素为主的综合疗法。

1.雄性激素作用机制

①直接刺激骨髓多能造血干细胞,促进蛋白同化作用;②还原物中 5α 双氢睾酮具有增加促红细胞生成素(EPO)的产生;③sp 双氢睾酮能提高造血干细胞对促红细胞生成素的效应,促使 G$_0$ 期细胞进入增殖周期。雄激素治疗作用需要较长的治疗时间,故必须坚持应用 2～4 月以上才能做出评价,有时要在治疗 6 个月后才出现疗效,病情缓解后仍应继续用药 3～6 月再减量,维持 1～2 年。国内外雄性激素常用制剂及用法。

不良反应:男性化、儿童骨成熟增速、骨骺融合提前(合用糖皮质激素可防止)、水钠潴留及肝脏损害。要定期检查肝功能,并口服保肝药,若肝损害时应减量或暂停或改用丙酸类代替甲基类。有效率约 35%～80%,复发率 23%。

2.改善造血微环境药物

包括神经刺激剂和血管扩张剂。其可能作用机制是通过兴奋骨髓神经、扩张骨髓血管,改善骨髓造血微循环,从而刺激和滋养残存造血祖细胞的增殖。

(1)硝酸士的宁。①20 日疗法:即每日 2～6mg,肌内注射,连用 20 日,间隔 5 日。②10 日疗法:1mg 连用 2 日,2mg 连用 5 日,3mg 连用 3 日,肌内注射,休 10 日。③5 日疗法:即 1mg、1mg、2mg、2mg、3mg,肌内注射,每天 1 次,间歇 2 日。以上疗法均反复使用,疗程 3～6 月。有效率 53%。不良反应为失眠、肌颤、四肢不自主动作等。

(2)一叶萩碱。每日 8mg/kg,肌内注射,连用 1.5～2 月,疗程不少于 4 个月。有效率 47%,与司坦唑醇合用疗效可提高到 80%。不良反应同硝酸士的宁。

(3)山莨菪碱(654-2)。0.5～2mg/(kg·d),静滴或 10～40mg/(kg·d),睡前口服或 0.2～0.5mg/kg,肌内注射,每日 1～2 次。连用 30 日,休 7 日,重复使用,观察 3 个月。

(4)莨菪浸膏片。每次 10mg,每日 3 次,口服,每日递增 10～20mg 至每次 240～300mg,30 日为一疗程,休 7 日后重复。不良反应:口干、视力模糊、排尿困难。疗效尚难肯定。

3.促进造血功能的细胞因子

重组人粒-巨噬细胞集落刺激因子(rhGM-CSF)及粒细胞集落刺激因子(G$^-$CSF):5～10μg/(kg·d),刺激造血干细胞而增加外周血的血细胞数,可与 IL-3(每日 1mg/M^2)联合应用于骨髓移植或免疫抑制疗法过程中。疗效尚未充分肯定。

4.免疫增强调节剂

目的是提高免疫,增强抗感染能力。常用的有左旋咪唑每日 2mg/kg,一周服 2 日,连用 2 月～2 年;胸腺素:可刺激 CD4$^+$ 细胞的增殖,纠正 CD4$^+$/CD8$^+$ 比例倒置现象。2mg/kg,静滴,每天 1 次,连用 3 个月以上,有效率约 50% 左右。此外还有转移因子、植物血凝素(PHA)等均有有效报道。

5.糖皮质激素

可减少出血倾向。一般应用泼尼松 0.5～1mg/(kg·d),分 2～3 次口服,多与雄激素合用。

6.中药中西医结合可提高疗效

辨证施治或成药。①阴虚型:滋阴补肾,方剂有大菟丝子饮、当归首乌汤、三胶汤(阿胶、龟板胶、鹿角胶）等；②阳虚型：补肾助阳，方剂有河车大造丸、十四味建中汤等；③阴阳两虚型：大菟丝子饮加助阳药，气血两虚者八珍汤、归脾或参芪四物汤加减。成药有全鹿丸、龟鹿二仙胶等。

经中药治疗后可见到：①贫血、出血、感染症状改善，输血减少，随后出现网织红细胞反应，血红蛋白升高，白细胞恢复，血小板逐渐增加；②骨髓红系改善，接着粒系改善，最后巨核细胞系恢复。

五、预后

一般年幼者，无出血感染等症，中性粒细胞$>0.5\times10^9$/L，血小板数$>20\times10^9$/L，骨髓增生型预后较佳。急性再障预后甚差，如未能得到有效治疗者，绝大多数一年内死亡，有的甚至2～3月内天亡。慢性再障经过治疗后大多数能长期存活，约1/3治愈或缓解，1/3明显进步，1/3仍迁延不愈，少数患者死亡。死亡原因有脑出血或败血症，有的合并继发性含铁血黄素沉着症，死于肝脏功能衰竭、心力衰竭或糖尿病。

第五节　特发性血小板减少性紫癜

特发性血小板减少性紫癜（ITP）是一种常见的自身免疫性疾病，又称免疫性血小板减少性紫癜（ITP），是小儿最常见的出血性疾病，占儿童出血性疾病的25％～30％。目前，更倾向于命名为"免疫性血小板减少症（ITP）"。ITP是正常血小板被免疫性破坏的自身免疫性疾病，最主要的临床特点是：皮肤、黏膜自发性出血和束臂试验阳性，血小板减少、出血时间延长和血块收缩不良。本病可以是特发性，也可以是继发。继发性ITP包括病毒感染、自身免疫性疾病和一些药物等引起的血小板减少。

小儿ITP高发年龄为2～5岁，0～1岁14.4％，1～6岁56.7％，6～15岁28.8％。春季到初夏是发病高峰，秋季发病呈低谷。

一、病因与发病机制

儿童ITP中存在两种免疫状态：①急性ITP：免疫状态好，但由于从正常免疫监视逃逸后产生过多的抗血小板抗体，造成血小板破坏，随病原菌清除而恢复，为急性、自限过程，不需治疗可恢复；②慢性ITP：免疫失调和异常，研究证实，辅助性T细胞（Th）和细胞毒T细胞（CTL）的活化及相关细胞因子紊乱是导致本病慢性化过程的重要原因。持久恒定的HLA-DR刺激性免疫应答使细胞因子产生增强、T淋巴细胞活性增加和特殊的自身抗体产生，需要免疫治疗。针对ITP机制的全过程：异常抗原表达、免疫呈递细胞刺激T淋巴细胞、活化的T淋巴细胞激活B淋巴细胞以及补体、单核巨噬细胞激活、免疫活性细胞凋亡下调等，其中T细胞免疫异常是关键。

二、临床表现

儿童 ITP 多无严重出血,初诊者无论是否接受治疗,2/3 以上的患儿在 6 个月内自发缓解。症状和体征在个体间差异较大,很多患儿无出血症状或只有轻微皮肤出血,而极少部分患儿(约 4%)则有严重出血,如消化道出血及广泛皮肤黏膜出血。颅内出血的发生率极低,0.1%~0.5%。血小板减少程度与是否发生出血不完全相关,但颅内出血多发生于血小板计数低于 $10 \times 10^9/L$ 时。

(一)国内常规采用的临床分型和分度

1.分型

(1)急性型。小儿常见(占 70%~90%),好发于 2~8 岁,其特点:①起病急,常有发热。48%~84% 发病前 1~6 周内有先驱的急性病毒感染(主要为上呼吸道感染,其次为风疹、水痘、麻疹、流行性腮腺炎、传染性单核细胞增多症、传染性肝炎、巨细胞病毒包涵体病及疫苗注射)和化脓感染。②以自发性皮肤和黏膜出血为主,多为针尖大小的皮内和皮下出血点,常伴有鼻出血或牙龈出血。胃肠道大出血少见,偶见肉眼血尿。少数患者可有结膜下出血和视网膜出血,颅内出血少见。出血严重者可致贫血。③淋巴结不大,肝脾偶见轻度肿大。④本病呈自限性经过,85%~90% 患儿于发生后 1~6 个月内能自然痊愈,病死率约为 1%,主要死于颅内出血。⑤血小板数 $< 40 \times 10^9/L(80\%)$,可见大、变形血小板,寿命缩短(1~4h 至 24h)。⑥PAIg 阳性率约 80% 以上或抗原抗体免疫复合物阳性。⑦骨髓巨核细胞数正常或增加,多为幼稚型成熟障碍,产板巨核细胞明显减少。

(2)慢性型。较少见,16%~29%,发病年龄多 >6~10 岁,其特点:①病程 >6 个月;②起病隐匿,多无先驱感染症状;③病毒感染可加重病情,出血症状较轻,重者也可发生瘀斑、血肿及颅内出血;④血小板数 $> (40 \sim 80) \times 10^9/L$,血小板寿命 2~3 天;⑤血小板功能持续异常,PF3 活性降低,血小板黏附性降低,对 ADP 凝集反应降低;⑥PAIg 阳性率 95%;⑦骨髓巨核细胞多为成熟型。

(3)反复发作型(再发型)。小儿少见,1%~4%,其特点为:①呈急性发作与完全缓解交替,发作持续数周~6 个月,完全缓解持续数周、数月或数年不等(血小板数及寿命正常);②急性发作前常有先驱病毒感染;③血清 IgA 降低。

(4)难治性型。难治性 ITP 是脾切除后仍然表现为重型 ITP 的患者。未行脾切除的患者不包括在难治性 ITP 之内,建议根据患者对各种药物的疗效初步分为有效和无效两类。但难治性 ITP 可以暂时对皮质激素或 IVIG 有反应。确诊为难治性 ITP 患者必须彻底排除所有伴有血小板减少的疾病。

2.病情分度

(1)轻度。血小板 $\geq 50 \times 10^9/L$,一般无出血征,仅外伤后易发生出血或术后出血过多。

(2)中度。血小板 $\leq 50 \times 10^9/L$,$> 25 \times 10^9/L$,皮肤黏膜瘀点或外伤性瘀斑、血肿和伤口出血延长,但无广泛出血。

(3)重度。具备下列一项者:①血小板数 $< 25 \times 10^9/L$,$> 10 \times 10^9/L$,皮肤黏膜广泛出血

点、瘀斑、大量鼻出血或多发血肿;②消化道、泌尿道或生殖道暴发出血或发生血肿压迫症状;③视网膜或咽后壁出血和(或)软腭瘀点、明显血尿、黑便或鼻出血、头痛及眩晕等(可为颅内出血的先兆症状);④外伤处出血不止,经一般治疗无效。

(4)极重型。具备下列一项即可:①血小板数<10×10^9/L 或几乎查不到,伴皮肤黏膜广泛自发出血、血肿及出血不止;②危及生命的严重出血(包括颅内出血)。

(二)目前倾向于按儿童 ITP 临床表现进行分型,而不是依据血小板计数分型

(1)美国血液学会(ASH)提出干性出血(仅有皮肤出血点和瘀斑)和湿性出血(黏膜出血)的概念,湿性出血更预示严重出血倾向。

(2)欧洲学者分型。A 型(无症状 ITP):临床上从无症状到皮肤少量出血点或瘀斑,不伴黏膜出血;B 型(中间型 ITP):临床上可见皮肤较多出血点,且伴黏膜出血;C 型(严重 ITP):至少伴有下列情况之一的严重出血:视网膜出血、颅内出血及出血性休克等其他危及生命的出血。

(3)美国目前儿童 ITP 的分型。①新诊断的 ITP:病程<3 个月;②持续性 ITP:病程 3～12 个月;③慢性 ITP:病程>12 个月;④重型 ITP:血小板计数<10×10^9/L,且就诊时存在需要治疗的出血症状或常规治疗中发生新的出血症状,需要加用其他升高血小板药物或增加现有治疗药物剂量。

小儿 ITP 按发病急缓、病程的长短,临床分为急/慢性 ITP,有失偏颇。ITP 实质是自身免疫性疾病,其发病机制是免疫异常,它既有体液免疫异常,更有细胞免疫异常或两者并存。不同的患者具有不同的遗传背景,不同的抗原激发,导致不同的免疫紊乱,出现临床表现、治疗效果及结局的差异。大多数小儿 ITP 是属于所谓的"急性";有些所谓"慢性 ITP",由于免疫异常的特有本质,疾病初诊即非"急性"而是"慢性",无须等待病程长短而定。今后,除了临床表型外,非常有必要探寻更有特异性的免疫学指标(包括体液/细胞以及细胞因子)进行 ITP 的免疫分型,以更有的放矢指导治疗及预后评估。

三、实验室检查

(1)外周血象中血小板计数≤100×10^9/L,多在 20×10^9/L 以下,慢性型一般在(30×10^9～80×10^9/L(在非急性发作期)。出血轻重与血小板数多少有关,≥50×10^9/L 可无出血症状;≤10×10^9/L 可出现广泛或自发性出血。但有些患儿>30×10^9/L 时出血症状严重,特别是伴发热或感染时,可发生颅内出血;有些患儿,特别是婴幼儿血小板<20×10^9/L,甚至<10×10^9/L 亦无明显出血。血涂片可见血小板形态大而松散,染色较浅。红细胞及白细胞正常,当出血明显(如鼻出血、消化道、泌尿道及颅内出血明显),可伴有贫血,白细胞增高,偶见异型淋巴细胞(提示病毒感染)。出血时间延长,血块收缩不良或不收缩,凝血时间正常(血小板极度减少或 PF3 缺乏时可延长),凝血酶原消耗减少。

(2)骨髓象可见巨核细胞系异常。巨核细胞计数增多或正常,成熟障碍。急性型表现为幼稚巨核细胞明显增多,体积增大,胞质少,缺乏颗粒,细胞核圆形,甚少分叶状,胞质中有大小不等的空泡;慢性型骨髓巨核细胞数显著增多,核浆发育不平衡,产板巨核细胞极少,包浆呈空泡变性。骨髓红系及髓系正常。出血严重时可见反应性造血功能旺盛。对于初诊的血小板减少症,特别是不能以出血解释贫血,对 IVIG 及肾上腺皮质激素无反应者,必须常规行骨髓细胞学检查,以排除早期白血病、早期轻型再生障碍性贫血及 MDS(患者纯外周血血小板减少期),从而确诊 ITP。

(3)血小板相关抗体检测。绝大多数 ITP 患儿血小板相关抗体(PAIg)水平增加,PAIg 类型有 PAIgG、PAIgM、PAIgA 和 PAC3,以 PAIgG 型最多见,阳性检出率达 90%～95%。慢性型 ITP 阳性率高于急性型 ITP;PAIgC 水平与患者外周血血小板数呈负相关。如 PAIgG 水平持续升高,提示可能为慢性型。PAIg 测定诊断 ITP 高度敏感,但缺乏特异性,难以区别免疫性与非免疫性血小板减少症。采用单克隆抗体特异性俘获血小板抗原(MAIPA)技术,可检测 ITP 患者血浆血小板糖蛋白(GP)特异性抗体(如 GP I a/ II a、GP I b/ IV、GP II b/ III a、GP IV 和 GPV 等),可区别免疫性和非免疫性血小板减少,对 ITP 诊断特异性明显提高(敏感性 39%,特异性 91%)。只有在病史、体检及全血计数与 ITP 不十分相符时可作血小板抗体检查,且某些非免疫性血小板减少也可阳性,而特异性 MAIPA 技术因操作不便也难以临床常规应用。

四、诊断

小儿 ITP 的诊断为排他性诊断,定义为仅有血小板减少和(或)出血表现,其他方面完全正常。因此鉴别诊断非常重要,应仔细询问是否家族中有血小板减少、是否有免疫性疾病患者、是否合并其他疾病、是否经常发生感染以及是否服用药物等。如果无阳性个人史、家族史及体检血常规仅血小板数减少、外周血涂片可有血小板形态异常外无其他异常可临床诊断 ITP,必须进行骨髓检查以排除白血病早期、MDS 和再障等方可确诊。

中华医学会儿科学分会血液学组 1999 年推荐的儿童 ITP 诊断一般应符合以下条件:

(1)血小板计数$<100\times10^9$/L,红系及白细胞系正常。

(2)骨髓巨核细胞增多或正常,有成熟障碍。成熟障碍主要表现为幼稚型和(或)成熟型无血小板释放的巨核细胞比例增加,巨核细胞颗粒缺乏、胞质少。

(3)有皮肤出血点、瘀斑和(或)黏膜出血等临床表现。

(4)无肝、脾淋巴结肿大。

(5)具有以下 4 项中任何 1 项。①肾上腺皮质激素治疗有效;②脾切除有效;③血小板相关抗体(PAIg)、补体(PAC3)或特异性抗血小板抗体阳性;④血小板寿命缩短。

(6)排除其他可引起血小板减少的疾病,如再生障碍性贫血、白血病、骨髓增生异常综合征(MDS)、其他免疫性疾病以及药物因素等。

五、鉴别诊断

ITP 的诊断是排除性诊断,根据病史结合临床表现和实验室检查排除以下疾病,ITP 的诊断方可成立。

(1)婴幼儿时期需排除先天性和非特异性遗传性血小板减少症,如 Bernard-Souler 综合征、Wiskott-Aldrich 综合征及 Alport 综合征等。遗传性血小板减少症是一个复杂的临床综合征,必须引起临床医师的重视。这些患儿极易被漏诊或误诊为 ITP,从而接受肾上腺皮质激素甚至免疫抑制剂治疗。出现下列情况要考虑到遗传性血小板减少症:①出生后即出现血小板减少;②很长时间内血小板计数稳定;③家族史,如父母及兄弟姐妹等有血小板减少史;④外周血涂片可见体积巨大或小的血小板;⑤对 ITP 常规治疗如肾上腺皮质激素及 IVIG 等无反应。

与血小板减少症有关的遗传综合征及临床特征为:①血小板体积明显减小和免疫缺陷,如 Wiskott-Aldrich 综合征;②血小板体积巨大,伴高频听力障碍的肾小球肾炎,如 MYH-9 相关性疾病;③智力低下,如 Paris-Trousseau 综合征;④血小板计数$>50×10^9$/L 时出血,如 Be-mard-Souler 综合征;⑤严重的血小板减少逐渐进展至再生障碍性贫血,如先天性无巨核细胞性血小板减少症;⑥与出血不相符的贫血(常常是小细胞性),如 GATA-1 缺陷。

(2)新生儿同种免疫性血小板减少性紫癜。新生儿期出现的血小板减少应注意排除同种免疫性血小板减少性紫癜。

(3)病毒感染急性期(病毒血症)所致血小板减少。本病可在急性病毒感染或者疫苗接种后发生。水痘相关的患儿部分病例可出现复杂的与抗蛋白或者抗蛋白抗体有关的凝血紊乱;麻疹、腮腺炎和风疹疫苗(MMR)以及 HIV 可诱发,通常发生在疫苗接种 6 周内。因此,英国医疗安全委员会推荐初次接受 MMR 者 6 周内患 ITP 的患儿再次接种该疫苗前应行血清学检测,以确定再次接种的必要性。

(4)感染并发 DIC。

(5)再生障碍性贫血或急性白血病及骨髓异常增生综合征(MDS)。有部分患者早期出血、血小板减少明显,白细胞及血红蛋白下降不明显。骨髓细胞形态学检查可鉴别。

(6)其他免疫性疾病导致的血小板减少。10 岁以上患儿慢性 ITP 的概率高,应注意与其他的自身免疫疾病如 SLE 及抗磷脂综合征等鉴别。

(7)无效性血小板生成所致血小板减少。维生素 B_{12} 或叶酸缺乏所致巨幼红细胞性贫血(血小板减少伴巨核细胞增多、巨幼样变及血小板寿命正常)。

(8)微血管病性血小板减少。见于溶血尿毒综合征、血栓性血小板减少性紫癜及海绵状血管瘤。

(9)脾功能亢进。

六、治疗

(一)一般治疗

1.护理

对于所有血小板减少的病例,均应避免外伤,防治感染,忌用影响血小板功能的药物如阿司匹林、抗组胺药等。对于严重出血的病例,应休息制动。

2.营养管理

儿童 ITP 大多病程较短,一般不致营养障碍性疾病。

3.疼痛管理

大多数 ITP 不致疼痛。如伴内脏器官出血可能出现疼痛,可根据疼痛管理原则进行相应处理。

4.成分输血

出血量大导致血红蛋白迅速下降者,可输注红细胞悬液。除存在致命性出血外,一般不主张输注血小板悬液。

(二)药物治疗

1.治疗目的

对于初诊 ITP,治疗的主要目的是使血小板计数提高到安全水平(如预防严重出血)而不是正常水平。对于持续或慢性 ITP,治疗目的是延缓或避免脾切除、免疫抑制药等不良反应更大的治疗所致的风险,按需治疗是一种恰当的选择。

2.治疗指征

儿童 ITP 是否需要药物治疗主要取决于临床有无出血的表现,而不是血小板计数的多少。无出血症状的儿童患者可不需治疗。在决定治疗前,还须考虑是否同时存在引起出血的其他疾病、是否须行外科手术或有创操作、特殊治疗所致的并发症、患者的活动程度与生活方式、患者对不良反应的耐受程度、可能导致出血的潜在干预措施、患者的期望、患者对疾病负担的担忧,以及患者所需的可能增加出血风险的非 ITP 治疗药物。

3.一线治疗

①肾上腺皮质激素,是标准的首选治疗药物。首选泼尼松,常用剂量为 0.5～2mg/(kg·d),疗程 2～4 周,有反应者或用药 4 周仍无反应者,应迅速减停用药。地塞米松、大剂量甲泼尼龙(HDMP)也可作为一线用药。②IVIG 1g/(kg·d),连用 2 天。其不良反应较大,常为头痛,罕见肾衰竭和血栓症,须将静脉滴注时间延长至数小时。肾上腺皮质激素与 IVIG 联用有协同作用,还可减轻输注反应,预防无菌性脑膜炎的发生。

4.二线治疗

①硫唑嘌呤,每日 1～2mg/kg,疗程 3～6 个月。②环孢素 A,每日 5mg/kg,共用 6 天,然后 2.5～3mg/(kg·d),使血药浓度维持在 0.083～0.166μmol/L(100～200ng/mL)。③环磷酰胺,1～2mg/(kg·d),口服,至少 16 周;或静脉注射 0.3～1g/m²,每 2～4 周 1～3 次。④其他药物有长春碱类、达那唑、氨苯砜、麦考酚酸吗酯、利妥昔单抗、艾曲波帕、罗米司亭等,但疗效不一。

(三)脾切除

儿童患者不建议行脾切除术。

第六节　急性淋巴细胞白血病

儿童急性淋巴细胞白血病(ALL)是最常见的儿童肿瘤性疾病。近 40 年来,特别是 20 世纪 80 年代以后,对儿童 ALL 的基础和临床研究取得了巨大的成就,儿童 ALL 已成为可以治愈的恶性肿瘤,是当今疗效最好、治愈率最高的恶性肿瘤性疾病之一,给其他儿童恶性肿瘤的治疗带来了信心和合理的临床研究模式。目前小儿 ALL 的完全缓解(CR)率可达 95% 以上，5 年以上持续完全缓解(CCR)率可达 65%～80%。

一、发病率及流行病学

在儿童肿瘤性疾病中，ALL 发病率最高，发病高峰年龄约为 4 岁。根据某市肿瘤登记系统 1986—1992 年资料，0～14 岁组 ALL 发病数占儿童肿瘤总发病数的 20%，年发病率为 20.90/100 万，0～14 岁累积发病率为 312.55/100 万，男性发病率高于女性，男女比例为 1.5∶1。

二、病因学

可能导致发生儿童白血病的因素包括遗传、环境、病毒感染、免疫缺陷因素，但对每一个白血病患儿来说常不能确定其个体的致病原因。

(一)环境因素

接触电离辐射有利于白血病的发生，第二次世界大战时日本发生原子弹爆炸后，当地白血病发病率增高即证实这一点。接触治疗性辐射也增加白血病的发病率。长期接触苯等有毒化学物品与急性非淋巴细胞白血病有关。其他与 ALL 发病可能有关的化学物品有除草剂、杀虫剂、孕妇酗酒、避孕药、烟草及化学溶剂，但这些因素与 ALL 发病的确切关系尚不肯定。

(二)病毒感染

EB 病毒感染可能与 L3 型 ALL 相关，也有 ALL 发病与 HIV 感染相关的病例报告。

(三)免疫缺陷

先天性免疫缺陷者淋巴系统恶性肿瘤的发病率增高。

(四)先天性基因(遗传)因素

有报告白血病患儿(包括 ALL)同胞的白血病发病率比普通人群高 2～4 倍。单卵双胎中一个发生白血病后，另一个发生白血病的机会高达 25%；发病年龄越小，另一个发病的机会越高；当发病年龄＞7 岁时，另一个发病的机会明显减少。说明白血病的发生可以有先天性遗传因素参与，但确切的基因因素尚未十分明了。

三、临床表现

各类型小儿急性白血病临床表现相似，通常表现为进行性苍白、乏力、食欲减退、盗汗、虚弱、低热和出血倾向。从起病到诊断可长达数月，也可以骤然起病，以不规则发热、急速的进行性苍白、明显的出血症状和骨关节疼痛等症为首发表现，起病数日至数周即得以诊断；但多数患者在起病后 2～6 周内明确诊断。其主要临床表现归结为贫血、出血、发热和白血病细胞对全身各脏器、组织浸润引起的症状。

(一)贫血

常早期出现，轻重不等，表现为苍白、乏力、气促、心悸、颜面水肿等，可进行性加重，贫血和出血程度常不成比例。

(二)出血

极大部分患儿均有不同程度的皮肤和黏膜出血,表现为皮肤紫癜、乌青和瘀斑,甚至发生皮下血肿。齿龈出血、鼻出血、口腔黏膜渗血,严重者可出现眼底视网膜出血,导致视力减退、颅内压增高。消化道和泌尿道出血,临床表现为便血、呕血和尿血。颅内出血时表现为头痛、呕吐、抽搐和昏迷等。

(三)发热与感染

多数患儿起病时有不同程度发热,可为低热、不规则发热、持续高热或弛张热,暂时性热退时常大汗淋漓。发热的原因包括肿瘤性发热和感染性发热,前者用抗生素治疗无效,而用吲哚美辛 0.5mg/kg,每 8h 口服,热可退净,以此鉴别肿瘤性发热和感染性发热。常见的感染有:呼吸系统感染、败血症、口腔溃疡、皮肤疖肿、肠道感染等,肛周炎也颇为常见。常见的病原菌为大肠埃希菌、铜绿假单胞菌、副大肠杆菌等革兰阴性杆菌、金黄色葡萄球菌和表皮葡萄球菌等革兰阳性球菌,其他还有粪链球菌、克雷白菌、阴沟杆菌、硝酸盐阴性杆菌、黏质沙雷菌、弗氏枸橼酸杆菌等条件致病菌和厌氧菌。此外可有巨细胞包涵体病毒(CMV)、疱疹病毒、EB 病毒感染。真菌感染也较常见,有白色念珠菌引起鹅口疮、肛周真菌症、真菌性肠炎和深部真菌感染。上述各种感染可单独发生也可混合感染,临床常表现为不规则或弛张性发热。

(四)白血病细胞浸润表现

ALL 易有网状内皮系统的浸润,表现为肝、脾和淋巴结轻至重度肿大。骨关节浸润表现为持续性并阵发性加剧的骨、关节疼痛或肿痛,行动受碍,多见于膝、胫骨、胸骨、踝、肩、腕、肘关节处,易被误诊为风湿关节炎或骨髓炎。中枢神经系统浸润时,可表现为颅内压增高,有头痛、呕吐、视神经盘水肿所致视力模糊,也可引起面瘫等脑神经损害症,甚至发生癫痫样发作,意识障碍等。腮腺浸润时表现为两侧腮腺无痛性增大,质地较硬,无压痛或轻度压痛。睾丸浸润时有单侧或双侧睾丸无痛性肿大,质地坚硬,压痛不明显,透光试验呈阴性。ALL 时肾浸润并不少见,可因水肿、尿量尿色改变而就诊,有时肾脏明显肿大可在两侧腹部触及,腹部 B 型超声或 CT 可见肾脏有多发性浸润灶。其他如皮肤、胃肠道、肺、胸膜和心脏浸润时,引起相应脏器功能障碍的症状。

四、实验室检查及临床分型

(一)外周血象

ALL 时外周血象红系、髓系和巨核系中常有≥2 系的异常变化,多数患儿有贫血和血小板减少。低增生性 ALL 时白细胞数可很低,外周血象类似再生障碍性贫血,三系均降低,也未见幼稚细胞。高增生性时可高至数十万,较多患儿外周血中可见到幼稚细胞。少数患儿可因外周血变化不明显或基本正常而被忽略并延误诊断。外周血的异常变化不能作为白血病的诊断依据,当临床怀疑白血病时,须及时作骨髓穿刺涂片以明确诊断。

(二)骨髓象(细胞形态学检查)

骨髓涂片是确诊白血病的主要依据。绝大多数白血病骨髓涂片表现为有核细胞增生活跃、明显活跃或极度活跃,5%～10%的急性白血病骨髓增生低下,称之为低增生性白血病。诊断 ALL 的主要依据是骨髓有核细胞中原始和幼稚淋巴细胞总和>30%,此时正常的红系、巨核细胞系、粒系常明显受抑甚至消失。除了白血病细胞明显增生外,有时可伴有不同程度的骨髓纤维组织增生,此时抽取骨髓液较为困难,称之为"干抽"现象。ALL 骨髓涂片组织化学染色的典型表现为糖原呈阳性或强阳性,过氧化物酶阴性,非特异性酯酶呈阴性。根据法国、美国和英国(FAB)形态学分类,ALL 分为 L_1、L_2、L3 型,90%儿童 ALL 形态分型为 L_1,细胞形态较小;L3 型肿瘤细胞的形态与 Burkitt's 淋巴瘤细胞相似;L_2 细胞大小不均,介于 L_1 和 L3 之间。仅依靠骨髓细胞形态学不能鉴别 ALL 还是非霍奇金淋巴瘤骨髓浸润。

(三)免疫分型

根据单克隆抗体(McAb)对白血病细胞表面分化抗原、胞质免疫球蛋白链的反应,可将 ALL 分为 T、B 二大系列。

(1)T 系淋巴细胞型(T-ALL)约占儿童 ALL 10%～15%,常表达 T 淋巴细胞分化抗原标志,如 CD_1、CD_2、CD_3、CD_4、CD_5、CD_7、CD8 以及 TdT 等。临床上可伴有纵隔增宽、外周血白细胞计数高。

(2)B 系淋巴细胞型(B-ALL)约占儿童 ALL 80%～90%,可大致分为未成熟型(以发育成熟过程依次包括 B 淋巴祖细胞性、早期前 B 淋巴细胞性和前 B 淋巴细胞型)和相对成熟型。胞质免疫球蛋白(CyIg)从无到有,继之细胞膜表面免疫球蛋白(SmIg)的出现反映了 B 细胞向成熟方向发育的过程。SmIg 阳性常提示为相对成熟型。B 系淋巴细胞其他常用的分化抗原标记有 TdT、HLA-DR、CD_{19}、CD_{22}、CD_{10}、CD_{20} 以及 CD_{24},其中 CD_{20}、CD_{10} 出现较晚,至前 B 淋巴细胞型才出现。成熟 B 淋巴细胞白血病和 B 细胞性非霍奇金淋巴瘤细胞一样常表达 SmIg。

(四)细胞遗传学检查

(1)染色体数量异常染色体数<46 条时称为低二倍体,当染色体<40 条时预后较差。染色体>46 条时称为超二倍体,而>50 条的超二倍体者预后较好。

(2)染色体结构异常常见的相对成熟 B 细胞型 ALL 染色体异常有 t(8;14)、t(2;8)、t(8;22),与 B 细胞性非霍奇金淋巴瘤相同。B 系未成熟型 ALL 常见的染色体结构异常有 t(11;v)、t(9;22)、t(1;19)、t(4;11)、t(12;21)等。常见的 T-ALL 染色体结构异常有 t(11;14)、t(8;14)、t(10;14)、t(1;14)t(4;11)等。

现代白血病诊断应包含形态学(M)、免疫学(I)、细胞遗传学(C)和分子生物学(M)即 MICM 综合诊断。ALL 还应做出临床危险型诊断,以指导临床治疗方案的选择。

(五)脑脊液检查

ALL 应常规作脑脊液检查,包括脑脊液常规细胞计数及分类、生化、离心甩片找肿瘤细胞。美国国立癌症研究所(NCI)儿童 ALL 中枢神经系统白血病(CNSL)的诊断标准(表 5-6-1)。

表 5-6-1　中枢神经系统白血病的诊断标准

诊断	临床发现
正常(CNS-1)	脑脊液中无淋巴母细胞
可疑(CNS-2)	脑脊液中白细胞数<5/μl,离心甩片见到淋巴母细胞
CNSL(CNS-3)	脑脊液中白细胞数≥5/μl,见到淋巴母细胞或有脑神经症状

(六)影像学检查

胸部 X 线平片可发现是否同时伴有纵隔增宽和肺门淋巴结增大。腹部 B 型超声或 CT 可发现部分病例有不同程度的肾脏、肝脏的浸润性病变及腹腔淋巴结肿大。有骨浸润时骨扫描有异常浓集灶,骨 X 线平片可有虫蚀样病变或骨骺部白血病线。

(七)临床危险程度分型

小儿 ALL 有明显影响预后的危险因素,国际上公认的因素包括:①诊断时外周血白细胞计数≥50×10^9/L;②年龄<1 岁或>12 岁;③诊断时有 CNSL;④染色体核型为 t(9;22)或 t(4;11)异常者;⑤泼尼松诱导试验 60mg/M^2/d×7 天,第 8 天外周血白血病细胞≥1×10^9/L(1000/μl)或治疗 15～19 天时骨髓幼稚淋巴细胞比例仍大于 25%。具备上述危险因素≥1 项者为高危 ALL(HR-ALL),提示预后较差,需较强烈的治疗方案;不存在其中任何 1 项者为标危 ALL(SR-ALL),提示预后较好,在合理治疗下,长期无病生存率可达 70%～85%。

近来国际上普遍认可在诱导缓解治疗结束时(诱导 28 天至 35 天)骨髓微量白血病残留(MRD)水平低于 10^{-4} 时预后好。

五、鉴别诊断

临床诊断 ITP、再生障碍性贫血、粒细胞减少症、传染性单核细胞增多症、各种关节炎、类白血病反应时应想到本病,当不能肯定除外白血病时,即应及时作骨髓穿刺涂片进一步明确诊断。

(1)对不明原因的贫血、出血、发热和不能以感染完全解释的发热,以及多脏器浸润症状表现者应考虑本病诊断。

(2)对体格检查中发现有与出血程度不相符的贫血、肝、脾、淋巴结肿大者,尤其有腮腺、睾丸和软组织浸润肿大者,以及伴有骨、关节痛明显者应考虑本病的诊断。

(3)外周血发现≥2 个系列异常或见有幼稚细胞者应考虑到本病的可能,进一步作骨髓涂片检查。

六、治疗

近 30 年儿童 ALL 疗效的迅速提高归功于以化疗为主的综合治疗措施,即加强诱导、积极支持、强调预防及控制感染、髓外白血病的预防及化疗个体化。化疗应遵循早期、足量、分型、联合用药的原则。

(一)化疗

其化疗包括诱导缓解、巩固(庇护所预防)、再诱导及维持 4 个阶段,总疗程标危及中危 2 年,高危 2.5 年。

1.诱导缓解

包括 VDLD(长春新碱＋柔红霉素＋L 门冬酰胺酶＋地塞米松)疗程及 CAM(环磷酰胺＋阿糖胞苷＋巯嘌呤)疗程。

2.巩固化疗

非 HR 组采用 4 个大剂量氨甲蝶呤(HDMTX)疗程,HR 组行 6 个高危疗程。

3.再诱导

即早期强化,包括 VALD(长春新碱＋多柔比星＋L-门冬酰胺酶＋地塞米松)疗程及 CAM 疗程。

4.维持治疗

以巯嘌呤(6MP)及氨甲蝶呤(MTX)[或加 VD(长春新碱＋地塞米松)]维持用药。

(二)支持治疗

包括心理治疗、加强营养、预防感染、无菌护理等。

1.心理治疗

白血病确诊后会给患儿及其家长带来巨大的心理压力及精神负担,也会改变其今后的生活方式。不同年龄的患儿对白血病的心理压力不同,6 岁以下患儿主要担心父母分离及对针刺、骨髓穿刺等医疗操作的恐惧,10 岁以上年长儿则更多忧虑治疗对身体的影响,如脱发、剧烈呕吐等并发症,个别复发患儿会由于绝望而拒绝甚至放弃治疗。家长也会因为初期对恶性疾病预后的恐惧而失望、放弃治疗,对患儿的哭闹、不合作产生焦虑、躁狂等不良情绪或由于高昂的治疗费或复发原因情绪低落,甚至抵触,反而影响患儿的心情和治疗。

对此应向患儿及家长加强宣教,正确引导家长树立信心,积极配合治疗,并在诊疗过程中给予其必要的关心理解和支持,教育患儿及家长做好感染预防,做好饮食指导,尽量防止或减轻并发症的发生。

2.加强营养

化疗期间给予充足热量、高蛋白、高维生素、清淡易消化饮食,避免煎炸、辛辣、油腻及不洁食品,必要时肠外营养治疗。血小板减少患儿有出血倾向,宜给予稍凉的流食、半流食或软食,避免坚硬带刺、过烫及刺激性食物。

3.预防感染

化疗期间做好口腔护理,保持口腔清洁,有龋齿者及时治疗。注意勤洗手,避免交叉感染。睡前及便后给予 1:5000 高锰酸钾溶液坐浴,保持大便通畅,防止便秘及肛裂。

4.无菌护理

ALL 患儿免疫力低下,化疗后中性粒细胞减少,易致感染,应入住层流洁净病房保护性隔离。

(三)疗效及预后

随着化疗方案的不断改进,ALL 儿童生存率极大改善。早期完全缓解率达 90%以上,3 年无病生存率在 70%～80%。与预后最密切的因素主要包括:外周血白细胞计数($>50\times10^9$/L 预后不良),年龄(<1 岁、>10 岁预后不良),细胞遗传学指标[如 t(9;22)、t(4;11)预后差],治疗反应(诱导第 8 天泼尼松反应差、诱导结束骨髓不缓解均提示预后差)、微小残留病检测(在化疗特定时间点的检测可提供有助的预后信息)。

第六章　泌尿系统疾病

第一节　急性肾小球肾炎

急性肾小球肾炎（AGN）简称急性肾炎，是指一组病因不一、临床表现为急性起病、多有前驱感染、以血尿为主、伴不同程度蛋白尿、水肿、高血压或肾功能损害等特点的肾小球疾病。急性肾小球肾炎可分为急性链球菌感染后肾小球肾炎（APSGN）和非链球菌感染后肾小球肾炎。

一、病因

（一）急性链球菌感染后肾小球肾炎

有调查显示，急性肾小球肾炎中抗"O"升高者占 61.2%。乙型溶血性链球菌感染后肾炎的发生率一般在 0%～20%，急性咽炎感染后肾炎发生率为 12%～15%，脓皮病与猩红热后发生肾炎者占 1%～2%。

（二）非急性链球菌感染后肾小球肾炎

①细菌感染，如金黄色葡萄球菌、肺炎球菌、伤寒杆菌、流感杆菌等；②病毒感染，如乙肝病毒、巨细胞病毒、水痘病毒、EB 病毒等；③其他病原体，如肺炎支原体、梅毒螺旋体、疟疾虫、弓形虫等。

二、临床表现

急性肾小球肾炎临床表现轻重悬殊，轻者全无临床症状，仅发现镜下血尿；重者可呈急进性过程，短期内出现肾功能不全。

（一）前驱感染

90% 的病例在 1～3 周前有链球菌的前驱感染，以呼吸道及皮肤感染多见。

（二）水肿

70% 的病例有水肿，一般仅累及眼睑及颜面部。

（三）血尿

50%～70% 的患者有肉眼血尿，持续 1～2 周即转为镜下血尿。

（四）蛋白尿

程度不等。有 20% 的病例可达肾病水平。

（五）高血压

30%～80% 的病例有血压增高。

（六）尿量减少

肉眼血尿严重者可伴有排尿困难。

（七）严重表现

少数患儿在疾病早期（2 周之内）循环严重充血、高血压脑病及急性肾功能不全等严重症状。

（八）非典型表现

1.无症状性急性肾小球肾炎

仅有镜下血尿或仅有血 C3 降低而无其他临床表现。

2.肾外症状性急性肾小球肾炎

水肿、高血压明显，甚至有严重循环充血及高血压脑病，此时尿改变轻微或尿常规检查正常，但有链球菌前驱感染和血 C3 水平明显降低。

3.以肾病综合征表现的急性肾小球肾炎

以急性肾小球肾炎起病，但水肿和蛋白尿突出，伴轻度高胆固醇血症和低蛋白血症，临床表现似肾病综合征。

三、辅助检查

（一）尿液检查

尿蛋白可在＋～＋＋＋，且与血尿的程度相平行，尿镜检除多少不等的红细胞外，可有透明、颗粒或红细胞管型，疾病早期可见白细胞和上皮细胞。

（二）血液检查

外周血白细胞一般轻度升高或正常，红细胞沉降率加快，抗链球菌溶血素 O（ASO）往往增加，3～6 个月恢复正常。80％～90％的患者血清 C3 下降，94％的病例至第 8 周恢复正常。部分患者血尿素氮和肌酐可升高，持续少尿、无尿者，血肌酐升高，内生肌酐清除率降低，尿浓缩功能也受损。

四、鉴别诊断

（一）IgA 肾病

通常上呼吸道感染后 1～2 天即出现血尿，多不伴有水肿和高血压，无补体下降，肾活检可鉴别。

（二）慢性肾炎急性发作

既往病史，生长发育迟缓，有夜尿、贫血、肾功能异常，持续低比重尿，B 超示双肾体积缩小。

（三）膜增生性肾炎

常有显著蛋白尿，补体持续下降，慢性病程，肾活检可鉴别。

（四）急进性肾炎

病程持续，肾功能进行性恶化。肾活检可鉴别。

(五)原发性肾病综合征

通常水肿,低蛋白血症和高脂血症明显,补体不下降。可通过一段时间的随诊观察鉴别,如仍难鉴别可肾活检。

五、治疗

RPGN 病情险恶,20 年前有报道 90％以上的该病患者于发病 1 年内发展为终末期肾衰。随着诊治水平的提高,特别是甲泼尼龙冲击疗法及血浆置换等技术的应用,近来疗效已大为提高。

(一)一般治疗

卧床休息及低盐饮食等一般治疗与急性肾炎相同。肾衰竭后还应摄入低蛋白饮食,每日热量 $230 \sim 251 kJ/kg(55 \sim 60 kcal/kg)$,以维持基础代谢及氮平衡。每日入量不可太多,以减少肾脏负荷。利尿可采用新型利尿合剂即多巴胺和酚妥拉明各 $0.3 \sim 0.5 mg/kg$、呋塞米 $1 \sim 2 mg/kg$,一起加入 $10％$葡萄糖 $100 \sim 200 mL$ 中静滴,利尿效果优于单用呋塞米。降压可选用硝苯地平(nifedipine,硝苯地平)每次 $0.25 \sim 0.5 mg/kg$,一日 $3 \sim 4$ 次;或普洛尔(心得安)每次 $0.5 \sim 1 mg/kg$,一日 $3 \sim 4$ 次,并可逐步加量;还可选用哌唑嗪每次 $0.02 \sim 0.05 mg/kg$,尼卡地平每次 $0.5 \sim 1 mg/kg$,一日 2 次,卡托普利(巯甲丙脯酸)$1 \sim 2 mg/(kg \cdot d)$,一日 $2 \sim 3$ 次。

(二)肾上腺皮质激素冲击疗法

首选甲泼尼龙 $20 \sim 30 mg/kg$,总量每日 $<1g$,溶于 $100 \sim 200 mL$ $10％$葡萄糖中静脉滴注,一般应在 $1 \sim 2h$ 内滴完,每日 1 次,连续 3 次为一疗程。3 天之后可开始第二疗程,隔日冲击 1 次,共冲击 3 次。然后改为泼尼松 $2 mg/(kg \cdot d)$,隔日一次顿服。

(三)免疫抑制剂

在 Kincaid-smith 提倡的四联疗法中,最初免疫抑制剂是采用环磷酰胺(CTX)$3 mg/(kg \cdot d)$ 或硫唑嘌呤(AZT)$2 mg/(kg \cdot d)$口服,现多改良为环磷酰胺静脉冲击治疗,剂量为每次 $0.5 \sim 0.75 g/m^2$,间隔 $0.5 \sim 1$ 个月冲击一次。

据报道,患者经上述皮质激素及免疫抑制剂二类药物合用后,可取得不同程度的成功,特别是Ⅰ、Ⅱ型者,伴有血管炎者效果更可获得改观。有大约 $2/3$ 以上的患者,经数次甲泼尼龙冲击治疗后,肾功能获得改善,从而避免了血透治疗。

(四)血浆置换或免疫吸附治疗

血浆置换主要目的是清除致病抗体如抗肾小球基底膜抗体、免疫复合物及炎性因子等。每次置换 $50 mL/kg$,隔日 1 次,持续 2 周或直至血中抗基底膜抗体消失。免疫吸附主要是选择性地清除各种 IgG 抗体,可连续吸附数次,直至血中抗体消失。据报告,此法对Ⅱ、Ⅲ型均可取得 $70％$的疗效,对Ⅰ型疗效也达 $45％$,并对咯血有明显效果。

本法主要适应证:①有肺出血的 Goodpasture 综合征;②早期抗 CBM 型急进性肾炎,仍未少尿,血肌酐 $<530 \mu mol/L$,应用冲击疗法效果不佳或循环抗 GBM 抗体滴度高者;③狼疮性肾炎及混合性冷球蛋白血症。

(五)抗凝治疗

可用肝素 $0.5 \sim 1 mg/(kg \cdot d)$,每日 $1 \sim 2$ 次,疗程 $10 \sim 14$ 天,可连用 $2 \sim 3$ 个疗程。还可

选用低分子肝素,其出血及降血小板的不良反应要小于肝素。病情稳定后改为华法林,初始剂量 2.5mg tid,3～5 天后按凝血酶原时间调整,共用 6 月。双嘧达莫 5～8mg/(kg·d),一日 3 次,可连续应用 6 个月。

(六)四联疗法

指采用泼尼松 2mg/(kg·d)、环磷酰胺 3mg/(kg·d)或硫唑嘌呤 2mg/(kg·d)、肝素或华法林以及双嘧达莫 5～8mg/(kg·d)四种药物口服联合治疗。现多改进为甲泼尼龙及环磷酰胺冲击治疗后,采用泼尼松、双嘧达莫、肝素或华法林持续口服及环磷酰胺间断冲击治疗。有报道认为,此法对Ⅲ型 RPGN 可取得 70％以上的疗效,但对Ⅰ型效果不佳。

(七)透析疗法

尿毒症或严重高血钾、严重循环充血时可用腹膜透析或血液透析治疗。

(八)肾移植

Goodpasture 综合征患儿肾移植后,血中抗肾小球基底膜抗体可作用于移植肾引起复发,因此肾移植前须透析半年直至血中抗体阴转后才能进行。

(九)中药

可用川芎嗪 4mg/(kg·d)静脉滴注 2～4 周,可起到抗凝治疗效果。尿毒症前期可用生大黄 0.3～0.5mg/(kg·d)口服或保留灌汤治疗,还可试用尿毒清 5g/次,一天 3 次。

上述各种治疗的关键是要在早期进行,即于临床上仍未出现少尿或血肌酐<530μmol/L(6mg/dL)之前或病理上以细胞型新月体为主时进行。如已属疾病后期,使用激素和(或)免疫抑制剂不仅无效,反而加重氮质血症。

六、预后

RPGN 预后差,由抗基底膜抗体介导者,往往一发病即表现为 70％以上肾小球有新月体形成,少尿,CRF 极度下降(<5mL/min),预后最差。虽然治疗有很大进展,但仍有一半的患者在发病后 6 个月内,需要维持性血透治疗。个别新月体性肾小球肾炎患者有较长的病程。自然缓解少见,但在感染基础上形成抗原抗体复合物的患者,当抗原清除后,可自行缓解。此外,继发于 SLE 及坏死性血管炎者也有望在积极治疗下逆转病情,获得缓解。

第二节　原发性肾病综合征

肾病综合征(NS)简称肾病,系指由多种原因引起肾小球基底膜通透性增高导致大量蛋白丢失,从而出现低蛋白血症、高度水肿和高胆固醇血症的一组临床综合征。本病在儿童较为常见,国外报道 16 岁以下人口年发生率约为 1/50000。我国各地区协作调查统计,原发性肾病综合征约占儿科泌尿系统住院患者的 21％和 31％,是儿科最常见的肾脏疾病之一。

一、病因

肾病综合征按病因可分为原发性、继发性及先天性三种,原发性肾病综合征占 90％以上,其次为各种继发性肾病综合征,先天性肾病综合征极为罕见。

原发性肾病综合征的病因不清楚,其发病往往因呼吸道感染及过敏反应等而触发,继发性肾病综合征病因则主要有感染、药物、中毒等或继发于肿瘤、遗传及代谢疾病以及全身性系统性疾病之后。

(一)感染

各种细菌(链球菌感染后肾炎及葡萄球菌感染后肾炎等)、病毒(HBV 相关性肾炎、HIV相关性肾炎及 HCV 相关性肾炎)、寄生虫(疟疾、血吸虫及丝虫)、支原体、梅毒以及麻风等。

(二)药物、中毒、过敏

药物有含金属有机、无机物(有机汞及元素汞)、青霉胺、海洛因、非类固醇类抗炎药、丙磺舒、卡托普利、三甲双酮、甲妥因、高氯酸盐、抗蛇毒素及造影剂;中毒及过敏因素则有蜂蛰、蛇毒、花粉、血清及预防接种等。

(三)全身性系统性疾病

包括系统性红斑狼疮、过敏性、疱疹性皮炎、淀粉样变性、类肉瘤病、Sjogren 综合征、类风湿性关节炎及混合性结缔组织病等。

(四)肿瘤

恶性肿瘤特别是淋巴细胞恶性肿瘤易诱发肾病综合征,包括霍奇金病、非霍奇金淋巴瘤、白血病、Wilm 瘤、黑色素瘤、多发性骨髓瘤以及肺透明细胞癌等。

(五)遗传性疾病

Alport 综合征、指甲-髌骨综合征、Fabry 病、镰状红细胞贫血、胱氨酸病、Jenue 综合征及抗胰蛋白酶缺乏等。

(六)代谢及内分泌疾病

糖尿病、桥本甲状腺炎及淀粉样变性等。

(七)其他

高血压、恶性肾小球硬化及肾移植慢性排斥反应等。

二、病理

尽管有些肾间质小管疾病累及肾小球后可出现大量蛋白并达到肾病综合征标准,但绝大多数原发或继发肾病综合征都是以肾小球病变为主,并可分别根据光镜下的肾小球病变而做病理分型,主要有 5 种病理类型:微小病变肾病(MCN)、系膜增生性肾炎(MsPGN)、局灶节段性肾小球硬化(FSGS)、膜性肾病(MN)和膜增生性肾炎(MPGN)。

儿童肾病综合征以 MCN 最常见,Glassock 报告在 1066 例儿童肾病中 MCN 占 66%,而在成人病例中仅占 21%。我国于 1996 年报告全国 20 家医院 699 例儿童肾病综合征肾活体组织检查检中 MCN 占 18.7%,MsPGN 占 37,8%,FSCS 为 11.6%、MN 为 6.0%、MPGN 为 5.5%,余为轻微病变等其他类型。但这些比例受患者来源影响,且均为非选择性肾活体组织检查,因而难以准确反映其实际分布情况,国外有人对 596 例非选择性儿童肾病综合征病例做病理检查发现 MCN 占 77.8%、MsPGN 2.7%、FSGS 6.7%、MN 1.3%、MPGN6.7%,因此

MCN 为儿童肾病最主要的病理类型。

三、发病机制

本病的发病机制尚未完全明了,一般认为蛋白尿是由于肾小球细小血管壁电荷屏障和(或)筛屏障的破坏所致。正常肾小球滤过膜带负电荷,电荷屏障由基底膜上的固定阴离子位点(主要为硫酸肝素多糖)及内皮、上皮细胞表面的多阴离子(主要为涎酸蛋白)所组成。筛屏障则由滤过膜内侧的内皮细胞窗孔、基底膜及上皮细胞裂孔膜组成,其中基底膜起主要作用。

非微小病变型肾病综合征通过免疫反应,激活补体及凝血、纤溶系统,以及基质金属蛋白酶而损伤基底膜,导致筛屏障的破坏,出现非选择性蛋白尿。而且,其也可通过非免疫机制,如血压增高、血糖增高或由于基底膜结构缺陷而破坏筛屏障,出现蛋白尿。微小病变型肾病综合征可能与细胞免疫紊乱,特别是 T 细胞免疫功能紊乱有关,其依据在于:①MCN 肾组织中无免疫球蛋白及补体沉积;②T 细胞数降低,CD4/CD8 比例失衡,Ts 活性增高,淋巴细胞转化率降低,PHA 皮试反应降低;③抑制 T 细胞的病毒感染可诱导本病缓解;④出现 T 细胞功能异常的疾病如霍奇金病可导致 MCN;⑤抑制 T 细胞的皮质激素及免疫抑制剂可诱导本病缓解。尽管肾病状态下血生化及内分泌改变也有可能诱导免疫抑制状态的产生,但这些改变主要见于 MCN,而在非微小病变型肾病综合征中少见,说明这种免疫紊乱更可能是原因,而非肾病状态的结果。

MCN 免疫紊乱如何导致蛋白尿的产生?现已发现:①淋巴细胞可产生一种 29kd 的多肽,其可导致肾小球滤过膜多阴离子减少,而出现蛋白尿;②刀豆素(ConA)刺激下的淋巴细胞可产生 60~160kd 的肾小球通透因子(GPF),GPF 可直接引起蛋白尿;③淋巴细胞还可通过分泌 12~18kd 的可溶免疫反应因子(SIRS)而导致蛋白尿。

四、病理生理

(一)大量蛋白尿

为最根本的病理生理改变,也是导致本征其他三大特点的根本原因。由于肾小球滤过膜受免疫或其他病因的损伤,电荷屏障或/和分子筛的屏障作用减弱,血浆蛋白大量漏入尿中。近年还注意到其他蛋白成分的丢失,及其造成的相应后果,如:①多种微量元素的载体蛋白,如转铁蛋白丢失致小细胞低色素性贫血,锌结合蛋白丢失致体内锌不足;②多种激素的结合蛋白,如 25-羟维生素 D 结合蛋白由尿中丢失致钙代谢紊乱,甲状腺素结合蛋白丢失导致 T_3、T_4 下降;③免疫球蛋白 IgG、IgA 及 B 因子、补体成分的丢失致抗感染力下降;④抗凝血酶Ⅲ、Ⅹ、Ⅺ因子及前列腺素结合蛋白丢失导致高凝及血栓形成。

此外,肾小球上皮细胞及近端小管上皮细胞可胞饮白蛋白并对其进行降解,如果蛋白过载可导致肾小球上皮细胞及小管上皮细胞功能受损,这可能与疾病进展及治疗反应减低有关。

(二)低白蛋白血症

大量血浆白蛋白自尿中丢失是低白蛋白血症的主要原因;蛋白质分解的增加,为次要原因。低白蛋白血症是病理生理改变中的关键环节,对机体内环境(尤其是渗透压和血容量)的稳定及多种物质代谢可产生多方面的影响。当血白蛋白低于 25g/L 时可出现水肿;同时因血容量减少,在并发大量体液丢失时极易诱发低血容量性休克。此外低白蛋白血症还可影响脂类代谢。

(三)高胆固醇血症

可能由于低蛋白血症致肝脏代偿性白蛋白合成增加,有些脂蛋白与白蛋白经共同合成途径而合成增加,再加上脂蛋白脂酶活力下降等因素而出现高脂血症。一般血浆白蛋白<30g/L,即出现血胆固醇增高,如白蛋白进一步降低,则甘油三酯也增高。

(四)水肿

肾病综合征时水肿机制尚未完全阐明,可能机制:①由于血浆白蛋白下降,血浆胶体渗透压降低,血浆中水分由血管内转入组织间隙直接形成水肿;②水分外渗致血容量下降,通过容量和压力感受器使体内神经体液因子发生变化(如抗利尿激素、醛固酮及利钠因子等),引起水钠潴留而导致全身水肿;③低血容量使交感神经兴奋性增高,近端小管重吸收钠增多,加重水钠潴留;④其他肾内原因导致肾近曲小管回吸收钠增多。因此肾病综合征的水肿可能是上述诸多因素共同作用的结果,而且在不同的患者,不同病期也可能有所不同。

五、临床表现

(一)症状与体征

1.起病

多隐匿起病,诱因不明确,有诱因者往往为上呼吸道感染、肠炎、皮肤感染或各种过敏等。

2.发病年龄

与病因有关,先天性肾病一般在生后不久(3~6 个月内)发病;原发性肾病综合征可见于婴幼儿期、学龄前期及学龄期,其中微小病变多在 2~5 岁发病,而继发于结缔组织病的肾病综合征主要见于年长儿。

3.水肿

呈凹陷性,多见于颜面及下肢,严重者伴腹水、胸腔积液及阴囊水肿。单纯性肾病水肿尤剧,而许多肾炎性肾病往往水肿较轻。

4.蛋白尿

大量蛋白尿是肾病综合征的必备条件,其标准为:①2 周连续 3 次定性≥+++;②定量≥50~100mg/(kg·d);③国际小儿肾脏病学会(ISKDC)建议>40mg/(m²·h);④婴幼儿难以收集 24h 尿,Mendoza 建议任意一次尿蛋白/肌酐>2.0。

5.低白蛋白血症

血浆白蛋白<30.0g/L,婴儿则<25.0g/L。

6.高脂血症

主要为高胆固醇血症及高甘油三酯血症,血胆固醇≥5.7mmol/L,婴儿则≥5.2mmol/L,甘油三酯>1.2mmol/L。

7.其他

肾炎性肾病患儿还可有血尿甚至肉眼血尿、高血压或肾功能不全等表现。

(二)常见并发症

1.感染

是最常见的并发症及引起死亡的主要原因。据 1984 年国际小儿肾脏病研究学会(ISKDC)统计,直接或间接因感染死亡者占肾病患儿死亡的 70%。感染也常是病情反复和(或)加重的诱因,并可影响激素的疗效。

本征易发生感染的原因有:①体液免疫功能低下(免疫球蛋白自尿中丢失,合成减少以及分解代谢增加);②常伴有细胞免疫功能和补体系统功能不足;③蛋白质营养不良及水肿致局部循环障碍;④常同时应用皮质激素及免疫抑制剂。

细菌性感染中既往以肺炎球菌感染为主,近年革兰阴性杆菌所致感染亦见增加(如大肠杆菌)。常见的有呼吸道感染、泌尿道感染、皮肤蜂窝织炎和丹毒及原发性腹膜炎等。病毒感染多发生在接受皮质激素和免疫抑制剂治疗的过程中,多为并发水痘、麻疹及带状疱疹等,病情往往较一般患儿为重。

2.高凝状态及血栓栓塞并发症

肾病时体内凝血和纤溶系统可有如下变化:①纤维蛋白原增高;②血浆中第 V、Ⅷ凝血因子增加;③抗凝血酶Ⅲ下降;④血浆纤溶酶原活性下降;⑤血小板数量可增加,其黏附性和聚集力增高。其结果可导致高凝状态,并可发生血栓栓塞并发症,其中以肾静脉血栓形成最为临床重视。急性者表现为骤然发作的肉眼血尿和腹痛,检查有脊肋角压痛和肾区肿块,双侧者有急性肾功能减退。慢性的肾静脉血栓形成临床症状不明显,常仅为水肿加重及蛋白尿不缓解。X 线检查患肾增大及输尿管有切迹。B 超有时能检出,必要时肾静脉造影以确诊。除肾静脉外,其他部位的静脉或动脉也可发生此类并发症,如股静脉、股动脉、肺动脉、肠系膜动脉、冠状动脉和颅内动脉等,并引起相应症状。

3.电解质紊乱

主要为低钠血症、低钾血症及低钙血症。长期禁盐,过多应用利尿剂以及呕吐、腹泻均可导致低钠血症及低钾血症。当出现厌食、乏力、懒言、嗜睡、血压下降甚至休克、惊厥时应注意有无低钠血症的可能。蛋白尿时钙与蛋白结合而丢失,维生素 D 结合蛋白丢失,肠吸收钙减低,服用激素的影响以及骨骼对甲状旁腺素调节作用的敏感性降低均可导致低钙血症,可出现低钙惊厥及骨质疏松。

4.低血容量休克

因血浆白蛋白低下、血浆胶体渗透降低,本征常有血容量不足,加上部分患儿长期不恰当忌盐,当有较急剧的体液丢失(如吐、泻、大剂量利尿应用及大量放腹水等)时即可出现程度不等的血容量不足乃至休克的症状,如烦躁不安、四肢湿冷、皮肤花斑纹、脉搏细速、心音低钝及血压下降测不出等表现。

5.急性肾衰竭

起病时暂时性轻度氮质血症并不少见,病程中可发生急性肾衰竭。其原因为:①低血容量,不恰当地大量利尿致肾血液灌注不足,甚至可致肾小管坏死;②严重的肾间质水肿,肾小管为蛋白管型堵塞以致肾小囊及近曲小管内静水压力增高而肾小球滤过减少;③药物引起的肾小管间质病变;④并发双侧肾静脉血栓形成;⑤肾小球严重增生性病变。

6.肾小管功能障碍

可表现为糖尿、氨基酸尿,以及从尿中丢失钾及磷,浓缩功能不足等。

7.肾上腺皮质危象

见于皮质激素突然撤减或感染应激时内源性皮质激素水平不足,表现为表情淡漠、呕吐、血压降低乃至休克。

8.其他

如生长障碍,可能与蛋白丢失致营养不良,激素作用以及 IGF 及其结合蛋白失衡有关。动脉粥样硬化与长期高脂血症有关。

六、实验室检查

(一)尿液分析

①尿常规:蛋白定性≥＋＋＋,肾炎性肾病可见血尿(离心尿红细胞＞10 个/HP);②尿 C3 及尿纤维蛋白原降解产物(FDP),肾炎性肾病时尿 C3(＋)、尿 FDP 增高;③尿蛋白电泳:单纯性肾病主要为白蛋白,肾炎性肾病时可出现大分子及小分子蛋白尿;④尿酶学:N-乙酰-β-葡萄糖氨基苷酶(NAG)升高见于大量蛋白尿时或病变影响肾小管功能时,尿溶菌酶升高反映肾小管吸收功能下降;⑤其他:视黄醛结合蛋白(RBP)、尿 β_2-微球蛋白、尿 Kappa 及 Lamda 轻链分析均是反映肾小管病变的指标,肾炎性肾病时可增高。

(二)血生化

总蛋白＜30.0g/L、胆固醇＞5.7mmol/L,甘油三酯＞1.2mmol/L、LDL 及 VLDL 增高,而HDL 多下降。

(三)血浆蛋白电泳

白蛋白降低,α_2 及 β 升高,γ 在单纯性肾病时降低,肾炎性肾病可正常或增高。

(四)免疫学检查

①血 IgG 降低,IgA 降低,但 IgM 可升高;②补体一般正常,膜增生性肾炎可下降;③微小病变性肾病往往有细胞免疫功能降低表现如 T_5 活性增高、CD4/CD8 降低等;④血清细胞因子水平各异,可表现为 Th_1 细胞因子(如 INF、IL_2 及 IL_{12})降低,而 Th_2 细胞因子(IL_4、IL_{10} 及 IL_{13})升高。

(五)血沉

多明显增快,单纯性肾病时尤为显著,可＞100mm/h。

(六)血电解质及肾功能

正常或出现低钠血症、低钾血症及低钙血症。肾功能一般正常,合并肾功能不全时可有BUN 及 Cr 升高,内生肌酐清楚率下降。

(七)肾活体组织检查

明确肾病综合征病理分型的主要依据。

七、治疗

(一)一般治疗

1.护理要点

保持口腔清洁,加强皮肤护理。经常翻身,避免受压和擦伤,以防发生压疮。水肿显著或大量蛋白尿或严重高血压者均需卧床休息。病情缓解后逐渐增加活动量。在校儿童肾病活动期应休学。

2.营养管理

显著水肿和严重高血压时应短期限制水、钠摄入,病情缓解后不必继续限盐。蛋白质摄入1.5~2g/(kg·d),以高生物价的动物蛋白为宜。在应用糖皮质激素过程中每日应给予维生素D 400U 及适量钙剂。

3.心理评估与干预

患儿及监护人常有恐惧、忧愁、焦虑等心理失调表现,这不利于疾病的治疗及康复。应帮助患者克服不良的心理因素,解除其思想顾虑,避免负性情绪刺激,培养乐观情绪。

(二)对症治疗

1.水肿及电解质紊乱

对糖皮质激素耐药或未使用糖皮质激素,而水肿较重伴尿少者可配合使用利尿药,但须密切观察出入水量、体重变化及电解质紊乱,应注意避免过度利尿诱发血容量不足及血栓形成。对钠、钾、钙、镁等电解质紊乱者应及时纠正。

2.高血压和(或)大量蛋白尿

如无禁忌证可选用血管紧张素转化酶抑制药,如福辛普利、依那普利等。

3.感染

感染既是 NS 常见的并发症又是其发病的诱因,但不主张预防性使用抗生素。对有细菌感染者,应视感染部位、程度及药敏试验结果,参照抗生素管理规范选用合适的抗生素。

(三)糖皮质激素

多采用中、长期疗法。先以泼尼松 2mg/(kg·d),最大量 60mg/d。若 4 周内尿蛋白转阴,则自转阴后至少巩固 2 周方始减量,以后改为隔日 2mg/kg 早餐后顿服,继用 4 周,以后每2~4 周减总量 2.5~5mg,直至停药。疗程必须达 6 个月(中程疗法)。开始治疗后 4 周尿蛋白未转阴者可继服至尿蛋白阴转后 2 周,一般不超过 8 周。以后再改为隔日 2mg/kg 早餐后顿服,继用 4 周,以后每 2~4 周减量一次,直至停药,疗程 9 个月(长程疗法)。

(四)免疫抑制药

1.环磷酰胺

一般剂量为 2.0~2.5mg/(kg·d),分 3 次口服,疗程 8~12 周,总量不超过 200mg/kg。或用环磷酰胺冲击治疗,剂量为 10~12mg/(kg·d),加入 5% 葡萄糖盐水 100~200mL 中静脉滴注 1~2h,连续 2 天,用药日嘱患者多饮水,每 2 周重复 1 次,累积量<150~200mg/kg。

2.环孢素 A

3~7mg/(kg·d)或 100~150mg/(m²·d),调整剂量使血药谷浓度维持在 0.07~

0.10μmol/L(80～120ng/mL),1 个疗程为 12～24 个月。

3.吗替麦考酚酯

20～30mg/(kg·d)或 800～1200mg/m²,分 2 次口服(最大剂量为 1g),1 个疗程为 12～24 个月。

4.他克莫司

0.1～0.15mg/(kg·d),维持血药浓度 5～10μg/L,1 个疗程为 12～24 个月。

5.雷公藤总甙片

1mg/(kg·d),分 2～3 次口服。1 个疗程为 2～3 个月;或第 1 个月 2mg/(kg·d),第 2 个月 1.5mg/(kg·d),第 3 个月 1mg/(kg·d),3 个月为 1 个疗程。应用下一个疗程时一般应间隔 3 个月。

(五)免疫调节药

一般作为糖皮质激素辅助治疗,适用于常伴感染、频复发或糖皮质激素依赖者。如左旋咪唑 2.5mg/kg,隔日用药,1 个疗程为 6 个月。

第三节　IgA 肾病

IgA 肾病是 1968 年由法国学者 Berger 和 Hin-glais 首先描述和命名,故又称 Berger 病,是儿童常见的肾脏疾病,也是儿童慢性肾脏病(CKD)的常见原因。IgA 肾病的特征表现是肾脏活检免疫病理显示肾小球系膜区以 IgA 为主的免疫复合物沉积,光镜上以肾小球系膜增生为基本组织学改变。临床表现多种多样,主要表现为血尿、发作性肉眼血尿(可因感染诱发),常伴有不同程度蛋白尿,部分患者可以出现严重高血压或者肾功能不全。有报道约 30% 的病例在 15～30 年后发展为终末期肾脏病(ESRD),需要耗费大量的医疗资源进行血液透析、腹膜透析或肾脏移植以维系生命,给家庭和社会带来了巨大的经济压力和沉重的心理负担。

根据有无继发因素,可以将 IgA 肾病分为原发性、家族性和继发性 IgA 肾病,后者可由全身系统性疾病导致,如紫癜性肾炎、HIV 感染、血清阴性脊柱关节炎、肿瘤、麻风病和肝脏疾病等均可导致肾小球系膜区 IgA 沉积。

一、流行病学

IgA 肾病在整体人群中确切的发病率并不清楚,通常根据占原发性肾小球肾炎或肾活检病例的比例推算而得,估计人群发病率为 25～50 人/100000 人。

世界各地报道的发病率存在较大差异,在亚洲和太平洋地区 IgA 肾病是最常见的原发性肾小球疾病,占肾活检患者的 30%～40%,在欧洲占 20%,但在北美只占 10%。我国各地报道也不尽相同,约占肾活检的 20%～30%,占原发性肾小球疾病的 40%～47.2%,且近年数据还有明显上升之势。

不同国家地区的发病率差异可能与对慢性肾脏病的监控力度(尿液普查)和肾脏活检的指征时机不同有关。在日本,政府法律规定必须对适龄儿童进行尿液普查,对无症状镜下血尿者进行肾活检,相关数据显示 IgA 肾病占肾活检的 40%～50%;新加坡实行义务兵役制,参军前尿检异常者要求进行肾活检,IgA 肾病占 47%;而在美国及加拿大,无症状尿检异常者很少进行肾活检,仅在蛋白尿增多或血肌酐上升时才进行肾活检,IgA 肾病占肾活检的比例仅为 5%～10%;英国一般报道在 5%左右,然而苏格兰地区,一组无症状血尿活检中则达到 37%。因此,IgA 肾病的发生率在很多国家地区可能被低估。

此外,IgA 肾病的发病还与种族因素、遗传因素和环境因素密切相关。例如:在美国,印第安人的 IgA 肾病发生率比英国移民高 8 倍,而在非洲和生活在美国的非裔黑人,其 IgA 肾病的发生率很低。此外,自 1978 年以来,有一些报道显示本病有家族聚集倾向,提示至少在某些 IgA 肾病患者中存在基因易感性。HLA 分析发现与 Bw35 和 DR4 有关。最近的一组因 IgA 引起的终末期肾衰中的分析提示 B27 和 DR1 频度增高而 DR2 频度下降。

二、发病机制

本病的确切发病机制尚未阐明,目前认为 IgA 是一种血管炎性疾病,多种因素参与 IgA 肾病的发生发展。目前认为最可能的发病机制为多重打击学说,即 IgA1 分子的糖基化异常(Gd-IgA1)/抗聚糖自身抗体(IgG/IgA)产生、形成循环免疫复合物(IgA1-CIC)、免疫复合物沉积于肾脏诱发炎症反应。已有研究显示,60%～80%的 IgA 肾病患儿伴有血 Gd-IgA1 升高,约 30%～90%的患者血抗聚糖自身抗体 IgG 升高。

IgA1 分子的糖基化异常可造成 IgA1 分子自身聚集或被 IgG 或 IgA 自身抗体识别形成免疫复合物,这一过程可能是疾病发生的始动因素,遗传因素可能参与或调节发病、进展的各个环节。IgA1 分子合成、释放及其在外周血中的持续存在,与系膜细胞结合及沉积,触发炎症反应,是 IgA 肾病"特异"的致病过程;其后炎症反应所致的肾小球细胞增生、肾小球硬化、小管萎缩和间质纤维化是所有肾小球疾病进展的共同途径。

人体产生的 IgA 分子包括 IgA1 和 IgA2 两种亚型,循环中的 IgA 主要由骨髓产生,约 90%为 IgA1,IgA2 只占 10%。在血液循环中,IgA1 分子主要以单体形式存在,伴有少量大分子 IgA1,包括二聚体 IgA1(dIgA1)和多聚体 IgA(pIgA1)。不同于其他免疫球蛋白,IgA1 分子包含一个高度糖基化的铰链区,该铰链区是一段由 18 个氨基酸残基组成的富含脯氨酸(Pro)、丝氨酸(Ser)和苏氨酸(Thr)的肽链,具有高度糖基化的特点,每个铰链区肽链都存在 6 个潜在的 O-糖基化位点。

大量研究结果显示,IgA 肾病患者血清 IgA1 存在铰链区 O-糖基化的缺陷,在 IgA 肾病患者黏膜免疫相关的淋巴器官——扁桃体中的 IgA1 分子,也存在糖基化的缺失。同时,Alice 和 Hiki 等对从肾活检组织中洗脱下的 IgA1 进行糖基化检测发现,在肾脏沉积的 IgA1 比血清中的 IgA1 存在更多的糖基化异常;患者血清中热聚合的 IgA1 与肾小球系膜细胞结合的能力及刺激肾小球系膜细胞引起的生物学效应均显著强于正常人;有研究将体外酶切的去唾液酸 IgA1(DesIgA1)及去唾液酸去半乳糖 IgA1(DesDe-GalIgA1)分子注入大鼠肾脏,观察到肾小球系膜区大量糖基化缺失的 IgA1 分子的沉积并引发炎症反应;进一步证实异常糖基化的 IgA1 更易于沉积到肾脏且确实具有致病能力。

异常糖基化的 IgA1 能够沉积于肾小球系膜区并导致肾脏损害：①IgA1 分子在肾小球系膜区沉积：pIgA1 可能通过系膜细胞受体与其结合；同时半乳糖和唾液酸的缺失造成 N-乙酰半乳糖胺或唾液酸 N-乙酰半乳糖胺的裸露的比例明显增加，低糖基化的 IgA 更容易自身聚集成为大分子复合物，而肾小球系膜细胞与大分子 IgA1 或糖链异常的 IgA1 分子的亲和力较高，故而沉积于肾脏。②IgA1 分子清除下降：肝脏是 IgA 分子清除的主要场所，肝脏通过肝细胞表面的去唾液酸糖蛋白受体和 Kupffer 细胞表达的 Fcα 受体 I 识别和清除 IgA1 分子，IgA1 分子半乳糖和唾液酸的缺失，影响 IgA1 与受体的结合；同时 IgA1 分子核心 N-乙酰半乳糖胺暴露，容易自身聚合或与血液中的 IgG、IgM、C3 等形成循环免疫复合物，而大分子 IgA1 不能通过内皮间隙到达肝细胞，故难以被清除。糖基化异常的大分子 IgA1 在循环中持续存在，进一步增加其沉积于肾脏的机会。③IgA1 分子铰链区的糖基化异常可诱导产生抗聚糖自身抗体(IgG)，特别当合并病毒(例如：EB 病毒)、细菌(例如：链球菌)感染时，后者可与 IgA1 分子在肾脏形成原位免疫复合物；此外，糖基化缺陷的 IgA1 也可能通过内源性凝集素，形成抗体-配体复合物，介导其在肾脏沉积。④异常糖基化 IgA 可在肾脏局部通过旁路途径、甘露结合植物凝集素(MBL)途径活化 C3，最终产生 C5b-9，进而活化系膜细胞产生炎症介质和基质蛋白。

此外，遗传因素也可能参与 IgA 肾病的发病机制。早在 1972 年 Tolkoff-Rubin 等首次在一对孪生同胞中报道了家族性 IgA 肾病，之后许多研究都证实 IgA 肾病具有家族聚集性，家系调查发现家族性 IgA 肾病在白种人、黄种人中并不少见。多数研究认为 IgA 肾病是通过多变的外显率导致的常染色体显性遗传且由多个基因或多因素参与；如有研究报道 60% 的家系与 6 号染色体(6q22-23)连锁、呈不完全显性遗传，也有研究发现部分家族性 IgA 肾病家系分别与 3 号染色体(3p23-24)、4 号染色体(4q26-31)、17 号染色体(17q12-22)位点连锁，全基因组关联研究(GWAS)已确认了 15 个与 IgA 肾病直接相关的异质性基因位点。总之，目前诸多证据表明 IgA 肾病是一个多基因、多因素相关疾病，遗传因素可能在 IgA 肾病的疾病易感性与病变进展的各个环节起重要作用。

三、临床表现

儿童原发性 IgA 肾病多见于年长儿，男女比例约为 2:1。

典型病例常在上呼吸道感染后数小时至 2 天内出现肉眼血尿，通常持续数小时至数天，个别可达 1 周。这类患者约占总数的 40%~50%，儿童中略高。本病另一常见表现为无症状血尿和(或)蛋白尿，约占总数的 30%~40%。其中 20%~25% 病例在病程中可发生 1 次或数次肉眼血尿。肾病综合征可见于 5%~20% 的患者中，以儿童和青年病例为多，常属弥散性增生型伴或不伴肾小球硬化。此外，有时系膜 IgA 沉积为主的现象也可以出现在以足突融合为特征的微小病变肾病中。约不到 10% 患者可呈急性肾衰竭表现，通常能自行缓解。其中 20%~25% 则可能需要透析，多因患有新月体肾炎。在病程活动期有氮质潴留者并不少见，约占 25%。起病时即有高血压约占 10%，然而在 30 岁以后起病者中显著增多；随病程延长，伴高血压者超过 40%。

国际上没有明确的临床分型建议。鉴于本症临床表现的多样性,为便于临床实践中结合临床特点进行治疗和随访,参照中华医学会儿科学分会肾脏病学组 2000 年修订的小儿原发性肾小球疾病临床分类标准和 2007 年全国小儿原发性 IgA 肾病调查报告,目前建议将我国儿童原发性 IgA 肾病临床表现分为以下 7 种类型:①孤立性血尿型(包括复发性肉眼血尿型和孤立性镜下血尿型);②孤立性蛋白尿型(24h 尿蛋白定量<50m,kg);③血尿和蛋白尿型(24h 尿蛋白定量<50mg/kg);④急性肾炎型;⑤肾病综合征型;⑥急进性肾炎型;⑦慢性肾炎型。

中华学医学会儿科学分会肾脏学组曾在 2008—2011 年组织全国多家三级甲等医院,开展关于儿童 IgA 肾病治疗现状的多中心回顾性研究,结果显示临床表型依次为血尿和蛋白尿型(37.0%)、肾病综合征型(30.6%)、孤立性血尿型(15.8%)、急性肾小球肾炎型(12.7%)、慢性肾小球肾炎型(1.8%)、急进性肾小球肾炎(1.3%)、孤立性蛋白尿(0.8%)。

四、实验室检查

(一)免疫学检查

约 1/4～1/2 患者血 IgA 增高,主要是多聚体 IgA 的增多;约 1/5～2/3 患儿血中可检出 IgA 循环免疫复合物和(或)IgG 循环免疫复合物;少数患者有抗"O"滴度升高;补体 C3、C4 多正常。IgA 型类风湿因子以及 IgA 型 ANCA 也时常为阳性,有人认为血中升高的 IgA-纤维结合蛋白复合物是 IgA 肾病的特征性改变,有较高诊断价值。

(二)免疫病理

肾脏免疫病理是确诊 IgA 肾病唯一关键的依据。有人进行皮肤免疫病理检查发现,20%～50%患者皮肤毛细血管壁上有 IgA、C3 及备解素的沉积,Bene 等报告皮肤活体组织检查的特异性和敏感性分别为 88%和 75%。

五、诊断

(一)诊断

年长儿童反复发作性肉眼血尿并多有上呼吸道或肠道感染的诱因,应考虑本病;表现为单纯镜下血尿或肉眼血尿或伴中等度蛋白尿时,也应怀疑 IgA 肾病,争取尽早肾活体组织检查。以肾病综合征、急进性肾炎综合征和高血压伴肾功能不全为表现者也应考虑本病,确诊有赖肾活体组织检查。

(二)WHO 对本病的病理分级

Ⅰ级:光镜大多数肾小球正常,少数部位有轻度系膜增生伴/不伴细胞增生。称微小改变,无小管和间质损害。

Ⅱ级:少于 50%的肾小球有系膜增生,罕有硬化、粘连和小新月体,称轻微病变,无小管和间质损害。

Ⅲ级:局灶节段乃至弥散性肾小球系膜增宽伴细胞增生,偶有粘连和小新月体,称局灶节段性肾小球肾炎。偶有局灶性间质水肿和轻度炎症细胞浸润。

Ⅳ级:全部肾小球示明显的弥散性系膜增生和硬化,伴不规则分布的、不同程度的细胞增生,经常可见到荒废的肾小球。少于50％的肾小球有粘连和新月体。称弥散性系膜增生性肾小球肾炎。有明显的小管萎缩和间质炎症。

Ⅴ级:与Ⅳ级相似但更严重,节段和(或)球性硬化、玻璃样变以及球囊粘连,50％以上的肾小球有新月体,称之为弥漫硬化性肾小球肾炎。小管和间质的损害较Ⅳ级更严重。

六、治疗

既往认为对本病尚无特异疗法,而且预后相对较好,因此治疗措施不是很积极。但近年来随着对本病的认识深入,有许多研究证明积极治疗可以明显改善预后。IgA肾病从病理变化到临床表现都有很大差异,预后也有很大区别,因此,治疗措施必须做到个体化。

(一)一般治疗

儿童最多见的临床类型是反复发作性的肉眼血尿,且大多有诱因如急性上呼吸道感染等,因此要积极控制感染,清除病灶,注意休息。短期抗生素治疗对于控制急性期症状也有一定作用。对于合并水肿、高血压的患儿,应相应给予利尿消肿,降压药物治疗,并采用低盐、低蛋白饮食。

(二)肾上腺皮质激素及免疫抑制剂

对于以肾病综合征或急进性肾炎综合征起病的患儿,应予以皮质激素及免疫抑制剂治疗。日本曾做全国范围多中心对照研究,采用泼尼松及免疫抑制治疗IgA肾病的患儿,其远期肾功能不全的比例要明显低于使用一般性治疗的患儿。

Kabayashi曾回顾性研究二组患者,一组为29例,蛋白尿＞2g/d,泼尼松治疗1～3年,随访2～4年,结果表明早期的激素治疗(Ccr在70mL/min以上时)对于稳定肾功能及延缓疾病进展有益。对另一组18例蛋白尿1～2g/d的IgA肾病也采用皮质激素治疗,同时以42例使用双嘧达莫及吲哚美辛的IgA患者做对照,治疗组在稳定肾功能及降压蛋白尿方面明显优于对照组。

Lai等报告了一个前瞻性随机对照试验结果,17例患者每日服用泼尼松4个月,与17例对照组相比,平均观察38个月,两组内生肌酐清除率无显著差异,泼尼松治疗对轻微病变的肾病综合征患者,可明显提高缓解率,但有一定不良反应。这一研究提示泼尼松治疗对于IgA肾病是有益的。

有人报道一组对成人IgA肾病的对照研究以考察硫唑嘌呤和泼尼松的疗效。66例患者使用硫唑嘌呤和泼尼松,结果表明其在减慢IgA肾病进展方面,与48例未接受该治疗的对照组比较是有益的。

最近,Nagaoka等报道一种新型免疫抑制剂——咪唑立宾,用于儿童IgA肾病治疗,该药安全、易耐受,可长期服用,并能显著减少蛋白尿和血尿程度,重复肾活体组织检查证实肾组织病变程度减轻。

有关应用环孢霉素的报道较少,Lai等曾应用环孢素A进行了一个随机、单盲对照试验,治疗组及对照组各12例,患者蛋白尿大于1.5g/d,并有肌酐清除率减退[Ccr(77±6)mL/min],予环孢素A治疗12周,使血浆浓度水平控制在50～100ng/mL。结果显示蛋白排泄显著减少,同时伴随着血浆肌酐清除率提高,但这些变化在终止治疗后则消失。

总之,免疫抑制剂在治疗 IgA 肾病方面的功效仍有待评价。Woo 和 Wallker 分别观察了环磷酰胺、华法林、双嘧达莫及激素的联合治疗效果,结果与对照组相比,在治疗期间可以降低蛋白尿并稳定肾功能,但随访 2～5 年后,肾功能保护方面与对照组相比较无明显差异。

(三)免疫球蛋白

在一组开放的前瞻性的研究中,Rostoker 等人采用大剂量免疫球蛋白静脉注射,每日 1 次,每次 2g/kg,连用 3 个月,然后改为 16.5% 免疫球蛋白肌内注射,每次 0.35mL/kg,每半月 1 次,连用 6 个月,结果发现,治疗后尿蛋白排泄由 5.2g/d 降至 2.2g/d,血尿及白细胞尿消失,肾小球滤过率每月递减速率由 3.78mL/min 减慢至 0。

(四)鱼油

IgA 肾病患者缺乏必需脂肪酸,而鱼油可补充必需脂肪酸,从而防止早期的肾小球损害。鱼油富含长链 ω-3-多聚不饱和脂肪酸、EPA 及 DHA,这些物质可代替花生四烯酸,作为脂氧化酶和环氧化酶的底物而发挥作用,改变膜流动性,降低血小板聚集。早在 1984 年 Hamazaki 收集 20 例 IgA 肾病患者做了初步研究,治疗组接受鱼油治疗 1 年,肾功能维持稳定,而未接受鱼油的对照组,则显示血浆肌酐清除率的降低。

1994 年 Donadio 进行了多中心的双盲随机对照试验。共收集 55 例患者,每日口服 12g 鱼油为治疗组,51 例患者服橄榄油为对照组,所选病例中 68% 的基础血肌酐值增高,初始观察终点是血肌酐上升>50%,结果为在治疗期间(2 年),鱼油组仅 6% 的患者进展到观察终点,而对照组达 33%,每年血肌酐的增高速率在治疗组为 0.03mg/dL,对照组为 0.14mg/dL。4 年后的终末期肾病发生率,对照组为 40%,治疗组则为 10%,结果有统计学显著意义,没有患者因不良反应而停止治疗。表明鱼油可减慢 GFR 的下降率。该作者在 1999 年又报道了上述病例远期随访结果,表明早期并持续使用鱼油可明显延缓高危 IgA 肾病患者的肾衰竭出现时间。

(五)其他

Copp 最近组织了一个为期 6 年的前瞻多中心双盲随机对照研究,以探讨长效服用贝那普利,0.2mg/(kg·d),对中等程度蛋白尿、肾功能较好的儿童和青年 IgA 肾病患者的治疗功效,试验于 2004 年已完成。

以往有人采用苯妥英钠 5mg/(kg·d)治疗 IgA 肾病,发现可降低血清中 IgA 及多聚 IgA 水平,且血尿发作次数减少,但循环免疫复合物未减低,且远期疗效不肯定,近年已很少使用。

中医中药治疗 IgA 肾病也有一定疗效,对于中等程度的蛋白尿,使用雷公藤多甙片 1mg/(kg·d)治疗 3 个月,可获明显疗效。

(六)透析及肾移植

对终末期肾衰患者可行透析及移植治疗。

七、预后

成人 IgA 肾病 10 年后约 15% 进展到终末肾功衰竭,20 年后升至 25%～30%。儿童 IgA 肾病预后好于成人,Yoslukawa 报道 20 年后 10% 进展到终末肾衰竭。影响预后的因素很多,重度蛋白尿、高血压、肾小球硬化以及间质小管病变严重均是预后不良的指标；男性也易于进展；肉眼血尿与预后的关系尚存争议。据报道，IgA 肾病患者从肾功能正常起每年 GFR 的减低速度为 1～3mL/min，而表现为肾病综合征的 IgA 肾病患者 CFR 递减率为 9mL/min。合并高血压时，GFR 减低速度更是高达每年 12mL/min，因此，控制血压和蛋白尿在 IgA 肾病治疗中至关重要。

第四节　泌尿道感染

泌尿道感染（UTI）是指细菌、真菌等病原体在泌尿道异常繁殖，并侵犯泌尿道黏膜或组织而引起的泌尿道急性或慢性炎症。在儿科，泌尿道感染是常见的感染性疾病之一，可仅局限于下泌尿道，也可累及肾脏，更会导致持续性肾损害和瘢痕化，尤其是在合并有膀胱输尿管反流（VUR）等泌尿系统发育畸形时。因此，了解儿童泌尿道感染的流行病学、发病机制以及诊断和治疗，对于更好地防治儿童泌尿道感染的发生发展有重要的意义。

欧洲泌尿外科协会（EAU）/欧洲儿童泌尿外科协会（ESPU）儿科指南委员会在总结了大量临床资料的基础上于 2014 年 11 月发表了新的儿童 UTI 诊治指南。本文在最新的 2014 年 EAU/ESPU 指南的基础上，结合国际上儿科医师比较公认的指南如 AAP、NICE 与中华医学会儿科学分会肾脏病学组"儿童常见肾脏疾病诊治循证指南（试行）"等，介绍儿童 UTI 的诊断、治疗和管理。

一、流行病学

中国儿童泌尿道感染的患病率，近年来无确切的报道。Wettergren 等曾筛查 3581 名婴儿，得出男婴发病率高于女婴的结论（0～1 岁），这也是唯一男孩发病率高于女孩的阶段，可能与行包皮环割术有关，在此后的任意年龄阶段都是女孩高于男孩。在对性别发病率的统计中，美国一项基于 2118 名儿童的回顾性研究显示，在儿童中泌尿道感染的总患病率为 7.74%，其中女孩患病率为 11.26%，男孩为 4.47%，该病的发病高峰年龄为 3～6 岁，患病率为 9.8%，1～3 岁儿童患病率为 8.39%，1 个月～1 岁儿童患病率为 1.76%。

儿童泌尿道感染患病率高，与儿童自身免疫系统发育不完善有关，儿童输尿管管壁弹力纤维发育不完善，尿液引流不畅，女孩尿道短，细菌定植、感染风险相对增加。此外，儿童泌尿系存在先天畸形或泌尿道梗阻等异常，也明显增加了泌尿道感染的危险。泌尿道感染尤其与膀胱输尿管反流（VUR）等泌尿系解剖异常相关。VUR 易使下泌尿道细菌反流至上泌尿道，引起肾实质感染。VUR 在泌尿道感染患儿中可高达 20%～50%。VUR 和反复泌尿道感染可导致持续性的肾脏损害和瘢痕化，从而可能引起高血压和慢性肾损害，是儿童泌尿道感染重要的易感因素。

二、病因与发病机制

（一）病原体

儿童泌尿道感染最常见的病原体为大肠埃希菌（多数报道在 30%～60%），其他革兰阴性菌如克雷伯菌、变形杆菌、铜绿假单胞菌也占一定比例。但不同国家、不同地区报道的病原菌比例有差异。有资料显示,在新生儿中,革兰阳性球菌感染有上升趋势,尤其是 B 族链球菌所致的泌尿系感染明显高于其他年龄组。某医科大学第一附属医院有学者通过回顾性分析该院2006—2009 年清洁中段尿培养的真性菌尿菌株共 3380 株药敏试验结果,得出尿路感染病原体仍以革兰阴性菌尤其是大肠埃希菌最常见的结论。

随着抗生素的广泛应用,近年耐药甚至耐多药菌株的产生呈增加趋势。某医科大学附属儿童医院有学者对 2005—2012 年 843 株感染菌分布及耐药情况分析,发现大肠埃希菌最多见62.75%,对比 2005—2008 年及 2009—2012 年前 5 位致病菌,屎肠球菌明显增加(2.43% vs 11.57%,$P<0.01$)。在 G^- 菌中,大肠埃希菌和肺炎克雷伯菌对氨苄西林的耐药率最高,对亚胺培南最敏感。对比前后 4 年间耐药情况,大肠埃希菌对头孢菌素类及氨苄西林/舒巴坦耐药率增加,奇异变形杆菌对环丙沙星及呋喃妥因耐药率增加,屎肠球菌对青霉素耐药率增加,粪肠球菌对庆大霉素耐药率增加。

结合国内其他医院大样本的研究,均能得出儿童泌尿道感染病原菌以 G^- 菌为主,但 G^+菌有增加趋势;近年病原菌对部分抗生素耐药性有所变迁的结论。

(二)感染途径

1.上行感染

上行感染是指致病原体从尿道上行进入膀胱,引起膀胱炎,然后再由输尿管蔓延至肾脏,导致肾盂肾炎。这是泌尿道感染的最常见途径,占 95% 以上,其最常见的细菌为大肠埃希杆菌。正常情况下,尿道口及其周围是有细菌寄生的,但一般不引起感染。当机体抵抗力下降或尿道黏膜有轻微损伤时或者细菌的毒力大,黏附尿道黏膜和上行的能力强,容易侵袭膀胱和肾脏,造成感染。

2.血行感染

血性感染是指致病原体从肾外任何部位的感染灶,经血液播散到肾脏,而引起泌尿道感染:血行感染较少见,仅占 3% 左右,其致病菌主要为金黄色葡萄球菌。病原体能否介导肾脏感染取决于病原体的毒力和肾脏本身对细菌的清除能力。

3.其他

多数学者认为不存在直接感染和淋巴道感染,即使有也极为罕见。少数学者认为下腹部和盆腔器官的淋巴管与肾周围的淋巴管有多数交通支,升结肠与右肾之间也有淋巴管沟通。当盆腔器官炎症、阑尾炎和结肠炎时,细菌可从淋巴道感染肾脏;外伤或邻近肾脏的脏器有感染时,细菌可直接侵入肾脏引起感染。

三、临床表现

因年龄和尿感部位不同而异,主要有三种表现形式:即肾盂肾炎、膀胱炎和无症状性菌尿。

(一)肾盂肾炎

婴幼儿占多数,以全身感染中毒症状为主要表现,常有 38.5℃ 以上的发热,高热时可有惊厥或寒战。同时还有全身不适、精神萎靡、面色苍黄、呕吐、恶心及轻度腹泻,年长儿述胁肋部或腰痛,肾区叩击痛。新生儿表现如败血症,有体重下降、喂养困难、黄疸、激惹、发热或体温不升。

(二)膀胱炎

大多为年长女孩,有尿频、尿急、排尿困难、排尿不尽、下腹不适、耻骨上区疼痛及尿失禁的症状,有时尿恶臭,有外阴部湿疹。膀胱炎一般不引起发热。

(三)无症状性菌尿

无症状性菌尿指小儿尿培养阳性而无任何感染的临床症状。几乎全是女孩,但若不治疗可能发展为有症状的尿路感染。

四、实验室检查

(一)血液检查

急性肾盂肾炎常有血白细胞总数和中性粒细胞比例明显增高、血沉增快、C反应蛋白>20mg/L。膀胱炎时上述实验指标多正常。

(二)尿常规检查

清洁中段尿离心镜检中 WBC≥5/HP 提示尿路感染,若见白细胞管型,提示肾盂肾炎。肾乳头或膀胱炎可有明显血尿。尿路炎症严重者,可有短暂明显的蛋白尿。部分患儿可有血尿或终末血尿。

(三)细菌学检查

尿培养因可受前尿道和尿道周围杂菌的污染,故须在治疗前做清洁中段尿培养及菌落计数,若菌落计数≥10^5/mL 有诊断意义,$10^4 \sim 10^5$/mL 为可疑。但已有膀胱炎尿路刺激症状的患者,尿白细胞明显增多,尿培养菌落计数为 $10^3 \sim 10^4$/mL 亦应考虑尿感的诊断,此外,某些革兰阳性球菌如肠链球菌分裂慢,如为 10^3/mL 亦可诊断尿感。对婴幼儿和新生儿以及怀疑尿感而留尿困难的小儿,可作耻骨上膀胱穿刺培养,阳性培养即有诊断意义。留做细菌培养的尿若不能及时送验时,应暂放 4℃冰箱内,否则会影响结果。有发热的尿感应同时做血培养。大量利尿或已应用抗菌治疗则影响尿培养的结果。尿培养如阳性,应作药物敏感试验,指导治疗。

(四)尿直接涂片找细菌

用一滴均匀新鲜尿液置玻片上烘干,用亚甲蓝或革兰染色,在高倍或油镜下每视野若见到细菌≥1 个,表示尿内菌落计数>105/mL。根据尿沉渣涂片革兰染色及细菌形态,可作为选用药物治疗的参考。

(五)菌尿辅助检查

尿液亚硝酸盐还原试验,可作为过筛检查,阳性率可达 80%。

(六)肾小管损伤的其他实验室指标

尿 β_2-微球蛋白及尿 N-乙酰-B-D-葡萄糖苷酶(NAG)增高,尿渗透压降低提示肾盂肾炎。

(七)影像学检查

1.B 超检查

可探查泌尿系的结构和膀胱排泄功能有无异常,有无结石、梗阻及残余尿等引起感染诱因。

2.X 线检查

静脉肾盂造影可显示泌尿系统有无先天畸形(如重肾和多囊肾等)、肾盂积水及其程度。了解肾的大小,有无肾盂肾盏变形等慢性炎症和肾瘢痕证据。对<5 岁的第一次尿感应做排泄性膀胱尿道造影,以发现膀胱输尿管反流及后尿道瓣膜等尿感诱因。

3.核素检查

同位素锝-99m 二巯基丁二酸(DMSA)肾静态显像可作为上尿路感染诊断的可靠指标,对发现肾盂肾炎的敏感性和特异性均在 90% 以上。当急性肾盂肾炎时肾的轮廓正常,由于肾实质的炎性细胞浸润,肾间质水肿及肾小管细胞坏死致 DMSA 减少,造成病变部位同位素分布的稀疏区,当炎症消散后此种稀疏区可消失。在慢性肾盂肾炎,肾瘢痕形成时,病变部位的 DMSA 摄入更少,且肾外形可因瘢痕收缩而缩小或见楔形缺损区。

五、诊断和鉴别诊断

患者多有感染或尿路刺激的临床症状,结合尿常规及尿培养菌落计数可以做出诊断。符合以下(1)、(2)者可确诊。

(1)清洁中段尿,离心镜检中 WBC≥5/HP 或有尿感症状。

(2)中段尿培养菌落计数≥10^5/mL。

(3)如无 1 条,应再做中段尿培养,同一细菌仍≥10^5/mL,可确诊。可称无症状性菌尿。

尿培养是确定诊断的重要证据,要求在抗生素应用前做,排尿前勿多饮水。留尿过程中要严格按常规操作,以免尿液污染。

尿白细胞管型、血白细胞总数和中性粒细胞比例增高,血沉增快,C 反应蛋白升高,提示肾盂肾炎,影像学 DMSA 检查,确认肾盂肾炎的存在,并了解炎症的范围和程度。上尿路感染者还应做泌尿系统 B 超检查,<5 岁患儿应做(尿感控制后 2～3 周)排泄性膀胱造影,以了解有无 UVR 或尿道瓣膜致尿流淤滞的尿感诱因。不伴泌尿道结构或/和功能异常的尿感为单纯性尿感;伴结构或/和功能异常的尿感为复杂性尿感,后者容易复发或反复感染,造成高血压和慢性肾衰竭的后果。

婴幼儿急性肾盂肾炎常以急性感染中毒症状为主要表现,而缺乏泌尿系统的特殊症状,故在发热性疾病的诊断过程中应警惕尿感的可能,并注意与其他系统的急性感染作鉴别。急性肾盂肾炎严重者可合并败血症,特别是在新生儿和有阻塞性肾病者,故有明显感染中毒症状及血白细胞 20×10^9～25×10^9/L 的患者,应做血培养。

除尿感外,急性肾小球肾炎病程中可有暂时性尿白细胞增多,但有血尿、水肿和高血压;急性间质性肾炎和狼疮性肾炎亦有白细胞尿,均应结合临床症状和相关检查作鉴别诊断。

对一般抗菌治疗无效应和尿细菌培养多次无细菌生长的尿感,尚应结合胸片、OT 试验、尿沉渣找抗酸杆菌、结核培养和静脉肾盂造影等除外泌尿系结核。

蛲虫病和无良好卫生护理的儿童,包茎及会阴炎症亦可出现尿频及尿急症状,但尿白细胞正常或只略为增多,尿培养结果不符合尿感。经驱虫,加强外阴护理和局部处理可缓解症状,不必口服抗菌药。

六、治疗

(一)一般治疗

急性期卧床休息,多饮水,饮食易消化,含足够热能和蛋白质。

(二)抗感染治疗

1.药物选择

细菌性尿感根据尿感的定位诊断及病原选药:①上尿路感染选用血和肾浓度高的药物,下尿路感染选用尿浓度高的药物;②根据检查的病原菌及其药物敏感试验选药;③尽可能用低毒的药物。婴幼儿应采取积极有效的治疗,如伴有呕吐及精神萎靡者,建议静脉用药。头孢类抗生素,特别是第二、三代头孢菌素,有较好的效果,因氨苄西林耐药菌株有增多趋势,已有被安美汀(羟氨苄西林+β内酰胺酶抑制剂克拉维酸)替代趋势。氨基糖苷类静脉滴注要慎用,时间不可长。喹诺酮类药物抗菌作用较强,但7岁以下小儿慎用。SMZco 和呋喃妥因适用于下尿路感染的治疗,一般用药 5~7 日。

对真菌引起的尿路感染可用抗真菌药。

2.疗程

由于儿童膀胱炎和肾盂肾炎临床上不易区分,新生儿和小婴儿尿路感染合并畸形的比例较高,短程疗法,包括单剂量疗法和 3 天疗法,在儿童中均不宜推广。采用短程疗法的急性尿路感染儿童,其复发率和重新感染的机会均大于 2 周左右的常规疗法。只有年龄大于 5 岁,尿路没有畸形,才考虑采用短程疗法。

急性初次上尿路感染经有效抗菌治疗,多于 2~3 日高热渐降,尿常规迅速恢复正常,常规疗程为 2 周。对治疗恢复不顺利者应根据尿培养及药敏试验及时更换抗生素,疗程需 4~6 周。初次尿感痊愈后第 1、2、3、6、12 个月应随访中段尿培养及菌落计数至少 1 年。

3.复发和再感染的治疗

急性尿路感染经合理抗菌治疗,多数于数日内症状消失、治愈,但有 50% 的患儿可有复发,多在治疗后 1 个月内出现。常见的原因有:①抗菌药物选择不当,包括未选用针对致病菌敏感的药物和仅选用了肾组织内浓度低的药物,因而达不到有效的杀菌目的。②出现了耐药菌株,这在初次感染的患者很少见,如初次治疗后 72h 症状和菌尿未消失,应及时按药敏结果更换抗生素。③L-型细菌,占肾盂肾炎复发的 20%,根据其仅能在肾髓质高渗条件下生存,可通过多饮水来降低肾髓质渗透压破坏其生存环境,同时选用红霉素和氯霉素等抑制蛋白质合成的药物重新治疗。④尿路结石。尿路结石的存在可为细菌提供有效的庇护所,逃脱抗菌药物的杀灭作用而得以幸存,常在治疗中止后,成为复发的病因。⑤病原菌除大肠杆菌外,变形杆菌是最常见的致病菌。在 1 岁以上的男童,初次感染的致病菌也以变形杆菌为主。对这些患者应按药敏选用抗生素,剂量要大,疗程要长,在 6 周以上。⑥如菌尿持续存在或经 2 次 6 周以上治疗仍频繁复发,则要选用长程低剂量抑菌疗法,以每晚睡前一次顿服为宜,剂量为常规治疗量的 1/3~1/4,药物可选用 SMZ+TMP、阿莫西林、头孢氨苄或呋喃妥因等或两种交替使用,以防产生耐药菌株。应持续 1 年或更长时间。

再感染多发生在初次治疗后 1 个月以上,常见于女童,占再发性尿路感染的 80%。再感染均为不同菌株或同一菌株不同血清型的大肠杆菌所引起,常合并有尿路梗阻和膀胱输尿管反流等尿路畸形。再感染的患者,应首先采用 10～14 天的常规治疗,如症状和菌尿消失,继之以小剂量抗生素预防重新感染,可供选择的药物有 SMZ＋TMP、呋喃妥因、阿莫西林或头孢氨苄等,剂量为常规治疗量的 1/5～1/4。如 10～14 天的常规治疗无效,应延长疗程至 6 周,有效者继续以小剂量抗生素预防,无效者或当时有效但随后再感染频发,宜选用长程低剂量抑菌疗法,方法同上,疗程 1 年以上,如确诊有尿路畸形,则须用至畸形被矫正或膀胱输尿管反流自行中止后 1 年为止。

4.无症状性菌尿的治疗

无症状性菌尿大多不需治疗,因为抗菌治疗并不能降低再感染的发生率。不过,如果患儿合并有尿路梗阻、膀胱输尿管反流等尿路畸形或继往感染留下肾内陈旧性瘢痕,则应给予积极治疗。否则,菌尿及并存畸形可促进旧瘢痕的发展和新瘢痕的形成,导致肾脏功能受损,肾性高血压形成,直至终末期肾衰竭。无症状菌尿的治疗,先采用 10～14 天常规疗法,菌尿转阴后,给予小剂量长期预防,药物选择、剂量和疗程与再感染患者的预防相同。

5.慢性肾盂肾炎的治疗

慢性肾盂肾炎常有肾皮质瘢痕形成,并伴有肾乳头和肾盂肾盏的变形扩张或持续的肾功能损害和肾脏挛缩。慢性肾盂肾炎大多伴有膀胱输尿管反流,少数有尿路梗阻,不伴畸形者极少见。慢性肾盂肾炎的治疗包括内科保守治疗和外科治疗。对于有尿路畸形者或尿路梗阻者,应尽早手术。

6.尿路畸形的治疗

输尿管肾盂连接处狭窄或肾结石引起的肾盂积水,后尿道瓣膜和膀胱输尿管反流Ⅲ级以上应予手术治疗。

七、预后

对于大多数慢性尿路感染患儿,随着尿路畸形的矫正和积极的抗感染治疗,尿路感染急性发作的次数可明显降低,肾瘢痕形成的风险减少。仅少数起病年龄早,就诊时已有广泛肾瘢痕形成的慢性尿路感染的小儿,会发展成高血压,进行性肾损害,直到慢性肾衰竭。所以,对儿童,尤其婴幼儿的尿路感染要引起足够的重视。

第五节 急性肾衰竭

肾脏的生理功能包括排泄(滤过与重吸收)、调节水、电解质及酸碱平衡以及内分泌代谢等方面。这几方面功能是相辅相成,密切相关的。肾小球滤过率(GFR)减低达正常水平 50% 以下,血清肌酐很快升高 $>176\mu$mol/L(2.0mg/dL),BUN 同时升高,并引起水电解质及酸碱平衡紊乱,出现急性尿毒症症状,则称急性肾衰竭(ARF)。

急性肾衰竭是一常见的临床综合征,见于小儿各年龄组,每个年龄组 ARF 的病因有各自的特点。ARF 按病因可分为肾前性、肾性及肾后性三种。按临床表现又可分为少尿型与非少尿型以及高分解型。小儿 ARF 如能早期诊断,及时救治,肾功能可逆转至正常,否则遗留慢性肾功能不全。

一、病因学

ARF 按病因可分为肾前性(约占 55%)、肾性(约占 40%)和肾后性(约占 5%)。

(一)肾前性

由于肾灌注减少,GFR 降低而出现急性肾衰竭。由于肾脏本身无器质损害,病因消除后肾功能随即恢复。

1.低血容量

如大出血,胃肠道失液(如腹泻、呕吐及胃肠减压),肾脏失液(如渗透性利尿、利尿剂及肾上腺功能不全),皮肤丢失(如烧伤及大量出汗),第三间隙失液(如胰腺炎、腹膜炎、大面积损伤伴挤压伤)。

2.心排血量降低

心源性休克、充血性心力衰竭、心包填塞及巨大的肺梗死。

3.全身性血管扩张

过敏反应、使用降压药、败血症和扩血管药物过量。

4.全身性或肾血管收缩

麻醉,大手术,α 肾上腺素能激动剂或高剂量多巴胺,肝肾综合征。

5.肾脏自身调节紊乱

如非类固醇抗炎药物及血管紧张素转换酶抑制剂药物的应用。

(二)肾性

GFR 降低由于①低灌注或肾毒性物质损害导致小管细胞损害(急性肾小管坏死);②肾小球、小管间质或血管炎症;③血栓形成导致栓塞性肾血管阻塞或血管运动性肾病。

1.急性肾小管坏死

(1)急性肾缺血。如创伤、烧伤,大手术,大出血及严重失盐、脱水,急性血红蛋白尿,急性肌红蛋白尿,革兰阴性杆菌败血症等均可引起肾脏缺血、缺氧而导致急性肾小管坏死。

(2)肾毒性物质损伤。引起肾小管中毒坏死的物质有:①外源性:如抗生素(如氨基糖苷类,头孢菌素类,四环素、两性霉素 B、万古霉素及多黏菌素等);X 线造影剂;重金属类(如汞、铅、砷及铋等);化疗制剂(如顺铂、氨甲蝶呤及丝裂霉素);免疫抑制剂(如环孢素 A);有机溶剂(如乙醇及四氯化碳);杀虫剂;杀真菌剂;生物毒素(如蛇毒、蝎毒、蜂毒、生鱼胆及毒蕈等)。②内源性:如横纹肌溶解,溶血,尿酸,草酸盐,浆细胞病恶病质(如骨髓瘤)。

2.急性肾小球肾炎和(或)血管炎

急性链球菌感染后肾炎,急进性肾炎,肺出血肾炎综合征,急性弥散性狼疮性肾炎,紫癜性肾炎等。

3.急性间质性肾炎

感染变态反应,药物变态反应(如青霉素族,磺胺药,止痛药或非类固醇类抗炎药等),感染本身所致(如流行性出血热等)。

4.急性肾实质坏死

急性肾皮质坏死,急性肾髓质坏死。

5.肾血管疾患

坏死性血管炎,过敏性血管炎,恶性高血压,肾动脉血栓形成或栓塞,双侧肾静脉血栓形成。败血症也可引起弥散性血管内凝血(DIC),导致急性肾衰。

6.其他

移植肾的急性排斥反应等。

(三)肾后性

肾以下尿路梗阻引起肾盂积水,肾间质压力升高,肾实质因受挤压而损害,时间久后反射性使肾血管收缩,肾发生缺血性损害,若伴继发感染,更加重损害。

1.尿道梗阻

尿道狭窄,先天性瓣膜,包茎,骑跨伤损伤尿道。

2.膀胱颈梗阻

神经源性膀胱,结石,癌瘤,血块。

3.输尿管梗阻

输尿管先天狭窄,结石,血块或坏死肾组织(乳头)脱落,肿瘤压迫,腹膜后纤维化。

二、病　理

肉眼检查:肾脏增大而质软,剖开肾脏可见髓质呈暗红色,皮质因缺血而苍白,两者呈鲜明对照。

显微镜检查:急性肾衰由于病因的不同,病理改变也不同,可出现相应肾血管、肾小球、肾小管及肾间质的改变。急性肾小管坏死(ATN)可分为缺血性及中毒性两类。中毒性 ATN 的病变限于近端小管,呈局灶性分布,坏死的肾小管基膜完整,小管上皮再生良好。而缺血性 ATN 病变可涉及各段肾小管,呈弥散性分布,坏死的小管基底膜断裂,上皮细胞再生较差。

三、发病机制

急性肾衰竭的发病机制十分复杂,有多种因素参与,未完全阐明。不同的患者,不同的病因、病情和病期,有不同的发病机制。目前关于肾缺血、中毒引起的急性肾衰竭的发病机制,有多种学说。

(一)急性肾小管损害学说

1.肾小管返漏学说

肾小管腔内液通过断裂的小管基底膜,返漏入间质,压迫毛细血管,进一步减少肾血流,导致少尿或无尿。现认为无小管基底膜断裂时也可发生返漏。

2.肾小管阻塞学说

肾小管上皮受损肿胀。各种管型阻塞、间质水肿压迫均可填塞肾小管导致少尿、无尿。

3.髓袢升支厚壁段(mTAL)与近端直小管(S_3)的易损性

外髓内供氧与需氧存在精细平衡,mTAL 及 S_3 细胞处于缺氧的边缘区段,缺血缺氧时更易于损伤,通过球管反馈使肾实质缺血而进一步加重损伤。

(二)肾内血流动力学改变学说

由于 ATN 肾脏组织病理改变较轻,因此肾内血流动力学改变是急性肾衰发生的重要机制,这些改变包括:

(1)肾血流量急剧减少。

(2)肾小球小动脉收缩。机制为:①肾素-血管紧张素激活;②内皮素作用;③交感神经兴奋;④前列腺素作用(PGI$_2$/TXA$_2$ 失衡);⑤氧自由基对内皮细胞的作用;⑥其他,儿茶酚胺、抗利尿数量(ADH)及血小板活化因子(PAF)等。

(3)肾小球毛细血管内皮细胞肿胀。

(4)肾小球超滤系数(kf)降低。

(5)血管内凝血。

(三)细胞学机制

1.ATP 耗竭

通过①增高细胞内游离钙;②激活磷脂酶 A2;③活化钙蛋白酶;④诱发肌动蛋白 F 的解聚等途径改变细胞骨架,损伤细胞,ATP 耗竭是 ATN 发病的中心环节。

2.血管活性物质作用

主要涉及内皮素、NO、血小板活化因子(PAF)以及肾素,血管紧张素-醛固酮系统(RAS 系统),总的作用是收缩肾血管并损伤肾小管上皮细胞。

3.肾小管结构与功能异常

各种因素使细胞骨架破坏,细胞极性丧失,破坏近端小管刷状缘,细胞间紧密连接和细胞-基质的黏附作用丧失,加上形成的各种管型等因素,使肾小管的结构和功能遭到破坏。

4.细胞凋亡的作用

ARF 病理中有二次凋亡,第一次凋亡在肾损伤后立即出现,第二次则出现在 ARF 的恢复期,在 ARF 的发生与恢复中均起重要作用。

5.生长因子的作用

ARF 时,即刻反应性基因 c-fos 及 egr-1 表达上调,表皮生长因子 EGF、IGF-1、FCF 及 HGF 胰岛血糖素等表达升高,主要在细胞再生及组织修复中起作用。

四、临床表现

(一)少尿型急性肾功能不全

可分为少尿期、利尿期及恢复期,小儿各期间分界往往不明显。

1.少尿期

ARF 特别是急性肾小管坏死,常有明显少尿期,持续 10～14 天左右。①少尿:新生儿期尿量<1mL/(kg·h),婴幼儿<200mL/d,学龄前期<300mL/d,学龄期<400mL/d 即为少尿,如<50mL/d 则为无尿。②氮质血症:血 BUN 及 Cr 增高,并出现由于毒素在体内储积而引起的全身各系统中毒症状,如厌食、恶心、呕吐、呕血、嗜睡、烦躁及贫血等。③水钠潴留:全身水肿、血压升高,并可出现肺水肿、脑水肿及心力衰竭等表现。④电解质紊乱:高钾血症,可

表现为烦躁、恶心、呕吐、嗜睡、四肢麻木、胸闷、憋气、心率缓慢及心律不齐。ECC 示 T 波高尖及 QRS 波增宽等;低钠血症,可出现表情淡漠、反应差、恶心呕吐甚至抽搐等。高磷及低钙血症,可出现手足搐搦及惊厥等。⑤代谢性酸中毒:表现为疲乏、嗜睡、面色潮红、恶心、呕吐、呼吸深大,甚至昏迷、休克等。⑥内分泌及代谢改变:PTH 升高,降钙素(CT)下降;T_3、T_4 下降,TSH 正常;促红细胞生成素降低;ADH 及肾素-血管紧张素-醛固酮活性均升高;生长激素也升高;糖耐量降低及胰岛素抵抗,胰岛素及胰高血糖素水平升高。

2.利尿期

当尿量>2500mL/m^2 时即进入多尿期,肾功能逐渐恢复,血 BUN 及 Cr 在多尿开始后数天下降,毒物积蓄所引起的各系统症状减轻。在多尿期易出现脱水及低血钾、低血钠。

3.恢复期

多尿期后尿量渐恢复正常,血 BUN 及 Cr 逐渐正常,肾小管浓缩功能和酸化功能亦逐步恢复,少数可遗留不同程度的肾功能损害,表现为慢性肾功能不全,须维持透析治疗。

(二)非少尿型急性肾功能不全

(1)无少尿表现,每日平均尿量>1000mL。

(2)多继发于氨基糖苷类抗生素及造影剂造成肾损害。

(3)临床表现较少尿型轻,并发症少,病死率也低。

(三)高分解型急性肾功能不全

(1)多继发于大面积烧伤、挤压伤、大手术后和严重感染、败血症。

(2)组织分解极为旺盛,血 BUN、Cr 及血钾迅速上升,HCO_3^- 迅速下降:血 BUN 每日升高>14.3mmol/L,血 Cr 每日上升>176μmol/L;血 K^+ 每日上升>1.0mmol/L。

(3)高钾血症及代谢性酸中毒极为严重,死亡率高。

五、实验室检查

(一)尿液

肾实质性 ARF 时尿比重<1.016,渗透压<350mOsm/(kg·H_2O),尿钠>40mmol/L,并可见到不同程度的蛋白、红细胞及白细胞等。肾前性 ARF 时尿比重>1.020,渗透压>500mOsm/(kg·H_2O),尿钠<20mmol/L,尿常规正常。

(二)血生化

Cr 及 BUN 升高;尿酸先升高,严重肾衰时反而下降;可出现各种电解质紊乱特别是高钾血症;代谢性酸中毒以及原有疾病的生化、免疫学改变。

(三)超声波检查

ARF 时双肾多弥散性肿大,肾皮质回声增强。肾后性 ARF 在 B 超下可发现梗阻,表现为肾盂积水。

(四)同位素检查(SPECT)

有助于发现肾血管性病变(栓塞)所致 ARF 以及梗阻所致肾后性 ARF;肾小管坏死时^{99m}Tc-二乙三胺五醋酸(DTPA)三相动态显像示灌注良好,吸收差,而^{131}I-邻碘马尿酸钠

(OIH)示肾脏显像不清,有一定特异性。

(五)肾活体组织检查

对病因诊断价值极大,可发现各种肾小球疾病、小管间质病变及小血管病变所致 ARF,能改变 50%患者的诊断及治疗。

六、诊断

诊断 ARF 时应首先从临床入手,确定 ARF 是少尿型、非少尿型还是高分解型,然后再弄清其原因是肾前性、肾性还是肾后性,最终明确病因。

(一)诊断依据

1.尿量显著减少

少尿(<250mL/m²)或无尿(<50mL/m²),无尿量减少者为非少尿型急性肾衰。

2.氮质血症

血清肌酐(Scr)>176μLmol/L,BUN>15mmol/L 或每日 Scr 增加>44~88μmol/L 或 BUN 增加>3.57~7.5mmol/L,有条件时测肾小球滤过率(如内生肌酐清除率),Ccr 常<30mL/(min·1.73m²)。

(二)临床分期

1.少尿期

少尿或无尿,伴氮质血症、水过多(体重增加,水肿、高血压及脑水肿)、电解质紊乱(高血钾、低血钠、高血磷及低血钙等)及代谢性酸中毒,并可出现循环系统、神经系统、呼吸系统和血液系统多系统受累的表现。

2.利尿期

尿量渐多或急剧增加(>2500mL/m²),水肿减轻,氮质血症未消失,甚至轻度升高,可伴水、电解质紊乱等表现。

3.恢复期

氮质血症恢复,贫血改善,而肾小管浓缩功能恢复较慢,约需数月之久。

七、治疗

ARF 的基本治疗原则是维持机体水、电解质平衡,避免危及生命的并发症,并提供足够的营养支持。虽然诊断导致急性肾衰竭的原因很重要,但是在病程中很少能提供特殊的治疗。在大多数情况下,小儿 ARF 的治疗包括两个部分,即生命支持措施以及预防和(或)治疗与 ARF 有关的并发症(如高血钾和容量负荷过重)。尽管血液净化是 ARF 最主要的治疗方法,但一些非血液净化疗法用于预防和治疗 ARF 及其有关并发症仍然是重要的,这些疗法包括清除病因,避免肾毒性药物,维持水、电解质和酸碱平衡,营养支持及其他对症治疗。

(一)清除病因、减轻肾损伤

1.肾前性肾衰竭

应注意补充液量,纠正休克,迅速恢复有效循环血量。积极抗感染,选用合适的药物和剂量,以免加重肾损伤。

2.肾后性肾衰竭

尽快解除尿道梗阻,同时做结石成分分析,查尿钙/肌酐(餐前、后)、24h 尿钙定量、甲状旁腺素、血钙磷酶、静脉肾盂造影、排泄性尿道膀胱造影等,以了解患儿是否存在诱发结石的高危因素,针对病因予以治疗,预防再次发生结石,并做长期随访。

3.避免接触肾毒性药物

许多药物及毒物可损害肾小管,应合理用药,以避免其对肾的损害作用。

(二)对症及支持治疗

1.饮食和营养

应选择高糖、低蛋白、富含维生素的食物,尽可能供给足够的能量。供给热量 $210\sim250J/(kg \cdot d)$,蛋白质 $0.5g/(kg \cdot d)$,应选择优质动物蛋白,脂肪占总热量的 $30\%\sim40\%$。

2.控制水和钠摄入

坚持"量入为出"的原则,严格限制水、钠摄入,如有透析支持则可适当放宽液体入量。每日液体量控制在:尿量~显性失水(呕吐、大便、引流量)+不显性失水-内生水。无发热患儿每日不显性失水为 $300mL/m^2$,体温每升高 1℃,不显性失水增加 $75mL/m^2$;内生水在非高分解代谢状态为 $250\sim350ml/m^2$。所用液体均为非电解质液。髓襻利尿药(呋塞米)对少尿型 ARF 可短期试用。

3.处理水肿、高血压、心力衰竭、肺水肿

利尿,呋塞米 $2\sim3mg/kg$;降压,硝普钠 $1\sim8\mu g/(kg \cdot min)$;扩张血管,多巴胺及酚妥拉明。

4.纠正代谢性酸中毒

轻、中度代谢性酸中毒一般无须处理。当血浆 $HCO_3^-<12mmol/L$ 或动脉血 $pH<7.20$,可补充 5%碳酸氢钠 $5mL/kg$,提高 $CO_2CP5mmol/L$。纠正酸中毒时宜注意防止低钙性抽搐。

5.纠正电解质紊乱

包括高钾血症、低钠血症、低钙血症和高磷血症的处理。高血钾:①5%碳酸氢钠 $2mL/kg$,5 分钟内静脉注射;②10%葡萄糖酸钙 $10mL$ 静脉滴注;③高渗葡萄糖和胰岛素(4g 葡萄糖配 1U 胰岛素),每次用 $1.5mg/kg$ 葡萄糖可暂时降低血钾 $1\sim2mmol/L$;④阳离子交换树脂,$0.3\sim1mg/kg$,口服或灌肠;⑤血液净化治疗。

(三)血液净化疗法

是抢救 ARF 最有效的措施,包括腹膜透析、血液透析、单纯超滤和(或)序贯超滤、连续性动(静)静脉血液滤过及连续动(静)静脉血液滤过和透析、血液灌流、血浆置换、吸附式血液透析。上述血液净化疗法各有其适应证、禁忌证及其利弊,应根据具体情况选择。腹膜透析是最适合幼小年龄儿童的透析方式,方法简便、安全,在基层医院也易于开展。血液透析迅速快捷,可在短时间内纠正水和电解质紊乱,控制氮质血症的进展。目前,透析疗法的指征倾向于宽松和提前预防,一旦 ARF 的诊断成立,尿量在短期内无增多倾向,又无禁忌证时即应开始早期预防性和充分性的透析治疗,可显著提高小儿 ARF 的治愈率和生存率。小儿 ARF 血液净化疗法的适应证一般为:严重水、电解质紊乱;高钾血症;中枢神经系统功能紊乱;高血压;体液潴留及充血性心力衰竭;高分解代谢型 ARF。

第六节 慢性肾衰竭

慢性肾衰竭（CRF）是指各种原因造成的慢性进行性肾实质损害，呈进行性不可逆转的肾小球滤过率下降，导致氮质血症、代谢紊乱和各系统受累的临床综合征。当进展到需肾透析或移植方可维持生命时称为终末期肾病（ESRD）。CRF 小儿中的发生率国内尚无确切数据，国外报道为每百万人口中 4～5 人。

一、病因

慢性肾衰竭的病因以各种原发性及继发性肾小球肾炎占首位，其次为泌尿系统先天畸形（如肾发育不良，先天性多囊肾，膀胱输尿管反流等）及遗传性疾病（如遗传性肾炎，肾髓质囊性病，Fancom 综合征等）。全身性系统疾病中以肾小动脉硬化、高血压及结缔组织病等多见。近年来肾间质小管损害引起的 CRF 也逐渐受到人们的重视，糖尿病肾病、自身免疫性与结缔组织疾病及肾损害引起的 CRF 也有上升趋势。Topel 统计欧洲 37 个肾移植中心总结 286 例 <15 岁儿童肾移植病例其终末期肾病的分布：慢性肾小球肾炎 52.3%，慢性肾盂肾炎 20.8%，遗传性肾病 8.0%，血管性肾病 4.5%，多囊肾 3.0%，药物性肾病 2.4%，先天性肾发育不全 1.6%，其他（包括胱氨酸沉积症、草酸盐沉积症、Alport 综合征及溶血尿毒综合征）7.4%。然而，要注意到，反流性肾病是小儿终末期肾衰的重要原因之一，资料表明，在小儿慢性肾功能不全的病因中，虽然获得性肾小球疾病仍占重要地位（占 45.9%），但已与先天性和遗传性肾脏疾病平分秋色（占 45.9%）。与 10 年前资料相比，病因结构发生了显著的变化。其常见病因获得性肾小球疾病比例下降（66.7%→45.9%），先天性和遗传性肾脏疾病比例明显增加（33.3%→45.9%）。结合 20 世纪 70 年代中期起的国外统计资料，也发现由获得性肾小球疾病引起的慢性肾功能不全逐渐减少，取而代之占主导地位的是先天性和遗传性肾脏疾病。后者在发达国家所占的比例高，而在发展中国家所占的比例相对低。

二、发生机制

有关慢性肾衰竭的发病机制，历年来先后提出过"尿毒症毒素学说""矫枉失衡学说""肾小球高滤过学说""脂肪代谢紊乱学说"以及"肾小管高代谢学说"等等，晚近又有人提出"蛋白尿学说"、"慢性酸中毒学说"以及高蛋白饮食、肾内低氧对肾功能的影响等。加强 CRF 的发病机制、重视延缓 CRF 病程进展的研究，已成为重要课题。

（一）健存肾单位的血流动力学改变

肾单位受损或失用后，剩余健全的肾单位一系列适应性改变即负担起全肾功能性代偿及小球、小管各部分间的适应，部分健存肾单位功能高于正常，引起单个肾单位的肾小球滤过率增高，肾小球毛细血管压力增加，内皮细胞增生，系膜区基质增多，小球体积增大，逐步出现肾小球硬化。

（二）矫枉失衡学说

20 世纪 60 年代末、70 年代初，Bricker 等根据 CRF 的一系列临床和实验研究结果，提出了矫枉失衡学说。这一学说认为,CRF 时体内某些物质的积累,并非全部由于肾清除减少所致,而是机体为了纠正代谢失调的一种平衡适应,其结果又导致新的不平衡,如此周而复始,造成了进行性损害,成为 CRF 患者病情进展的重要原因之一。CRF 时甲状旁腺素(PTH)升高造成的危害是本学说最好的证据。随着 GRF 降低,尿磷排泄量减少,引起高磷血症。由于血清中钙磷乘积的升高,一方面使无机盐在各器官(包括肾脏)沉积,出现软组织钙化;另一方面,低钙血症又刺激了 PTH 的合成和分泌,代偿性促进尿磷排泄并升高血钙。但对甲状旁腺的持续性刺激则又导致甲状旁腺的增生及继发性甲状旁腺功能亢进(SHP),从而累及骨骼、心血管及造血系统等。矫枉失衡学说对于进一步解释各种慢性肾脏疾病进展的原因,加深人们对 CRF 时钙磷代谢紊乱及 SHP 发病机制的认识具有重要意义,因此一直为各国学者所推崇。近 30 年来,这一领域的研究取得了重大进展和新的提高。首先,磷的潴留并非产生 SHP 的始动因素;只有当肾衰竭进入晚期(GFR<20mL/nun)时,患者才出现磷的潴留。高磷血症不仅可以通过低钙血症,还可以通过其他途径直接或间接促进 PTH 的分泌。磷对甲状旁腺还可能具有直接作用,因为低磷饮食可在血清中钙和 $1,25\text{-}(OH)_2D_3$ 浓度无变化的情况下,降低 PTH 及其前体 PTHmRNA 的水平。其次,低钙血症也并非引起 SHP 的唯一直接原因。除了低钙血症外,还有其他重要因素参与了 SHP 的形成。现已证实 SHP 的发生和发展最重要的机制是:① $1,25\text{-}(OH)_2D_3$ 的缺乏和甲状旁腺对 $1,25\text{-}(OH)_2D_3$ 的抵抗;②血钙水平对 PTH 分泌的调控作用减弱,即所谓调控点(指降低血清 PTH 水平至 50% 所需的钙离子浓度)上移,骨骼对 PTH 提高血钙的调节作用具有抵抗,加重了低钙血症;③肾脏对 PTH 的降解作用障碍,使血液循环中残留的 PTH 片段增加等。最近的研究表明口服补充生理剂量的 $1,25\text{-}(OH)_2D_3$ 并不能完全抑制 PTH 的分泌,而仅仅在应用 $1,25\text{-}(OH)_2D_3$ 冲击治疗导致体内超生理浓度时才能完全抑制 PTH 分泌,因此有学者提出甲状旁腺对 $1,25\text{-}(OH)_2D_3$ 存在抵抗。现已知甲状旁腺的主细胞中存在维生素 D 特异性受体(VDR),CRF 时这种受体的密度和结合力均降低,使 $1,25\text{-}(OH)_2D_3$ 作用下降。

(三)尿毒症毒素

目前已知的尿素、多胺类、胍类、中分子量物质及甲状旁腺素在尿毒症期血浓度都增高。它们对心脏、促红细胞生成素、Na-K-ATP 酶、神经、肌肉以及血小板聚集代谢等均有一定毒性。

(四)肾小管间质损伤

肾小管间质病变与肾小球疾病进展的关系已受到重视。这种肾小管间质的形态学上的变化如肾小管萎缩、间质细胞浸润及间质纤维化一旦发生后,则进一步通过小管内阻力增加、正常的管球反馈功能丧失以及不能维持正常的渗透梯度等功能改变,加剧肾功能恶化。

(五)饮食影响

膳食中高蛋白摄入可使入球小动脉扩张,加剧肾小球的高灌注损伤,并可加剧蛋白尿。膳食中盐过高除影响全身血压外,观察到还可致肾小球容积加大和硬化,磷的摄入亦应限制,低磷饮食可防止钙磷盐沉积于血管壁和组织,抑制甲状旁腺的分泌。高脂血症除影响内皮细胞外,还刺激肾小球系膜的增生及细胞外基质的积聚,而易发生肾小球硬化。

(六)肾素-血管紧张素系统(RAS)

在肾脏病进展中,血管紧张素Ⅱ(AⅡ)的作用也受到重视。AⅡ可通过以下机制导致或加重肾脏病的进展:①作为一种血管活性物质,优先收缩肾小球出球小动脉,引起肾小球高滤过损伤;②可使系膜细胞收缩影响肾小球超滤系数;③促进水盐重吸收和兴奋肾交感神经;④作为促肾生长因子,除使系膜细胞增生肥大外,还能刺激其他血管活性物及细胞因子产生(如 TGF-β_1),导致细胞外基质进行性积聚;⑤抑制细胞外基质的降解;⑥因引起肾小球高滤过而加重蛋白尿;⑦促进肾小管上皮细胞氨的产生,后者又通过激活补体引起肾损伤;⑧促进肾小管上皮细胞钠的重吸收,增加肾组织氧耗,引起肾组织氧供相对不足,加重肾损害。

三、临床表现

(一)电解质、酸碱代谢失常

1.水代谢

早期由于浓缩功能减退,尿量不减少或反而增多,晚期尿量才有减少,终末期可发展到无尿。患者对水代谢调节能力减退,当水分摄入过多时,易在体内潴留并形成稀释性低钠血症,摄入过少时也易引起体内水分不足。

2.钾代谢

有高钾血症趋势,细胞内钾的积聚与 Na-K-ATP 酶活力下降有关。高钾血症可随外伤、手术、麻醉、输血、酸中毒及突然更改饮食等而加剧,慢性肾衰时血钾升高是一方面,但总体钾的存储量仍降低,所以保持钾的正常平衡仍是重要。

3.钠代谢

CRF 可以维持钠正常平衡状态相当长时间,这与健存肾单位及利钠激素等体液因子有关。

(1)钠消耗型。盐分丢失型肾病因细胞外液的缩小及低血压等均有钠的丢失。很多疾病可引起盐分丢失,如肾盂肾炎、肾髓质囊性病、肾积水及间质性肾炎等,这类患者的集合管往往不能吸收运输过来足够量的钠盐而出现低钠。

(2)钠潴留型。当摄入钠过多时,不能正常排泄以致钠潴留,体内细胞外容量增加,发生高血压、肺充血与心脏扩大,甚至心力衰竭。

4.酸碱平衡

慢性肾衰患者早期肾小管合成氨的代偿能力未全丧失,可动员体内其他缓冲系统来代偿代谢性酸中毒,如呼吸系统,组织代偿如骨盐的丢失等。当病情进展,健存肾单位进一步减少,GFR<20mL/min 时肾脏排泄有机酸能力下降,排氨能力减低,引起酸中毒。当血 pH<7.25 时要警惕合并酮症酸中毒。

5.其他电解质

慢性肾衰患者不能充分排泄氯离子,高氯血症与钠浓度成正比;血钙浓度往往降低,慢性肾衰患者常能忍受低血钙而不致搐搦,这些患者的肠道钙的吸收能力下降,口服活性维生素 D 可提高血钙浓度;当 CFR<20mL/min 时,血镁可升高,尿排泄镁减少。患者多数无症状,不

须处理。当血镁较高（＞2mmol/L）有临床症状时则可应用排钠利尿剂,促镁排出,纠正脱水,必要时给透析疗法。GFR＜20mL/min 时,血磷升高较明显,病情进展到肾脏排磷进一步减少。

(二)血管系统

1.高血压

常见原因有①GFR 下降、NO 分泌减少,使 VDML 血管减低的髓脂质下降,引起细胞外容量增加,心搏出量增加,继而外周阻力增加,血管壁增厚;②肾素、血管紧张素及醛固酮系统活跃,肾素分泌过多。

2.心包炎

尿毒性心包炎似由不明的生化物质、尿酸沉积及代谢异常所引起。属纤维性心包炎,有渗出、出血,可闻及心包摩擦音,偶发生心包填塞。

3.心肌病

可在晚期出现,有不同程度的心肌肥厚,间质纤维化,心肌钙化,草酸盐沉积。临床表现心脏扩大,心排血量减少,各种心律失常。

(三)胃肠系统

胃纳减退,常见有呕吐及恶心等症状,加重了水、盐代谢及酸碱平衡紊乱,负氮平衡加剧,对钙的吸收下降。另外消化道出血也较常见,由于黏膜有弥散性小出血点炎症及溃疡引起。

(四)精神神经症状,乏力、失眠、激惹、压抑、记忆力减退或反抗心理行为

尿毒症伴有继发性甲状旁腺功能亢进时可使脑细胞钙离子浓度增高,出现不正常脑电图。临床可有谵妄、木僵,甚至昏迷。周围神经症状如痛性肢体麻痹,深腱反射消失,肌肉软弱、痉挛甚至感觉消失,被认为与体内中分子物质积聚有关。

(五)血液系统

1.贫血

呈正血红蛋白、正细胞性贫血,随肾功能减退而加剧。主要由于肾脏产生促红细胞生成素减少有关;其次为红细胞寿命缩短,饮食中铁及叶酸摄入不足也参与一定因素。另外,中性粒细胞趋化性改变,淋巴细胞功能受抑制,免疫功能降低。

2.出血倾向

可有鼻出血,损伤后出血不止。消化道出血与出血时间延长、血小板功能异常、黏附聚集能力降低及第三因子释放减少有关。

(六)糖、蛋白及脂肪代谢障碍

CRF 时肾脏清除胰岛素能力减退,血中胰岛素升高。慢性肾衰患者一般都有负氮平衡、血浆及细胞内游离氨基酸谱异常及低白蛋白血症。血甘油三酯增高,低密度脂蛋白增高,高密度脂蛋白降低,可能与脂蛋白酯酶及肝酯酶活性下降有关。

(七)其他

CFR 降到一定程度时可有高尿素血症及高尿酸血症,皮肤有瘙痒,伴色素沉着,身上散发一股尿毒症臭味,与尿素分泌增加排减少有关。CRF 患者由于营养不良,免疫功能低下,易罹患各种感染。小儿由于摄入不足及内分泌紊乱等因素可有生长发育迟缓或发生肾性佝偻病。

四、诊断与鉴别诊断

慢性肾衰到晚期各种症状明显时容易诊断,重要的是认识早期的慢性肾衰竭,设法延缓肾功能进行性恶化。慢性肾衰分期:①肾功能不全代偿期,血肌酐为 $110\sim177\mu mol/L(1.2\sim2mg/dL)$,GFR 剩余 $50\%\sim80\%$,无临床症状;②肾功能不全失代偿期(氮质血症期):血肌酐为 $178\sim445\mu mol/L(2\sim5mg/dL)$,GFR 剩余 $25\%\sim50\%$,可有轻度贫血、酸中毒、夜尿及乏力;③肾衰竭期(尿毒症期):Cr 为 $446\sim707\mu mol/L(5\sim8mg/dL)$,CFR 剩余 $10\%\sim25\%$,有明显消化道症状及贫血体征,可有代谢性酸中毒及钙、磷代谢异常;④终末期肾病:Cr 大于等于 $708\mu mol/L(8mg/dL)$,GFR 剩余小于 10%,有各种尿毒症症状,包括消化、神经及心血管各系统功能异常,水、盐代谢紊乱,酸碱失衡明显,严重贫血。

目前临床上多使用慢性肾脏疾病(CKD)概念,CKD 的定义:①肾损害(病理、血、尿及影像学异常)$\geqslant3$ 个月;②GFR$<60mL/(min \cdot 1.73m^2)$,持续时间$\geqslant3$ 个月。具有以上两条的任何一条者,就可以诊断为 CKD。CKD 分期为:1 期 CFR$>90mL/(min \cdot 1.73m^2)$;2 期 GFR $60\sim89mL/(min \cdot 1.73m^2)$;3 期 CFR $30\sim59mL/(min \cdot 1.73m^2)$;4 期 GFR $15\sim29mL/(min \cdot 1.73m^2)$;5 期 CFR$<15mL/(min \cdot 1.73m^2)$。5 期即为尿毒症期。

引起 CRF 病因多种,如由肾小球疾病引起者多有水肿,尿液异常者较易诊断。但部分患者症状隐匿,无明显肾脏疾病史。某些症状如食欲缺乏、不爱活动、夜尿或遗尿等症状无特异性。也有因贫血待查、难治性佝偻病、生长发育迟缓以及多饮多尿而来就诊者,则需经仔细的体检、尿液检查(包括比重)及血生化肾功能等测定以及时检出 CRF,并尽量寻找病因。如由泌尿系先天性畸形的肾发育不良、多囊肾及遗传性疾病如 Alport 综合征引起的肾衰,发病年龄较早。$1\sim2$ 岁即出现症状。常无水肿,以身材矮小及肾性骨病较多见。肾小球疾病引起的 CRF 多见于较大儿童,常>5 岁,可伴贫血、高血压及水肿,有中等量蛋白尿、血尿及低比重尿或合并继发性尿路感染。肾衰的急性发作尚须与急性肾衰竭相鉴别。两者的临床表现相似,病因及诱因也有部分相同,但大多数急性肾衰预后良好,少部分患者恢复期后可逐渐发展到 CRF。由于先天性或遗传性肾脏疾病而致慢性肾功能不全的,小儿明显多于成人,并且小儿以先天泌尿系统发育异常为多,而成人的先天性或遗传性肾脏疾病则主要见于先天性多囊肾。

五、治疗

治疗原则:①治疗引起 CRF 的原发病及急性加剧的诱因;②纠正水、电解质、酸碱平衡及其他代谢紊乱,维持内环境稳定;③治疗并发症;④保护残存肾单位功能,延缓肾衰竭进展;⑤对已发展至终末期患者,则以透析维持生命,争取进行肾移植。

(一)一般治疗

营养、饮食治疗对生长发育的小儿更为重要。给予低蛋白、高热能、富维生素饮食。应用蛋、低磷奶粉等优质蛋白质,每日摄入量为 $1.2\sim1.5g/100cal$。无水肿和高血压患者无须特别限钠限水,一般小儿氯化钠摄入量不超过 $2g/d$,低蛋白饮食加 α-酮酸治疗,注意复查血钙浓度,高钙血症时忌用。主食应采用去植物蛋白的麦淀粉。

（二）对症治疗

1.水、电解质、酸碱平衡

高血钾者须限富含钾的食物（如香蕉、橘子、巧克力、蘑菇等），慎用含钾或影响钾代谢的药物，血钾＞5.8mmol/L 要积极治疗，酸中毒有症状时可给予碳酸氢钠治疗。

2.钙磷代谢及肾性骨病

限富含磷的食物，给予钙剂及维生素 D 治疗。

3.贫血

补充铁剂、叶酸等，给予促红细胞生成素 50～150U/kg，皮下注射，每周 1～3 次，血红蛋白低于 60g/L 时，可给予输注新鲜红细胞。

4.高血压

限钠利尿无效者，可给予钙通道阻滞药或肾上腺素能受体阻滞药。循证医学证明血管紧张素转化酶抑制药（ACEI）对早、中期慢性肾衰竭在控制高血压的同时可减低蛋白尿和延缓肾衰竭进程。但应用时应慎重，密切观察肾功能。一般认为，未曾用过 ACEI 且血肌酐＞265μmol/L 者即不宜应用。应用 ACEI 最初 2 个月内血肌酐值可能会上升，但升高幅度应＜30％，此时不应停药。但是，若用药后血肌酐值上升＞30％，即应停用 ACEI，寻找肾缺血病因，努力纠正；若能纠正血肌酐至用药前水平，可以再用 ACEI。若不能纠正，则不能再用 ACEI，宜选用双通道（如肾及肝胆）排泄者。ACEI 中福辛普利从胆汁排泄量最大，肾衰竭时也无须调整剂量。

（三）透析和肾移植

血液透析或腹膜透析。5 岁以上肾移植成功率与成年人相同。

（四）对因治疗

治疗造成 CRF 的原发病及急性加剧的诱因。

第七章　神经系统疾病

第一节　化脓性脑膜炎

化脓性脑膜炎也称细菌性脑膜炎。是由各种化脓性细菌引起的脑膜炎症,若化脓菌侵犯脑实质则称化脓性脑膜脑炎。婴幼儿患病者常见,多发生于 2 岁以内,约占 75％,6～12 个月的小儿更易患病。本病预后与细菌致病力、机体免疫力、病情轻重及是否及时治疗、是否合并并发症等有关,早期诊断和及时治疗是改善预后的关键。

一、病因

常见的病原菌有肺炎链球菌、流感嗜血杆菌、大肠埃希菌、金黄色葡萄球菌、β 溶血性链球菌等。不同年龄感染的病原菌有很大差异,新生儿以大肠埃希菌、铜绿假单胞菌、肺炎克雷伯菌、李斯特菌、金黄色葡萄球菌、溶血性链球菌多见;婴幼儿以脑膜炎双球菌、肺炎链球菌、流感嗜血杆菌多见;3 岁以后以肺炎链球菌、脑膜炎双球菌、金黄色葡萄球菌多见。

二、临床表现

(一)症状

1.前驱症状

发病前数日常有急性上呼吸道感染症状或胃肠道症状,具有非特异性。

2.全身感染中毒症状

大多数为暴发性或急性起病。主要表现出高热、惊厥、精神萎靡、疲倦、嗜睡、眼球活动障碍或肢体活动障碍、拒奶、呕吐、少哭、哭时声调高尖、少动、易激惹、情绪改变、行为异常,流行性脑脊髓膜炎时皮肤出现瘀点、瘀斑等。

(二)体征

1.生命体征

当疾病本身、疾病引起的严重并发症导致急性颅内压增高或病原菌直接侵犯脑干生命中枢时,可出现呼吸次数和(或)呼吸节律异常,心动过缓或心动过速、心律失常,血压过高或过低等血压不稳定,体温过高或过低等体温调节异常,引起循环障碍,足背动脉搏动和毛细血管充盈时间(CRT)异常。

2.神经系统阳性体征

对于前囟未闭合的婴幼儿可出现前囟隆起,张力增高。脑膜刺激征阳性(颈抵抗,克氏征、布氏征阳性)。当细菌性炎症波及脑实质引起化脓性脑膜脑炎或者合并脑脓肿时会表现出脑实质受损的体征,即不同程度的意识内容和意识水平障碍,年长儿可发现高级认知功能损害的体征,如语言障碍、记忆力障碍、计算力障碍、注意力障碍、逻辑思维能力障碍等。脑神经受损的体征(以眼球运动障碍多见,如眼睑下垂、眼外肌麻痹、斜视、复视、瞳孔不等大、对光反应迟钝甚至消失、视盘水肿、鼻唇沟不对称、伸舌向一侧歪斜,出现吞咽困难和构音障碍时判断是真性延髓性麻痹还是假性延髓性麻痹、耳聋等),肢体瘫痪,感觉障碍,锥体束征阳性,深反射活跃或亢进,浅反射减弱或消失,病理征阳性等。在脑膜炎双球菌性脑膜炎中70%患者皮肤黏膜有瘀斑、瘀点,大小为1~10mm。病情严重时瘀斑、瘀点会迅速扩大,甚至造成皮肤大片坏死。

三、辅助检查

(一)一般检查

血常规、血培养、肝肾功能、血气分析、电解质、红细胞沉降率(ESR)、C反应蛋白等。

(二)脑脊液检查

脑脊液压力增高。外观浑浊,白细胞数目明显增高,多数超过$1000 \times 10^6/L$,分类中以中性粒细胞为主。糖含量降低,常在1.1mmol/L以下,甚至为0mmol/L;蛋白质含量增高,在1.0g/L以上;氯化物病程后期降低。脑脊液涂片可发现阳性病原菌。在应用抗生素前行脑脊液培养阳性率高,病原学培养结果及药敏结果可为临床抗感染治疗提供重要的参考依据。

(三)病原学检查

可使用对流免疫电泳测定抗原、酶联免疫吸附、乳胶凝集试验、免疫荧光抗体染色法、放射免疫等方法检测脑脊液中的细菌抗原、抗体。

(四)影像学检查

头颅MRI或头颅CT。定期检查除可以发现患者病变的部位、范围、性质等外,也可及早发现脑积水、硬膜下积液或积脓、脑脓肿、脑室管膜炎等合并症。

(五)神经电生理检查

脑电图、脑干听觉诱发电位和颅内多普勒血流测定。化脓性脑膜炎或化脓性脑膜脑炎时脑电图主要表现为高波幅慢波,呈弥散性或局灶性分布,部分患者可有尖波、棘波、尖-慢波或棘-慢波等癫痫样放电。肺炎链球菌引起的化脓性脑膜炎患者治疗不及时会有听力受损的表现,脑干听觉诱发电位的应用使临床医师能够及早发现病变。经颅多普勒血流测定可间接测定颅内压力,化脓性脑膜炎急性期出现脑水肿时,可通过此项检查监测颅内压力。

(六)神经心理评估

对于出现高级认知功能损害的患者,则须选择相应的神经心理评估量表套餐予以评估,如H-R成套神经心理测验、韦氏智力测验、韦氏记忆检测,Gesell测验、语言功能评定等。

(七)运动功能评估

对于出现运动功能损害的患者,则须选择运动功能评估量表套餐予以评估。

四、诊断标准

急性起病,出现发热、呕吐、惊厥、意识障碍、易激惹等主要症状,脑膜刺激征阳性、前囟隆起,脑脊液常规、生化符合化脓性改变,脑脊液涂片和培养发现病原菌,结合患儿年龄特征可予以诊断。

五、鉴别诊断

确诊化脓性脑膜炎前要注意与结核性脑膜炎、真菌性脑炎、病毒性脑炎等鉴别。除了病史、病情进展、病程、流行病学资料外,脑脊液是鉴别诊断的主要依据(表 7-1-1)。

表 7-1-1　各种脑膜炎、脑炎脑脊液状况比较

	化脓性脑膜炎	结核性脑膜炎	真菌性脑膜炎	病毒性脑炎
压力	升高	升高,阻塞时低	升高	正常或升高
外观	浑浊	清或毛玻璃样	清或稍浑浊	清
白细胞数	数百至数万,中性粒细胞为主	数十至数百,淋巴细胞为主	数十至数百,单核细胞为主	数十至数百,淋巴细胞为主
微量蛋白	明显升高	明显升高	升高	正常或轻度升高
葡萄糖	降低	明显降低	降低或正常	正常
氯化物	早期正常,后期降低	明显降低	降低或正常	正常
涂片	常可阳性	可阳性	可阳性	阴性
培养	可阳性	可阳性	可阳性,但需多次培养	阴性

六、治疗

(一)使用抗生素

遵循以下原则使用抗生素:尽早规则、静脉使用大剂量抗生素。对不同病原菌所致的脑膜炎采取不同足量疗程的抗生素治疗。致病菌不明 10~14 天;革兰阴性杆菌及金黄色葡萄球菌脑膜炎的疗程 21~28 天,而革兰阳性菌的脑膜炎的疗程至少 2 周。

1.病原菌尚未明确的脑膜炎

采用经验性用药:过去常用氨苄西林[300mg/(kg·d)]加氨基糖苷类,由于后者的有效血浓度与中毒浓度比较接近,又不易进入脑脊液,且有耳和肾毒性。根据目前国内检出病原(肺炎链球菌、脑膜炎双球菌及流感杆菌为主),首选头孢曲松或头孢噻肟,头孢曲松[100mg/(kg·d),分 2 次],具有广谱、高效、半衰期长、对革兰阴性杆菌作用效果好以及使用方便等优点,已成为治疗婴幼儿化脓性脑膜炎的常用药物,但其可与胆红素竞争白蛋白,有增加核黄疸的危险,在新生儿黄疸时少用。对其过敏者,用美罗培南替代治疗。

2.病原菌明确的脑膜炎

可参照药敏试验结合临床选用敏感的抗生素。GBS首选氨苄西林或青霉素;葡萄球菌可选新青霉素Ⅱ或万古霉素;耐氨苄西林的 G⁻ 菌可选第三代头孢菌素,如头孢噻肟或头孢曲松钠;绿脓杆菌首选头孢他定,次选头孢哌酮钠;厌氧菌可选甲硝唑和青霉素。

3.硬脑膜下积液

明确硬脑膜下积液时,应进行硬脑膜下穿刺放液,每次不超过 15mL,穿刺无效时可考虑手术治疗。

4.脑室膜炎

因新生动物实验表明病菌从脉络丛进入侧脑室再扩散至蛛网膜下隙。由于脑脊液循环由上至下单向流动,鞘内注射药物不易到达脑室,故现多不再用鞘内给药,可放保留导管于侧脑室注入抗生素。较多的国内外报道显示脑室内给药可提高治愈率,减少后遗症,每次可用庆大霉素或阿米卡星 1～5mg,氨苄西林 10～50mg。

(二)降颅压

颅内压明显增高时可用呋塞米每次 1mg/kg 静推,20％甘露醇每次 0.5～1g/kg 快速静脉滴注,两者可交替应用,但不主张多用,因多次使用易使脑脊液黏稠,增加炎症后的粘连。

(三)肾上腺皮质激素的应用

近来有研究表明,当应用抗生素治疗化脑时细菌大量溶解可刺激机体产生更多的炎性介质,而加用地塞米松治疗可抑制上述炎性介质的产生,从而减轻炎症,减少细菌性脑膜炎的后遗症和病死率。一般选用地塞米松每次 0.1～0.2mg/kg,首剂最好在开始抗生素治疗前 15～20min 应用,以后每 6～8h 1 次,维持 2～4 天。建议①流感嗜血杆菌脑膜炎推荐使用;②大于 6 周龄的肺炎链球菌脑膜炎患儿,权衡利弊再考虑使用;③由其他病菌引起的脑膜炎,不建议常规使用高剂量地塞米松;④部分治疗后脑膜炎,耐 β 内酰胺酶的肺炎链球菌脑膜炎以及小于 6 周龄的化脑均不宜使用糖皮质激素治疗。

(四)支持疗法

1.维持水、电解质平衡

不能进食时静脉补液,早期严格控制输液量(一般可用 70％的维持量),因病初常因抗利尿激素分泌过多引起液体潴留而导致稀释性低钠血症,且常伴有脑水肿。

2.新鲜血或血浆

每次 10mL/kg,根据重症病情可少量多次应用。

3.丙种球蛋白

有资料表明静脉输注丙种球蛋白在治疗化脓性脑膜炎有一定疗效,推荐的剂量为 500mg/(kg·d),共 3～5 天。可能的作用机制如下:①提高血清和呼吸道 IgG 水平;②激活补体系统;③加强吞噬功能和 Fc 介导的黏附作用;④对细菌感染引起的免疫缺陷状态有调节作用;⑤通过调理及抗原物异性抗体,增强患儿对细菌的免疫反应。静脉输注丙种球蛋白的不良反应有皮肤潮红、恶心、呕吐、头痛以及呼吸短促等过敏反应,通常发生在输液早期,而且与静脉注射速度有关。

第二节　癫痫

癫痫是由多种病因引起的慢性脑部疾患，以脑部神经元过度放电所致的突然、反复和短暂的中枢神经系统功能失常为特征。根据所侵犯神经元的部位和发放的范围，可表现为运动、感觉、意识、行为及自主神经功能等不同脑功能障碍。2005 年国际抗癫痫联盟(ILAE)对癫痫推荐的定义为：癫痫是一种脑部疾患，其特点是持续存在能产生癫痫发作的脑部持久性改变，并出现相应的神经生物学、认知、心理学以及社会学等方面的后果。规范合理的抗癫痫药物治疗，其控制率达 70%～80%左右。

一、流行病学

我国癫痫的年发病率 30/10 万，以此推断，每年我国新发癫痫在 40 万例左右；我国癫痫的患病率(又称现患率)一般在 4‰～7‰左右，由此推算，我国应有 600 万左右的癫痫患者。据世界各国流行病学调查，癫痫发病率差异很大，多数结果表明癫痫的年发病率为 24/10 万～53/10 万之间，多数发展中国家癫痫发病率高于发达国家；世界卫生组织估计，全球大约有5000 万癫痫患者。

我国儿童癫痫年发病率的报道较少，多数儿童病例在 10 岁之前发病，其中生后头 1 年发病率最高，随着年龄的增长，发病率有所下降。加拿大资料 1 岁内发病率 118/10 万，1～5 岁组发病率降至 48/10 万，11～15 岁降至 21/10 万。所以癫痫是世界范围常见病和多发病，也是小儿神经系统的常见病。

二、病因

癫痫的病因复杂多样，构成癫痫发作的因素包括遗传因素、脑内致病性损伤因素以及诱发性因素等，不同的年龄往往有不同的病因范围。在临床上通常分为以下三大类：

(一)特发性

又称原发性，是指除存在或者可疑的遗传因素以外，找不到其他病因，往往有年龄特点，预后良好。原发性癫痫可表现为全身性发作或部分性发作，但全身性癫痫的遗传性因素高于部分性癫痫。EEG 背景波正常，呈特定部位局限性或双侧对称同步痫样放电。原发性癫痫是癫痫遗传学研究的主要对象，现在的研究显示，特发性癫痫多为中枢神经系统的离子通道异常。

(二)症状性

指能找到明确病因的癫痫，包括脑结构异常或者影响脑功能的各种因素。小儿症状性癫痫常见病因有脑发育异常如脑回畸形及灰质异位；各种原因导致的脑损伤如围生期损伤、中枢神经系统感染或后遗症、头部外伤、中毒、水电解质紊乱、内分泌功能紊乱、低血糖以及维生素缺乏等；脑血管病变如颅内出血、血管内膜炎、血栓、梗死和血管畸形等；以及其他代谢性、脑变性和全身性疾病；另外一些与遗传有关的代谢性疾病及综合征常合并癫痫如神经皮肤综合征(常见结节性硬化、多发性神经纤维瘤病和脑三叉神经血管瘤病)、Rett 综合征、Angelman 综合征、线粒体脑病以及假性甲状旁腺功能低下等均可有癫痫发作。这类癫痫可有多种形式的临床发作,除有局限性脑电异常外,EEG 背景波多异常,并有大量的痫样发电。

(三)隐源性

即可能为症状性。尽管临床的某些特征提示为症状性,但以目前的认识水平或检查的手段尚未发现病因。随着医学的进步与检查手段的不断发展和丰富,能够寻找到病因的癫痫病例越来越多。

三、发病机制

癫痫的发病机制虽然有许多进展,但没有一种能解释全部的癫痫发作,多数认为不同癫痫有着不同的发病机制。神经元的高度同步化发放是癫痫发作的特征,其产生的条件涉及一系列生化、免疫以及遗传等方面的变化。

(一)生化方面

如引起神经元去极化而发生兴奋性突触后电位的兴奋性氨基酸(谷氨酸、天冬氨酸及其受体激动剂 N 甲基天冬氨酸、红藻氨酸和使君子氨酸等)活力增加;引起神经元超级化而发生抑制性突触后电位的抑制性氨基酸(γ-氨基丁酸、牛磺酸、甘氨酸、5-羟色胺及去甲肾上腺素等)活力减弱,γ-氨基丁酸受体减少均可使细胞兴奋性增强;脑部活性自由基(O_2^-、QH^-、H_2O_2 及 NO 等)增多对机体细胞的毒性作用;钙通道开放致 Ca^{2+} 异常内流以及细胞内 Ca^{2+} 结合蛋白减少等,使细胞内 Ca^{2+} 积蓄,造成细胞坏死。Ca^{2+} 向细胞内流是癫痫发作的基本条件。

(二)免疫方面

免疫的异常如细胞免疫功能低下;体液免疫中 IgA 等的缺乏,抗脑抗体的产生均是癫痫发作的潜在原因。

(三)遗传方面

遗传因素是导致癫痫,尤其是经典的特发性癫痫的重要原因。分子遗传学研究发现,大部分遗传性癫痫的分子机制为离子通道或相关分子的结构或功能改变。到目前为止部分单基因及多基因遗传性癫痫的致病基因已明确。

四、临床表现及常见发作类型

癫痫是以反复癫痫发作为特征的慢性神经系统疾病或综合征,由遗传学因素、多种神经系统疾病及全身性疾病引起,临床发作特点有突发性、刻板性、重复性,发作间期正常,可表现为全面性发作、局灶性发作和不能分类的发作。

(一)常见发作类型

1.全面性发作

(1)全面性强直-阵挛发作(GTCS)。是一种表现最明显的发作形式,故既往也称为大发作。以意识丧失、双侧对称强直后紧跟有阵挛动作并通常伴有自主神经受累表现为主要临床特征。脑电图特征背景活动正常或轻度非特异性异常,发作间期可见棘波、尖波、棘慢波、多棘慢波等,发作期强直期可见 10~20 Hz 节律性棘波发放开始,波幅渐高、频率渐慢,逐渐转为阵挛期的棘慢波,频率进一步减慢,发作结束后可见 10～30 秒的低电压或电抑制,继以弥散性慢波活动,并逐渐恢复背景活动。

(2)失神发作。①典型失神:发作突发突止,表现为动作突然中止或明显变慢,意识障碍,不伴有或伴有轻微的运动症状(如阵挛/肌阵挛/强直棘波/自动症等)。发作通常持续 5～20 秒(<30 秒)。发作时 EEG 呈双侧对称同步、3Hz(2.5～4Hz)的棘慢综合波爆发。约 90% 的典型失神患者可被过度换气诱发。主要见于儿童和青少年,如儿童失神癫痫和青少年失神癫痫,罕见于成人。②不典型失神:发作起始和结束均较典型失神缓慢,意识障碍程度较轻,伴随的运动症状(如自动症)也较复杂,肌张力通常减低,发作持续可能超过 20 秒。发作时 EEG 表现为慢的(<2.5Hz)棘慢波综合节律。主要见于严重神经精神障碍的患者,如 Lennox-Gastaut 综合征。③肌阵挛失神:表现为失神发作的同时,出现肢体节律性 2.5～4.5Hz 阵挛性动作,并伴有强直成分。发作时 EEG 与典型失神类似。④失神伴眼睑肌阵挛:表现为失神发作的同时,眼睑和(或)前额部肌肉出现 5～6Hz 肌阵挛动作。发作时 EEG 显示全面性 3～6Hz 多棘慢波综合。

(3)强直发作。表现为躯体中轴、双侧肢体近端或全身肌肉持续性的收缩,肌肉强直,没有阵挛成分。通常持续 2～10 秒,偶尔可达数分钟。发作时 EEG 显示双侧性波幅渐增的棘波节律(20±5Hz)或低波幅约 10Hz 节律性放电活动。强直发作主要见于 Lennox-Gastaut 综合征。

(4)阵挛发作。表现为双侧肢体节律性(1～3Hz)的抽动,伴有或不伴有意识障碍,多持续数分钟。发作时 EEG 为全面性(多)棘波或(多)棘-慢波综合。

(5)肌阵挛发作。表现为不自主、快速短暂、电击样肌肉抽动,每次抽动历时 10～50ms,很少超过 100ms。可累及全身也可局限于某局部肌肉或肌群。可非节律性反复出现。发作期典型的 EEG 表现为爆发性出现的全面性多棘慢波综合征。肌阵挛发作既可见于一些预后较好的特发性癫痫患者(如青少年肌阵挛性癫痫),也可见于一些预后较差的、有弥散性脑损害的癫痫性脑病(如 Dravet 综合征、Lennox-Gastaut 综合征)。

(6)失张力发作。表现为头部、躯干或肢体肌肉张力突然丧失或减低,发作之前没有明显的肌阵挛或强直成分。发作持续 1～2 秒或更长。临床表现轻重不一,轻者可仅有点头动作,重者则可出现站立时突然跌倒。发作 EEG 表现为短暂全面性 2～3Hz(多)棘慢波综合发放或突然电压减低。失张力发作多见于癫痫性脑病(如 Lennox-Gastaut 综合征、Doose 综合征)。

2.部分性发作

(1)简单部分性发作(SPS)。发作时无意识障碍。根据放电起源和累及的部位不同,简单部分性发作可表现为运动性、感觉性、自主神经性和精神性发作四类,后两者较少单独出现,常发展为复杂部分性发作。

(2)复杂部分性发作(CPS)。发作时有不同程度的意识障碍,可伴有一种或多种简单部分性发作的内容。

(3)继发性全面性发作。简单或复杂部分性发作均可继发全面性发作,可继发为全面强直-阵挛、强直或阵挛发作。本质上仍为部分性发作。

3.癫痫性痉挛

在 2010 年 ILAE 分类工作报告中,明确把癫痫性痉挛作为一种发作类型。癫痫性痉挛可以是全面性起源、局灶性起源或起源不明。癫痫性痉挛表现为突然发作,主要累及躯干中轴和双侧肢体近端肌肉的强直性收缩,历时 0.2～2 秒,突发突止。临床可分为屈曲型痉挛或伸展型痉挛,以前者多见,表现为发作性点头动作,常在觉醒后成串发作。发作间期 EEG 表现为高度失律或类高度失律,发作期 EEG 表现多样化(电压低减、高幅双相慢波或棘慢波等)。癫痫性痉挛多见于婴幼儿,如 West 综合征,也可见于其他年龄。

4.反射性发作

反射性发作不是独立的发作类型。它既可以表现为局灶性发作,也可以为全面性发作。其特殊之处是,发作具有特殊的外源性或内源性促发因素,即每次发作均为某种特定感觉刺激所促发,并且发作与促发因素之间有密切的锁时关系。促发因素包括视觉、思考、音乐、阅读、进食、操作等非病理性因素。可以是简单的感觉刺激(如闪光),也可以是复杂的智能活动(如阅读、下棋)。发热、酒精或药物戒断等病理性情况下诱发的发作,则不属于反射性发作。反射性发作和自发性发作可同时出现在一个癫痫患者中。

(二)常见癫痫综合征

1.良性家族性新生儿癫痫(BFNE)

是一种少见的常染色体显性遗传性疾病。主要特征是正常足月新生儿出生后不久(多数在 7 天内)出现强直-阵挛性惊厥发作,常合并自主神经症状和运动性自动症,发作频繁、短暂。发作间期患儿一般状态良好,除家族中有类似发作史和脑电图非特异性改变之外,其他病史和检查均正常。预后良好,惊厥发作多于 2～4 周消失。EEG 发作间期大多正常,部分病例有全面性或局灶性异常。与 KCNQ2 基因突变有关,苯巴比妥、左乙拉西坦临床疗效佳。

2.良性婴儿癫痫

首发年龄 3～20 个月,有或无良性婴儿癫痫家族史,有家族史则称为良性家族性婴儿癫痫,女性更多见,表现为局灶性发作或继发全面性发作,发作常呈丛集性,无癫痫持续状态。EEG 发作间期背景正常,无典型癫痫样放电,睡眠期可有 Rolandic 区小棘波;发作期 EEG 放电可起源于颞区、顶区、枕区或额区。头颅影像学检查无异常,发病前后精神运动发育正常,本病对抗癫痫药物治疗效果好,长期预后良好,临床应与低血钙、低血糖鉴别。

3.大田原综合征(Ohtahara 综合征)

又称早期婴儿型癫痫性脑病,被认为是年龄依赖性癫痫性脑病的最早发病形式。主要特征为婴儿早期出现强直阵挛性发作,伴脑电图暴发抑制图形和严重的精神运动障碍,部分病例有脑部结构性病变。本病发作多难以控制,预后差。存活者常演变为 West 综合征和 Lennox-Gastaut 综合征。

4.婴儿痉挛症

又称 West 综合征。通常起病于 3～12 个月,病因复杂多样,可分为症状性、隐源性和特发性,是脑损伤的年龄依赖性反应。特征性表现为癫痫性痉挛发作、脑电图高度失律和精神运动发育障碍三联征。为临床最常见的癫痫性脑病,总体预后不良,临床常见病因有低血糖脑损伤,结节性硬化,葡萄糖转运因子 1 缺乏等,病因不同,临床预后有差别,但总体预后差。

5.早期肌阵挛脑病

特征为出生后第一天至前几周出现节段性、游走性肌阵挛,以后有频繁的局灶性发作,部分患者有明显的肌阵挛和强直痉挛性发作。与 KCNT1 基因突变有关,脑电图表现为暴发抑制图形。病因多不清楚,有些病例为先天代谢性障碍。病情严重,死亡率高,存活者常有精神运动发育迟滞,预后差,属于癫痫性脑病,目前临床研究,使用奎尼丁可能有一定疗效。

6.Lennox-Gastaut 综合征(LGS)

是一种临床常见的年龄相关性癫痫性脑病。多发生于 1~8 岁儿童。病因复杂多样,发病机制不清,部分病例由 West 综合征演变而来。主要特征为多种癫痫发作类型、脑电图广泛性(1.5~2.5Hz)棘慢综合波和精神智能发育迟滞三联征。最常见的发作类型有强直、不典型失神及失张力发作,也可有肌阵挛、全面强直-阵挛和局灶性发作。通常发作频繁,药物难以控制,总体预后不良。

7.Dravet 综合征

既往又称婴儿严重肌阵挛性癫痫,因本病有 1/4 的患儿可始终不出现肌阵挛发作,2001年 ILAE 将本病更名为 Dravet 综合征。其临床特点为 1 岁以内起病,首次发作多表现为热性惊厥,1 岁以内主要表现为发热诱发的持续时间较长的全面性或半侧阵挛抽搐,1 岁后逐渐出现多种形式的无热抽搐,包括全面性或半侧阵挛或强直-阵挛发作、肌阵挛发作、不典型失神、局灶性发作,发作常具有热敏感性。早期发育正常,1 岁后逐渐出现智力运动发育落后或倒退,可出现共济失调和锥体束征。脑电图在 1 岁以前常无异常,1 岁以后出现广泛性棘慢波、多棘慢波或局灶性、多灶性痫样放电。约 70% 的患儿可发现钠离子通道 SCNIA 基因突变,部分女性癫痫伴智力低下与 PCDH19 基因突变有关,多数患儿对抗癫痫药物疗效差,预后不良,属于癫痫性脑病。

8.儿童良性癫痫伴中央颞区棘波(BECT)

又称良性 Rolandic 癫痫。是儿童期最常见的癫痫综合征,明显年龄相关性,多数患者于5~10 岁发病。主要特点是面部和口咽部局灶运动性和感觉性发作,偶有继发全面性发作。大多数病例仅在睡眠中发作,通常发作不频繁。预后良好,几乎所有病例在 16 岁前缓解。EEG 的特征为中央颞区棘波,在睡眠中发放明显增多,部分变异型临床疗效欠佳。

9.儿童失神癫痫

儿童失神癫痫是儿童期常见的特发全面性癫痫综合征。发病与遗传有关。一般起病于4~10 岁。临床表现为频繁典型失神发作,持续 5~20 秒缓解,过度换气可诱发发作。脑电图背景正常,发作期脑电图为双侧广泛、同步、对称性 3Hz 棘慢综合波。患儿体格智能发育正常,常在 12 岁前缓解,预后良好。

10.晚发性儿童枕叶癫痫(Gastaut 型)

发病年龄 3~16 岁。主要临床特征为以视觉异常等枕叶癫痫发作为主,有时伴偏侧性或全身性抽搐发作,脑电图有枕叶阵发性放电。一般认为发病与遗传有关,预后良好。

11.Landau-Kleffner 综合征(IKS)

Landau-Kleffner 综合征又称获得性癫痫性失语。本病少见,是儿童期特有的癫痫综合征,病因不清。起病多在 2~8 岁。临床主要表现为获得性失语、癫痫发作、脑电图异常和行为心理障碍。癫痫发作和脑电图改变呈年龄依赖性,常在 15 岁后缓解,半数以上患者持续有语言、心理和行为障碍。脑电图以慢波睡眠期连续出现的棘慢综合波为特征,多为双侧性,颞区占优势,临床大剂量激素冲击治疗有效。

五、诊断

完整全面的癫痫诊断包括:发作期症状学、发作类型与综合征确定以及癫痫的病因;儿童发育评估与神经系统功能评价。此外,对反复发作性症状的患儿,还应根据临床及脑电图检查鉴别其他非癫痫发作的疾病,如屏气发作、睡眠障碍、晕厥、习惯性阴部摩擦、多发性抽动以及心因性发作等。

(一)临床资料

癫痫的诊断主要结合病史,临床表现各种形式的发作,具突然发生、反复发作以及自行缓解的特点。现病史应详细了解发作的特征,包括发作前诱因、先兆症状和发作的部位,发作的性质、发作的次数、发作时的意识情况和发作后的状况;以及既往发作史和用药史、家族史及发育里程的询问等;体格检查包括全身情况,特别是寻找与癫痫发作病因有关的特征,如特殊的外貌、皮肤各种色素斑(牛奶咖啡斑、皮肤脱失斑和头面部血管瘤)以及神经系统异常体征。

(二)脑电图检查

EEC 检查对癫痫的诊断和分类有很大价值,可出现各种阵发性活动,如尖波、棘波、尖慢波、棘慢波、多棘波以及多棘慢波等。一般常规脑电图阳性率接近 50% 左右;加上过度换气、闪光刺激及睡眠脑电图诱发试验可提高 20% 阳性率;一些多功能脑电图描记仪,Hoter 脑电图仪,视屏智能化脑电图监测仪,观察与临床同步的痫性放电,使之阳性率提高至 85% 以上。做脑电图时注意,原服的抗癫痫药物不需停用,以免诱发癫痫发作;脑电图阴性也不能完全排除癫痫,但仅有脑电图的痫样放电而无临床发作不能诊断为癫痫。

(三)辅助检查

各种实验室检查或神经影像学检查帮助寻找癫痫的病因和评价预后。①必要的实验室检查如血生化检查(血钙、血糖、电解质及其他生化物质等)、脑脊液检查、先天性遗传及代谢疾病血液与尿液筛查试验,神经免疫功能检查,染色体分析和基因定位检查、皮肤及肌肉活体组织检查;②影像学检查如头颅 CT、MRI、MRA 及 DSA 了解脑部结构异常;PET 及 SPECT 了解大脑功能改变及帮助癫痫定位;FMRI(功能性 MRI)、MEG(脑磁图)及 IAP(颈内动脉异戊巴比妥试验)等检查,了解脑的结构与功能的关系。

(四)神经系统功能评价

在儿童癫痫的诊断中还应关注神经系统其他方面异常的诊断及全身各系统并发疾病的诊断。①发育商及智商的评估了解有否精神运动发育迟缓;②各种诊断量表如社会生活能力、儿童行为、情绪障碍以及记忆量表等测定,发现心理及行为认知问题;③语言评估有否言语延迟、发育性言语困难、发音或构音障碍;④视听觉功能检查如视力、视野、视觉诱发电位、听力测试以及耳蜗电位图等发现感知障碍。为临床干预治疗提供指征。

六、治疗

治疗目的是控制癫痫发作,提高患者生活质量。

(一)一般治疗

1.护理

有发作预兆的患者,将患者扶至床上,来不及就顺势使其躺倒,防止意识突然丧失而跌伤,迅速移开周围硬物、锐器,减少发作时对身体的伤害。将缠有纱布的压舌板放在患者上、下磨牙之间,以免咬伤舌头。使患者平卧,松开衣领,头转向一侧,以利于呼吸道分泌物及呕吐物排出,防止吸入气管引起呛咳及窒息。平时养成良好的生活习惯,保证充足睡眠,避免过度劳累。注意锻炼身体,提高健康水平,预防上呼吸道感染等疾病。

2.营养管理

由护士对患者的营养状况进行初始评估,记录在《住院患者评估记录》中。总分≥3分,有营养不良的风险,需在24h内通知营养科医师会诊,根据会诊意见采取营养风险防治措施;总分<3分,每周重新评估其营养状况,病情加重应及时重新评估。

3.疼痛管理

由护士对患者癫痫发作伴肢体痛等疼痛情况进行初始评估,记录在《住院患者评估记录》和《疼痛评估及处理记录单》中。评估结果应及时报告医师,疼痛评分在4分以上的,应在1h内报告医师,医师查看患者后,联系麻醉科医师会诊。未进行药物治疗及物理治疗的患者,疼痛评分为0分,每72h评估1次并记录;疼痛评分1~3分,每24h评估1次并记录;疼痛评分4~6分,至少每8h评估一次并记录;疼痛评分≥6分,至少每小时再评估1次并记录。对有疼痛主诉的患者随时评估。

4.心理治疗

甚为重要,鼓励患儿参加正常的活动和上学,以增强他们的自信心。

(二)药物治疗

药物治疗对控制本病至关重要。临床上应用抗癫痫药物治疗的总原则为:控制癫痫发作且不产生明显的不良反应。

(1)第1次发作原则上不予治疗,需要结合脑电图所见以及脑部有无器质性疾病和患者的态度。

(2)2次以上的癫痫发作,可以开始抗癫痫药物(AEDs)治疗;但不能诊断癫痫的发作(如热性惊厥、酒精或药物戒断后发作等),不主张应用抗癫痫药物治疗。

(3)根据癫痫发作和癫痫综合征类型选择用药,缓慢增加药量,根据疗效和安全性,结合既往用药情况调整。由专科医师进行长期随访,决定剂量调整、何时减药停药。有条件时应测定药物血浓度以调整剂量。

(4)注意抗癫痫药物的不良反应,定期检查肝、肾功能和血常规。定期测定药物血浓度可减少毒性反应,提高疗效。长期服用抗癫痫药物可引起营养物质的相对缺乏,因此应及时补充维生素D、维生素K。

　　(5)抗癫痫药物的种类。①苯巴比妥:对所有年龄的全身性强直性发作、阵挛性发作,强直-阵挛性发作均有良效,对简单部分性发作及精神运动型发作效果良好,可控制癫痫持续状态。常用维持量为 $2\sim6mg/(kg\cdot d)$,全日量分 $1\sim2$ 次口服,需 12 天达稳态。其抗癫痫有效血药浓度为 $65\sim172\mu mol/L(15\sim40\mu g/mL)$。中毒血药浓度为 $>50mg/L$。不良反应一般较轻,最常见的不良反应是嗜睡,常在治疗开始时明显,大多在 $1\sim2$ 周能耐受。有些儿童服用后,表现为兴奋不安、活动过多。久用可产生耐受性和依赖性。因其对认知能力、行为的影响,现在临床上少用于首选。②丙戊酸:属广谱药物,对各型癫痫发作均有效,尤其对原发性全身性发作、失神、肌阵挛、少年肌阵挛均可首选。对部分性发作、全身性发作也有效;对失张力发作、强直性发作、Lennox-Gastaut 综合征稍差。临床常用剂量为 $15\sim60mg/(kg\cdot d)$,分 $2\sim3$ 次口服。有效血浓度为 $349\sim698\mu mol/L$,中毒血药浓度为 $>150mg/L$。不良反应有中毒性肝炎、厌食、恶心、食欲差、嗜睡、眩晕、震颤、共济失调、复视、脱发、肥胖、白细胞计数减少、谷丙转氨酶升高、谷草转氨酶升高(多于服药后数月内出现)等。③卡马西平:是简单部分性发作尤其是复杂部分性癫痫的首选药物。对全身强直阵挛性发作及混合型的疗效同苯妥英钠,对肌阵挛和失神发作效果不佳。口服剂量 $10\sim30mg/(kg\cdot d)$。用药后 $3\sim4$ 天可达稳态血浓度。其抗癫痫有效血浓度为 $17\sim51\mu mol/L$。中毒血浓度为 $>12mg/L$。不良反应多发生于开始用药前几天。消化系统反应如恶心、呕吐、胃肠不适、腹痛;中枢神经系统反应有眩晕、嗜睡、运动失调、复视、头痛等。中毒表现为震颤、颜面潮红、抽搐、皮疹、再生障碍性贫血等。严重的不良反应有 StevensJohnson 综合征、中毒性表皮坏死溶解症。④氯硝西泮:也称氯硝西泮。对各型癫痫均有效,作用比地西泮和硝西泮至少强 $5\sim10$ 倍,尤其对失神发作和肌阵挛发作效果显著。对失张力发作、Lennox 综合征也有效。静脉注射用以治疗癫痫持续状态,可使脑电图的癫痫样放电立即停止。口服剂量开始小量,逐日增加,开始剂量为 $0.01\sim0.03mg/(kg\cdot d)$,每天 $2\sim3$ 次口服,维持量为 $0.05\sim0.2mg/(kg\cdot d)$。不良反应有倦乏、运动失调、肌无力、行为异常、肝功能异常、健忘、白细胞计数减少、呼吸抑制等。用药超过 $1\sim3$ 个月可产生抗癫痫作用的耐受性(疗效降低)和依赖性,突然停药可加剧癫痫发作。⑤硝西泮:主要用于婴儿痉挛症、肌阵挛发作、失张力发作、不典型失神发作和反射性癫痫。常用剂量为 $0.25\sim1mg/(kg\cdot d)$,最大量 $<2mg/(kg\cdot d)$,分 3 次口服。开始用小量,逐渐加量。主要不良反应有镇静、嗜睡、呼吸抑制、肌张力低下及共济失调。⑥托吡酯:对单纯部分性发作、复杂部分性发作、继发性强直-阵挛性发作均有效,也可用于治疗 Len-nox-Gastaut 综合征。单药口服治疗时每天 $1\sim2$ 次,小量开始,从 $0.5\sim1mg/(kg\cdot d)$ 开始,每周或每 2 周增加 $1mg/(kg\cdot d)$,直至 $5\sim8mg/(kg\cdot d)$。常见不良反应有头晕、疲倦、头痛、思维异常、无汗、共济失调等,大多出现在快速加量期。⑦拉莫三嗪:对儿童为广谱抗癫痫药,对所有发作类型均有效,尤其对失神、非典型失神和失张力发作效果好,对 Lennox-Gastaut 综合征也有效。初始剂量为 $0.3mg/(kg\cdot d)$,每日1次或分 2 次服用,连服 2 周,接着增加剂量至 $0.6mg/(kg\cdot d)$,每日 1 次或分 2 次服用,连服2周。此后每 $1\sim2$ 周增加 1 次剂量,每天最大增加量为 $0.6mg/(kg\cdot d)$,直至达到最佳疗效。通常达到最佳疗效的维持量为每天 $1\sim10mg/kg$,每日 1 次或分 2 次服用,每日最大剂量为 200mg。若与丙戊酸合用,初始剂量为 $0.15mg/(kg\cdot d)$,每日服用 1 次,连服 2 周;随后 2 周每日 1 次,每次 $0.3mg/kg$。此后,应每 $1\sim2$ 周增加剂量,最大增加量为 $0.3mg/kg$,直至达到最佳的疗效。通

常达到最佳疗效的维持量为 1~5mg/(kg·d)，单次或分 2 次服用。常见不良反应有困倦、皮疹、呕吐和发作频率增加，还有复视、共济失调、头痛、情绪障碍和攻击行为等。⑧奥卡西平：抗癫痫作用同卡马西平，起始的治疗剂量为 8~10mg/(kg·d)，分为 2 次给药。每隔 1 周增加每天的剂量，每次增量不要超过 10mg/(kg·d)，最大剂量为 46mg/(kg·d)。不良反应包括嗜睡、皮疹、头痛、头晕、复视、恶心、呕吐和疲劳。⑨左乙拉西坦：属于全面性抗癫痫药物，起始治疗剂量是每次 10mg/kg，每日 2 次。单次剂量可增加至 30mg/kg，每日 2 次。剂量变化应以每 2 周增加或减少 10mg/kg，每日 2 次。不良反应有嗜睡、敌意、神经质、情绪不稳、易激动、食欲减退、乏力和头痛。

(6)癫痫持续状态。指出现 2 次或多次的癫痫发作而在发作间期患者的意识状态不能恢复到基线期水平或者癫痫发作持续 30min 或更长时间。癫痫持续状态应在 30min 内终止发作，一般选用静脉药物治疗。①地西泮为首选药物，每次 0.3~0.5mg/kg，可于 15min 后反复给药。也可选用劳拉西泮和苯妥英钠。②丙戊酸 15~30mg/kg 静脉注射后改 1mg/(kg·h) 静脉维持。③水合氯醛灌肠。④癫痫持续状态后的维持给药：苯巴比妥 5mg/kg，肌内注射，每 8h 1 次。尽早开始根据癫痫综合征及发作选择口服 AEDs，一般通过鼻饲给药，达到有效血药浓度后，逐渐停用肌内注射苯巴比妥。

(三)病因治疗

继发于脑肿瘤、脑炎、脑血管病等疾病的癫痫，在药物治疗的同时，应去除病因。

(四)手术治疗

对于药物难治性癫痫，特别是有明确结构异常的患儿，可以考虑进行术前综合评估。

(五)生酮饮食

对于药物难治性癫痫，尤其是儿童复杂性肌阵挛癫痫，特别检测到有丙酮酸脱氢酶缺乏、葡萄糖转运蛋白缺乏的异常时，可以考虑应用此方法。

(六)预防

(1)积极治疗，减少和控制癫痫发作。

(2)避免癫痫诱发因素，如疲劳、暴饮暴食、失眠、情绪激动、感染发热、惊恐等。

(3)长期规律服用合适的抗癫痫药物，直至完全控制 2~3 年考虑减停抗癫痫药物，防止过早停药而出现反复。

第三节　脑性瘫痪

小儿脑性瘫痪(CP)简称脑瘫，是发育脑因各种原因所致的非进行性脑损伤综合征，主要表现为中枢性运动障碍、肌张力异常、姿势及反射异常。并可同时伴有癫痫、智力低下、语言障碍、视觉及听觉障碍，以及继发性肌肉与骨骼问题。

一、流行病学

其患病率(一般以每 1000 名活产儿中脑瘫患儿的数目来表示)不同国家或地区患病不尽

相同,西方国家脑瘫患病率为 1.5‰~2.5‰活婴;没有证据表明脑瘫患儿存在地区差别;20 世纪 80 年代以后,低出生体重儿童脑瘫患病率呈上升趋势;具有早产、低出生体重、黑人、多胎以及母亲高龄等特征者,脑瘫患病率较高。有学者对我国六省(区)小儿脑性瘫痪患病率的调查,共调查 1~6 岁小儿 1047327 人,脑瘫的患病率为 1.92‰。

二、病因

脑瘫的病因很多,既可发生于出生时,也可发生在出生前或生后新生儿期。有时为多种因素所造成,约有 1/3 的病例,虽经追查,仍未能找到病因。多年来一直认为脑瘫的主要病因是由于早产、产伤、围生期窒息及核黄疸等,但存在这些病因的患儿并非全部发生脑瘫。故只能将这些因素视为有可能发生脑瘫的危险因素。Vojta 曾列出 40 余种可能发生脑瘫的危险因素,几乎包括了围生期及新生儿期所有异常情况。近年国内外对脑瘫的发病原因进行了许多研究。如美国围生协会曾对 45 万名小儿自其母妊娠期直至出生后 7 岁进行了前瞻性的系统研究随访,显示脑瘫患病率为 4‰活婴,同时发现出生窒息并非脑瘫的常见病因,多数高危妊娠所娩出的小儿神经系统均正常。其他国家对痉挛性脑瘫进行的病因研究也表明,仅有不到 10% 的脑瘫患儿在分娩过程中出现窒息。同时也有较多研究证明,近半数脑瘫发生在存活的高危早产儿及低出生体重儿中。因此,近年认为对脑瘫病因学的研究转入胚胎发育生物学领域。

对受孕前后与孕母相关的环境因素,遗传因素和疾病因素如妊娠早期绒毛膜、羊膜及胎盘炎症、双胎等多因素的探讨;对于这些因素所致的胚胎发育早期中枢神经系统及其他器官的先天畸形,脑室周围白质营养不良等多方面的研究。认为这些胚胎早期发育中的异常很可能是造成早产及围生期缺血缺氧的重要原因,而且是高危新生儿存活者以后发生脑瘫的重要基础。这些研究为脑瘫发病原因及今后早期干预提供了新的途径。

三、病理

脑瘫是一个综合征,可以由于多种病因所引起,病理改变与病因有关。各种先天性原因所致的脑发育障碍,常有不同程度的大脑皮质萎缩和脑室扩大,可有神经细胞减少和胶质细胞增生。早产儿缺血缺氧性脑病可引起室管膜下出血-脑室周围白质软化变性,可有多个坏死或变性区及囊腔形成。经内囊支配肢体的神经纤维区域(锥体束)常受累。核黄疸后遗症可有基底节对称的异常髓鞘形成过度,称为大理石状态。近年已发现一些脑瘫伴有癫痫的小儿,其脑组织有脑沟回发育不良,细胞移行异常和灰质异位等早期脑发育障碍。

四、临床表现

脑瘫临床表现多种多样,主要为运动功能障碍,均表现为:①运动发育落后。包括粗大运动或精细运动迟缓,主动运动减少。②肌张力异常。表现为肌张力亢进、肌强直、肌张力低下及肌张力不协调。③姿势异常。静止时姿势如紧张性颈反射姿势,四肢强直姿势,角弓反张姿势,偏瘫姿势;活动时姿势异常如舞蹈样手足徐动及扭转痉挛,痉挛性截瘫步态,小脑共济失调步态。④反射异常。表现为原始反射延缓消失、保护性反射延缓出现以及 Vojta 姿势反射样式异常，Vojta 姿势反射包括牵拉反射、抬躯反射、Collin 水平及垂直反射、立位和倒位及斜位悬垂反射。

脑瘫常伴有其他障碍，如智力低下（约占 30%～50%），癫痫（25%～50%），视力异常如斜视、弱视、眼球震颤等（50%左右），听力减退（10%～15%）以及语言障碍，认知和行为异常等。依据脑瘫运动功能障碍的范围和性质分型如下。

（一）痉挛型

发病率最高，占全部患者的 85%～90%，其中 1/3 为单侧性，2/3 为双侧性；常与其他类型脑瘫的症状混合出现，病变波及锥体束系统，主要表现为中枢性瘫痪，受累肢体肌张力增高、肢体活动受限、姿势异常、深腱反射亢进以及踝阵挛阳性，2 岁以后锥体束征仍阳性。上肢屈肌张力增高，表现为肩关节内收，肘关节、腕关节及手指关节屈曲。卧位时下肢膝关节、髋关节呈屈曲姿势；俯卧位时抬头困难；坐位开始时，头向后仰，以后能坐时，两腿伸直困难，脊柱后弯，跪时下肢呈"W"形；站立时髋、膝略屈，足尖着地；行走时呈踮足、剪刀样步态。

根据肢体受累的部位又分为单侧受累，如偏瘫，双侧受累，如双瘫、四肢瘫或三肢瘫等。

1.痉挛性偏瘫

指一侧肢体及躯干受累，上肢受累程度多较下肢重。瘫痪侧肢体自发运动减少，行走延迟，偏瘫步态，患肢足尖着地。轻症偏瘫易于延误诊断。约 1/3 患儿在 1～2 岁时出现惊厥。约 25% 的患儿有认知功能异常，智力低下。

2.痉挛性双瘫

指四肢受累，但双下肢受累较重，上肢及躯干较轻。常在婴儿开始爬行时即被发现。托起小儿双腋可见双下肢呈剪刀状交叉。本型如以影响两下肢为主则智力发育多正常，很少合并惊厥发作。

3.痉挛性四肢瘫

指四肢及躯干均受累，上下肢严重程度类似，是脑瘫中最严重的类型，常合并智力低下、语言障碍、视觉异常和惊厥发作。

4.三肢瘫

三个肢体受累，多为上肢加双下肢瘫痪。

5.单瘫

单个肢体受累。单瘫表现轻微，易误诊，若发生在非利手，就更易误诊。

（二）不自主运动型

占全部患者的 7%，足月出生儿多见。又称锥体外系脑瘫或手足徐动型脑瘫。主要病变在锥体外系统，表现为难以用意志控制的不自主运动，当进行有意识运动时，不自主、不协调及无效的运动增多。

1.手足徐动型

不自主运动动作在睡眠时消失。多有肌张力降低，抬头无力，喂养困难，常有舌伸出口外及流涎。1 岁后手足徐动逐渐明显，因口肌受累呈显著言语困难，说话时语句含糊，声调调节也受累。通常无锥体束征，手足徐动型脑瘫智力障碍不严重，惊厥亦不多见。随着围生期保健的广泛开展,此型现已少见。

2.强直型

此型很少见到,由于全身肌张力显著增高,身体异常僵硬,运动减少,主要为锥体外系症状,使其四肢做被动运动时,主动肌和拮抗肌有持续的阻力,肌张力呈铅管状或齿轮状增高,腱反射不亢进,常伴有严重智力低下。

3.震颤型

此型很少见,表现为四肢震颤,多为静止震颤。

同一病例常伴有多种不自主运动,如手足徐动、震颤以及肌强直。

(三)共济失调型

占全部患者的4%;此型不多见。

可单独或与其他型同时出现。主要病变在小脑。临床表现为步态不稳,走路时两足间距加宽,四肢动作不协调,上肢常有意向性震颤,快变转化的动作差,指鼻试验易错误,肌张力低下。

肌张力低下型:表现为肌张力低下,四肢呈软瘫状,自主运动很少。仰卧位时四肢呈外展外旋位状似仰翻的青蛙,俯卧位时,头不能抬起。常易与肌肉病所致的肌弛缓相混,但肌张力低下型可引出腱反射。多数病例在婴幼儿期后转为痉挛型或手足徐动型。

(四)混合型

同一患儿可表现上述2～3个型的症状。以痉挛型与手足徐动型常同时受累。还有少数病儿无法分类。

五、辅助检查

(一)脑电图

伴惊厥发作的患儿脑电图可见尖波、棘波以及尖慢综合波;部分无惊厥发作患儿亦可出现癫痫样放电;个别患儿可有两侧波幅不对称。

(二)脑 CT 或 MRI 检查

可见有脑萎缩、脑室周围白质软化灶、多发性脑软化灶及多囊性软化,可伴有先天性脑穿孔畸形、透明隔发育不良、囊肿以及脑室扩大等。神经影像检查帮助查找脑瘫的病因。

六、诊断

脑瘫的诊断主要依靠病史、体格检查、发育评估和神经系统异常体征。辅助检查仅帮助探讨脑瘫的病因及判断预后。诊断脑性瘫痪应符合以下2个条件:①婴儿时期出现症状(如运动发育落后或各种运动障碍);②须排除进行性疾病(如各种代谢病或变性疾病)所致的中枢性瘫痪及正常小儿一过性发育落后。此外,还应诊断脑瘫伴随的障碍,以制订全面的康复计划。

七、治疗

(一)一般治疗

1.护理

观察患儿运动发育、精神发育、肌张力、异常姿势情况;保持病房清洁,阳光充足,空气清新,预防感染;预防跌倒;合理喂养,保证营养供给;对独立进食困难儿应进行饮食训练,如患儿进食的热量无法保证,可进行鼻饲;指导家长为患儿做好生活护理,如穿衣、如厕等;进行功能训练及康复知识教育;定期进行生长发育评估,合理安排治疗和护理,使各种康复治疗顺行。

2.营养管理

由护士对患者的营养状况进行初始评估,记录在《住院患者评估记录》中。总分≥3分,有营养不良的风险,需在24h内通知营养科医师会诊,根据会诊意见采取营养风险防治措施;总分<3分,每周重新评估其营养状况,病情加重应及时重新评估。

3.疼痛管理

由护士对患者的发热伴头痛等疼痛情况进行初始评估,记录在《住院患者评估记录》和《疼痛评估及处理记录单》中。评估结果应及时报告医师,疼痛评分在4分以上的,应在1h内报告医师,医师查看患者后,联系麻醉科医师会诊。未进行药物治疗及物理治疗的患者,疼痛评分为0分,每72h评估1次并记录;疼痛评分1~3分,每24h评估1次并记录;疼痛评分4~6分,至少每8h评估1次并记录;疼痛评分≥6分,至少每小时再评估1次并记录。对有疼痛主诉的患者随时评估。

4.心理治疗

甚为重要,鼓励患儿参加正常的活动和上学,以增强他们的自信心。

(二)康复及药物治疗

1.康复评价

目的在于了解患儿的功能状况和潜在能力,确定治疗目标,制订治疗方案,定期评价治疗效果,以及为修订治疗方案提供依据。评价内容包括以下几个方面。①运动功能,如肌张力、运动模式、骨骼肌肉长度、步态、粗大和精细运动能力等;②其他神经系统功能、精神心理状况及社会的适应能力;③视觉、听觉能力;④语言能力;⑤生活能力;⑥体格发育状态等。

2.治疗方法和内容

(1)物理治疗和作业治疗。根据功能障碍状况,进行针对性治疗,具体可采用神经生理学疗法(如 Bobath、Vojto 和 Rood 技术等)、运动学习疗法,传统运动疗法(如肌肉控制能力训练技术、肌力增强技术、肌肉牵伸技术、关节活动技术、运动平衡能力训练等)、限制-诱导运动治疗、物理因子治疗(如神经肌肉电刺激、肌电生物治疗、高压氧疗法)等。

(2)矫形器、座椅和姿势控制系统(如踝足矫形器、坐姿矫正系统、助行器、髋外展矫形器和站立架等)。

(3)药物治疗。肉毒毒素和神经营养药等,如通过肉毒毒素注射可降低痉挛肌肉的过度活动,创造一个时间窗以改善功能和步态、方便护理、改善姿势和延缓外科手术等。

第八章　内分泌系统疾病

第一节　先天性甲状腺功能减低症

一、概述

因先天性或者遗传因素引起甲状腺发育障碍、甲状腺激素合成障碍、甲状腺激素产生不足或者分泌减少,导致患儿生长障碍,智能落后,称为先天性甲状腺功能减低症(先天性甲低),先天性甲低是儿科最常见内分泌疾病。

先天性甲低根据病因可为两大类:散发性和地方性。散发性甲低是由于先天性甲状腺发育不良、异位或甲状腺激素合成途径缺陷所致;地方性甲低多见于甲状腺肿流行的地区,系由于地区性水、土和食物中碘缺乏所致。随着新生儿疾病筛查的推广和碘盐的食用的普及,先天性甲低的临床发病率已经大大降低。

二、流行病学

世界各地的新生儿疾病筛查结果表明,先天性甲低的发病率在不同国家,不同民族之间差异较小,约为 1/3000~1/50000。

三、病理生理和发病机制

(一)甲状腺的胚胎发育

妊娠第 3 周,胎儿甲状腺起始于前肠上皮细胞突起的甲状腺原始组织,妊娠第 5 周甲状舌导管萎缩,甲状腺从咽部向下移行,第 7 周甲状腺移至颈前正常位置。妊娠第 10 周起,胎儿脑垂体中可测出 TSH,妊娠 18~20 周脐血中可测到 TSH。

(二)甲状腺激素的调控

胎儿甲状腺能摄取碘及碘化酪氨酸,耦联成三碘甲腺原氨酸(T_3)及甲状腺素(T_4),并释放甲状腺激素至血液循环。妊娠 8~10 周,甲状腺滤泡内出现胶状物,开始合成 T_4。妊娠 20 周时 T_4 水平升高,但在 20 周前胎儿血清中 TSH、T_3、T_4、游离 T_3(FT_3)及游离 T_4(FT_4)水平均十分低,甚至测不出。胎盘不能通过 TSH,很少通过甲状腺激素,说明胎儿的垂体-甲状腺轴与母体是彼此独立的。至妊娠中期,胎儿下丘脑-垂体-甲状腺轴开始发挥作用,TSH 分泌水平渐增高,一直持续至分娩。TSH 在母亲整个孕期均无明显变化,羊水中 TSH 在正常情况下测不出。

甲状腺激素的分泌受 TSH 调控,TSH 是由腺垂体产生和分泌的糖蛋白。TSH 可激活甲状腺的腺苷酸环化酶而促进甲状腺激素的合成与释放。TSH 由两个非共价结合的亚单位(链)α 和 β 组成。α 亚单位与黄体生成素(LH)、卵泡刺激素(FSH)和绒毛膜促性腺激素相同,每种激素的特性是由 β 亚单位决定。TSH 的合成和释放是由 TSH 释放激素(TRH)刺激产生的,TRH 在下丘脑合成并释放入垂体。TRH 是由 3 个氨基酸组成的短肽,除了有内分泌功能外可能还是一种神经递质。甲状腺激素生成减少时,TSH 和 TRH 会增加。外源性的甲状腺激素或甲状腺激素合成增加会抑制 TSH 和 TRH 的生成。

新生儿 TSH 正常值逐日变化,生后不久,约 $30 \sim 90min$,由于冷环境刺激,血中的 TSH 突然升高,于 $3 \sim 4$ 天后降至正常,在 TSH 影响下,T_3 与 T_4 在生后 $24 \sim 48h$ 内亦升高。了解以上这些激素浓度的生理性变化,可正确地估价新生儿期的甲状腺功能。

循环中甲状腺激素水平在外周组织中受到进一步的调控。机体所需的 T_3 约 80% 是 T_4 经周围组织 $5'$-脱碘酶的作用转化而来。在许多非甲状腺疾病情况下,甲状腺以外的组织产生 T_3 的能力降低;空腹、慢性营养不良、急性疾病和某些药物等因素可以抑制脱碘酶的活性。T_3 水平可显著降低,而游离 T_4 和 TSH 水平仍可正常。

(三)甲状腺激素的合成和分泌

甲状腺的主要功能是合成 T_4 和 T_3。目前所知碘的生理作用只有参与合成这些激素,碘的推荐摄入量为:婴儿每天 $40 \sim 50\mu g$,儿童 $70 \sim 120\mu g$,青少年和成人 $150\mu g$。甲状腺组织对碘具有特殊的亲和力,能够摄取、转运并在滤泡腔内浓集,用于合成甲状腺激素。碘的转运是由钠-碘同向转运体完成的。

甲状腺激素的合成分以下几个步骤:

1.碘在甲状腺组织的浓集

食物中的碘经肠道吸收后以无机碘化物形式进入血液,通过甲状腺上皮细胞膜上碘泵浓集,进入细胞内。此时的碘化物是无机碘。

2.碘化物的氧化及酪氨酸的碘化

被摄取的碘化物在与酪氨酸反应前,必须先被氧化,这一反应由甲状腺过氧化物酶催化完成。在过氧化酶的作用下,碘化物氧化成活性碘,并与酪氨酸结合成单碘酪氨酸(MIT)及二碘酪氨酸(DIT)。

3.碘酪氨酸的耦联

两分子 DIT 缩合成一分子 T_4,MIT、DIT 各一分子缩合成一分子 T_3。T_4 与 T_3 均是甲状腺激素。

4.甲状腺激素的分泌

酪氨酸的碘化及 T_3、T_4 的合成,均是在球蛋白分子上进行的,此种球蛋白称为甲状腺球蛋白(TG),经溶酶体的蛋白水解酶作用,释放出 T_3、T_4 和 TG,透过滤泡细胞膜和血管壁进入血液,发挥生理效应。

甲状腺激素分泌入血后,绝大部分和血浆蛋白质结合,约 75% 的 T_4 和 TBG 结合,约 15% 和甲状腺素结合前白蛋白(TBPA)结合,约 10% 和白蛋白结合。T_3 约 $65\% \sim 70\%$ 与 TBC 结合,约 8% 与 TBPA 结合,其余与白蛋白结合。仅 0.03% T_4 和 0.3% T_3 呈游离状态。T_3 的活性比 T_4 强 3～4 倍。成人甲状腺每天约产生 $100\mu g$ 的 T_4 和 $20\mu g$ 的 T_3。

(四)甲状腺激素的生理作用

游离的甲状腺激素进入细胞,T_4 在细胞内脱碘转化为 T_3。胞内的 T_3 再进入细胞核,与甲状腺激素受体结合。甲状腺激素受体属于类固醇激素受体超家族的成员,该超家族包括糖皮质激素、雌激素、黄体酮及维生素 D 等。T_3 与甲状腺激素受体结合后激活甲状腺激素受体的反应元件,导致靶细胞内编码的 mRNA 的转录、特异性蛋白合成和分泌,产生生理作用,其主要功能包括:

1.产热作用

甲状腺激素能刺激物质氧化,使氧化磷酸化作用加强,促进新陈代谢。

2.蛋白质代谢

生理剂量的甲状腺激素使蛋白质和核酸合成增加,氮的排泄减少,若给大剂量甲状腺激素则抑制蛋白质的合成,血浆、肝和肌肉中游离的氨基酸浓度增高。

3.糖代谢

甲状腺激素能促进小肠吸收葡萄糖和半乳糖,并使脂肪组织和肌肉组织摄取葡萄糖的速度增加,还可加强儿茶酚胺和胰岛素对糖代谢的作用,使细胞儿茶酚胺受体对肾上腺素的敏感性增强。

4.脂肪代谢

甲状腺激素可以增强脂肪组织对儿茶酚胺及胰高血糖素的敏感性,这些激素的作用都是通过腺苷酸环化酶系统,活化细胞内的脂肪酶,促使脂肪水解。

5.水盐代谢

甲状腺激素具有利尿作用,甲低时细胞间液增多,并聚积大量白蛋白与黏蛋白,称为黏液性水肿。

6.促生长发育

甲状腺激素通过对蛋白质的合成作用促进生长,与生长激素一起在促进生长方面具有协同作用。甲低患者生长缓慢,骨龄发育落后。

7.促进大脑发育

胎儿脑细胞数目在妊娠末 3 个月增长最快,出生后第一年仍快速增长。在脑细胞增殖、分化期,甲状腺激素必不可少,尤其是妊娠后半期与生后第一年期间更为重要。甲低发生越早,脑损害越重,且常不可逆。

四、病因

先天性甲低可分为 2 大类:散发性先天性甲低和地方性先天性甲低。散发性先天性甲低的病因及发病率,多见于甲状腺发育不全或者异位。地方性先天性甲低主要发生在甲状腺肿流行地区,与缺碘有关。随着含碘盐供应的普及,缺碘在我国已经基本控制,但在个别地区还可见到。

根据血清 TSH 浓度,先天性甲低可分为:

(一)TSH 浓度增高

1.原发性甲低

包括甲状腺缺如,发育不良,异常;甲状腺素合成障碍。

2.暂时性甲低

包括孕母在服用抗甲状腺药物;未成熟儿等。

(二)TSH 浓度正常

(1)下丘脑,垂体性甲低。

(2)低甲状腺结合球蛋白。

(3)暂时性甲低,可见于未成熟儿及非甲状腺疾病等情况。

目前尚未明确阐明先天性原发性甲低的分子病因学,但一些研究已表明,其发病可能与某些在甲状腺胚胎发育和分化中发挥作用的基因变化有关,例如调控甲状腺胚胎发育的甲状腺转录因子 I(ITF-I)、甲状腺转录因子 II(TTF-II)、Pax8 基因及促甲状腺激素受体基因(TSH-R)等,甲状腺特异转录因子的靶基因 NIS、TG 及 TPO 等,这些基因的改变也可导致甲状腺发育不良。

甲状腺激素合成途径障碍多为常染色体隐性遗传病。甲状腺激素的合成需各种酶参与(钠碘转运体、过氧化物酶、耦联酶、脱碘酶及甲状腺球蛋白合成酶),任何因素引起酶的先天缺陷都可导致甲状腺激素水平低下。

五、临床表现

主要特点是生长发育落后,智能低下和基础代谢率降低。

(一)新生儿及婴儿

大多数新生儿无甲低症状和体征,但仔细询问病史及体检常可发现可疑线索,如孕妇怀孕时常感到胎动少、过期产、面部呈臃肿状、皮肤粗糙、生理性黄疸延迟、嗜睡、少哭、哭声低下、纳呆、吸吮力差、体温低、便秘、前囟较大、后囟未闭、腹胀、脐疝、心率缓慢以及心音低钝等。

(二)幼儿和儿童期

多数先天性甲低常在出生后数月或 1 岁后因发育落后就诊,此时甲状腺激素缺乏严重,症状典型。甲状腺激素缺乏严重度和持续时间长短与症状严重程度密切相关。

1.特殊面容

头大,颈短,面部臃肿,眼睑水肿,眼距宽,鼻梁宽平,唇厚舌大,舌外伸,毛发稀疏,表情淡漠,反应迟钝。

2.神经系统功能障碍

智能低下,记忆力及注意力均下降。运动发育障碍,行走延迟,常有听力下降,感觉迟钝,嗜睡,严重可产生黏液性水肿及昏迷。

3.生长发育迟缓

身材矮小,表现躯体长,四肢短,骨龄发育落后。

4.心血管功能低下

脉搏微弱,心音低钝,心脏扩大,可伴心包积液及胸腔积液,心电图呈低电压、P-R 延长及传导阻滞等。

5.消化道功能紊乱

纳呆,腹胀,便秘,大便干燥,胃酸减少。

六、实验室检查

(一)甲状腺功能检查

血浆 TSH 和总 T_3、总 T_4 浓度。TBC 正常浓度为 $160\sim750\text{nmol/L}$。血浆 T_3、T_4 受 TBG 影响较大,测定 FT_3 及 FT_4 能较好反映甲状腺功能。

(二)甲状腺同位素显像(^{99m}Tc,^{123}I)

可判断甲状腺位置、大小、发育情况及摄碘功能。甲状腺 B 超亦可了解甲状腺位置及大小。

(三)骨龄测定

骨龄是发育成熟程度的良好指标,它可以通过 X 线片观察手腕、膝关节骨化中心和骨骺闭合情况来加以判断。

七、诊断

典型的先天性甲低根据临床特殊表现及血甲状腺激素测定可以确诊。

目前广泛开展的新生儿疾病筛查可以在先天性甲低出现症状、体征之前,但是血生化已经有改变时就做出早期诊断。新生儿甲低筛查采用干血滤纸片方法,在新生儿生后 3 天采集足跟毛细血管血测定 TSH。必须指出,测定 TSH 进行新生儿疾病筛查,但下丘脑-垂体性甲低无法检出。此外,无论采用何种筛查方法,由于生理指标的变化和个体的差异,新生儿疾病筛查会出现一定百分比的假阴性,对甲低筛查阴性病例,如临床表现有可疑甲低,仍应提高警惕,做进一步详细检查。

八、鉴别诊断

(一)21-三体综合征

特殊面容,外眼角上吊,眼内眦皮,舌尖外伸,皮肤细,毛发软,关节松弛,拇趾与余 4 趾分开较明显,小指中节短,通贯手,常合并先天性心脏病,染色体为21-三倍体,而甲状腺功能正常。

(二)软骨发育不全

侏儒中最多见类型之一,是因软骨骨化障碍,主要表现四肢短,尤其上臂和股部,直立位时手指尖摸不到股骨大粗隆,头大,囟门大,额前突,鼻凹,常呈鸡胸和肋骨外翻,指短分开,腹膨隆,臀后翘,X 线检查有全部长骨变短,增粗,密度增高,干骺端向两侧膨出。

(三)先天性巨结肠

临床表现顽固性便秘，营养不良，发育迟缓，本症常有误诊，将先天性甲低当作巨结肠手术。腹部立位平片多显示低位结肠梗阻，钡剂灌肠侧位片中可见典型痉挛肠段和扩张肠段，血 T_3、T_4 及 TSH 检查均正常。

(四)黏多糖病

本病属遗传性疾病，患儿出生时正常，不久出现症状，表现头大，鼻梁低平，舌、唇厚呈丑陋容貌，角膜混浊，毛发增多，肝脾增大，有脐疝，腹股沟斜疝，X 线检查蝶鞍变浅，椎体前部呈楔状，肋骨呈飘带状，长骨骨骺增宽，掌骨及指骨短，智力落后，身材矮小。

九、治疗

无论是先天性原发性甲减还是继发性甲减，一旦确定诊断都应该立即治疗。新生儿筛查发现的阳性患者应早期诊断，尽早治疗，以避免先天性甲减对脑发育的损害。一旦诊断确立，应终身服用甲状腺制剂。

治疗首选左甲状腺素(L-T4)，新生儿期初始治疗剂量 $10\sim15\mu g/(kg \cdot d)$，每天 1 次口服，尽早使 FT_4、TSH 恢复正常，FT_4 最好在治疗 2 周内，TSH 在治疗后 4 周内达到正常。对于伴有严重先天性心脏病的患儿，初始治疗剂量应减少。治疗后 2 周抽血复查，根据血 FT_4、TSH 浓度调整治疗剂量。

在随后的随访中，甲状腺激素维持剂量须个体化。血 FT_4 应维持在平均值至正常上限范围之内，TSH 应维持在正常范围内。L-T4 治疗剂量应随静脉血 FT_4、TSH 值调整，婴儿期一般在 $5\sim10\mu g/(kg \cdot d)$，1~5 岁 $5\sim6\mu g/(kg \cdot d)$，5~12 岁 $4\sim5\mu g/(kg \cdot d)$。

患儿一般治疗数周后食欲好转，腹胀消失，心率维持在正常范围，活动增多，语言进步，智能及体格发育改善。药物过量患儿可有颅缝早闭和甲状腺功能亢进临床表现，如烦躁、多汗等，须及时减量，4 周后再次复查。

对于 TSH 大于 10mU/L，而 FT_4 正常的高 TSH 血症，复查后 TSH 仍然增高者应予治疗，L-T4 起始治疗剂量可采用维持剂量，4 周后根据 TSH 水平调整。对于 TSH 始终维持在 6~10mU/L 的婴儿的处理方案目前仍存在争议，在出生头几个月内 TSH 可有生理性升高。对这种情况的婴儿，需密切随访甲状腺功能。

对于 FT_4 和 TSH 测定结果正常，而总 T_4 降低者，一般不需治疗。多见于 TBG 缺乏、早产儿或者新生儿有感染时。

对于幼儿及年长儿下丘脑-垂体性甲减，L-T4 治疗须从小剂量开始。如伴有肾上腺皮质功能不足者，须同时给予生理需要量可的松治疗，防止突发性肾上腺皮质功能衰竭。如发现有其他内分泌激素缺乏，应给予相应替代治疗。

十、随访

患者治疗后 2 周应进行首次复查。如有异常，调整 L-T4 剂量后 1 个月复查。1 岁内每 2~3 个月复查一次，1 岁以上 3~4 个月复查一次，3 岁以上 6 个月复查一次，剂量改变后应在

1个月后复查。治疗后在 1 岁、3 岁、6 岁时须进行智力发育评估和体格发育评估。

部分高 TSH 血症患者在随访过程中可发现血 FT_4 增高，须逐步减少服用的 L-T4 剂量，直至停药观察。

先天性甲减伴甲状腺发育异常者需要终身治疗，其他患儿可在正规治疗 2～3 年后尝试停药 1 个月，复查甲状腺功能、甲状腺 B 超或者甲状腺放射性核素显像。对于用药剂量较大的患者如要停药检查，可先减半量，1 个月后复查。如 TSH 增高或伴有 FT_4 降低，应给予甲状腺素终身治疗。停药后甲状腺功能正常者为暂时性甲状腺功能减退症，继续停药并定期随 1 年以上，注意部分患者 TSH 会重新升高。

十一、预防

(一)新生儿筛查

我国已将先天性甲减列入新生儿筛查的疾病之一，足月新生儿出生 72h 至 7 天，经充分哺乳后足跟采血，滴于专用滤纸片上测定干血滤纸片 TSH。该方法只能检出原发性甲减和高 TSH 血症，无法检出中枢性甲减、TSH 延迟升高的患者。有些国家采用 T_4＋TSH 同时筛查的方法，但是筛查成本高。由于技术及个体差异，约 5% 的先天性甲减患者无法通过新生儿筛查系统检出。因此，对甲减筛查阴性病例，如有可疑症状，临床医生仍然应该采血，再次检查甲状腺功能。

(二)孕妇的甲状腺功能监测

对患甲状腺疾病的孕妇进行甲状腺功能的监测，将甲状腺功能调整到正常范围，防止孕母甲减对胎儿的影响。

(三)防治碘缺乏和碘过量

对地方性碘缺乏地区应适量补充碘盐，防止碘缺乏，同时，对非缺乏地区，防止碘过量对甲状腺功能的影响。

(四)患儿的甲状腺功能检测

对伴有生长发育迟缓等症状的患儿及时进行甲状腺功能检测，防止甲状腺功能减退症对儿童生长发育的不良影响。

第二节　尿崩症

一、概述

尿崩症(DI)是一种以患儿完全或部分丧失尿浓缩功能的临床综合征，临床主要特征为烦渴、多饮、多尿和排出低比重尿。造成尿崩症的病因很多，根据不同病因可将尿崩症分为三种类型：①中枢性尿崩症；②肾性尿崩症；③精神性烦渴症。其中以中枢性尿崩症较多见。中枢性尿崩症是由于垂体抗利尿激素(ADH)即精氨酸加压素(AVP)分泌不足或缺乏所引起。

二、病因

引起尿崩症的病因较多,一般分为原发性尿崩症、继发性尿崩症及遗传性尿崩症三种,临床上按发病部位可分为中枢性尿崩症及肾原性尿崩症两大类。

(一)中枢性尿崩症

中枢性尿崩症由 ADH 缺乏引起,下丘脑及垂体任何部位的病变均可引起尿崩症,其中因下丘脑视上核与室旁核内神经元发育不良或退行性病变引起的最多见,在以往报道中约占50%。血浆 AVP 水平降低,导致尿渗透压降低,尿量增加。当合成 AVP 神经元部分受损或仍有 $10\%\sim20\%$ 分泌功能时,患儿可表现为部分性尿崩症。

中枢性尿崩症的病因大致可分为获得性、遗传性或特发性三种。

1.获得性

通常是由不同类型的损伤或疾病而造成:如①肿瘤:由颅内肿瘤引起的患儿至少占30%,如颅咽管瘤、垂体瘤、松果体瘤、神经胶质细胞瘤及黄色瘤等。②损伤:新生儿期的低氧血症、缺血缺氧性脑病均可在儿童期发生尿崩症。又如颅脑外伤、手术损伤及产伤等。③感染:少数患儿可由脑炎、脑膜炎及寄生虫病等引起。④其他:全身性疾病(白血病、结核病及组织细胞增生症等)、先天性脑畸形以及药物等。值得警惕的是有一些中枢性尿崩症实际上是继发于颅内肿瘤,往往先有尿崩症,多年后才出现肿瘤症状,由肿瘤引起的尿崩症在小儿至少约占30%,患者须定期做头颅影像学检查。

2.遗传性

遗传性(家族性)尿崩症较少见,仅占1%左右。目前了解的分子病理改变有垂体加压素基因(AVP-NP 口)。人 AVP-NP 口基因定位于 20p13,基因全长 2.6kb,包含 3 个外显子,由基因转录翻译编码形成 AVP。部分家族性单纯性尿崩症患者发现 A VP-NPⅡ基因有突变,大多为基因点突变,且突变类型及位点具有一定的异质性,有的呈现常染色体显性遗传,也有常染色体隐性遗传。其他能引起尿崩症的致病基因有 HESX1、HPE1、SIX3 及 SHH 等。

3.特发性

是儿童最常见的原发性尿崩症,即未发现原因的 ADH 缺乏。某些病例可能与中枢神经元的退行性变有关。大多为散发,发病较晚,无家族史,无 AVP-NPⅡ基因突变。

(二)肾性尿崩症

肾性尿崩症是一种遗传性疾病,为 X 伴性隐性遗传,少数为常染色体显性遗传。由于中枢分泌的 ADH 无生物活性或 ADH 受体异常,ADH 不能与肾小管受体结合或肾小管本身缺陷等所致远端肾小管对 ADH 的敏感性低下或抵抗而产生尿崩症。该型也可由于各种疾病如肾盂肾炎、肾小管酸中毒、肾小管坏死、肾脏移植与氮质血症等损害肾小管所致。

三、病理生理

由下丘脑视上核与室旁核内神经元细胞合成的 9 肽 ADH,以神经分泌颗粒的形式沿轴突向下移行,储存至神经、垂体,在特殊神经细胞和轴突中储存,并释放入血液循环。正常人

ADH 在深夜和早晨分泌增加,午后较低。ADH 的循环半衰期为 5min,通过肾小管膜和集合管的 V_2 受体对肾脏发挥作用,其主要生理功能是增加肾远曲小管和集合管上皮细胞对水的通透性,促进水的重吸收,使尿量减少,保留水分,使血浆渗透压相对稳定而维持于正常范围。位于下丘脑视上核和渴觉中枢附近的渗透压感受器同时控制着 AVP 的分泌和饮水行为。

　　ADH 的分泌主要受细胞外液的渗透压和血容量变化影响。正常人尿液渗透压在 50～1200mmol/L 之间,人体通过 ADH 的分泌保持血浆渗透压在 280～290mmol/L 之间。正常人在脱水时,血浆渗透压升高,血容量下降,前者刺激位于视上核的渗透压感受器,使 ADH 分泌增加,尿量减少,后者则引起下丘脑渴感中枢兴奋,饮水量增加,使血浆渗透压恢复到正常状态。反之,体内水分过多时,血浆渗透压下降,血容量增加,ADH 的分泌和口渴中枢的兴奋性均受到抑制,尿量增多,饮水停止,血浆渗透压恢复到正常。尿崩症者,由于 ADH 的分泌不足或肾小管对 ADH 不反应,水分不能再吸收,因而大量排尿,口渴,兴奋口渴中枢,大量饮水,使血浆渗透压基本上能保持在正常渗透压的高限,多数尿崩症患者血浆渗透压略高于正常人。对于口渴中枢不成熟的早产儿、新生儿及婴幼儿虽大量排尿,但不能多饮,则出现持续性高钠血症,造成高渗性脱水。

四、临床表现

　　尿崩症患者男性多于女性。自生后数月到少年时期任何年龄均可发病,多见于儿童期,年长儿多突然发病,也可渐进性。多尿或遗尿常是父母最早发现的症状。排尿次数及尿量增多,每日尿量多在 4L 以上,多者达 10L 以上(每天 300～400mL/kg 或每小时 400mL/m² 或者每天 3000mL/m² 以上)。晨尿尿色也可清淡如水。多饮在婴儿表现喜欢饮水甚于吃奶,儿童一般多喜饮冷水,即使在冬天也爱饮冷水,饮水量大致与尿量相等,如不饮水,烦渴难忍,但尿量不减少。儿童因能充分饮水,一般无其他症状,婴儿如不能适当饮水,常有烦躁、夜眠不安、发热、大便秘结、体重下降及皮肤干燥等高渗性脱水表现,严重者可发生惊厥昏迷。长期多饮多尿可导致生长障碍、肾盂积水及输尿管扩张,甚至出现肾功能不全。

　　颅内肿瘤引起继发性尿崩症,除尿崩症外可有颅压增高表现,如头痛、呕吐及视力障碍等。肾性尿崩症多为男性,有家族史,发病年龄较早。

五、实验室检查

(一)尿液检查

　　尿量多,尿色清淡无气味、尿比重低,一般为 1.001～1.005(约 50～200mmol/L),而尿常规、尿蛋白、尿糖及其他均为阴性。

(二)血肾功能及电解质检查

　　尿崩症者血钠正常或稍高,血浆渗透压多正常或偏高。如有肾脏受累,可有不同程度的肾功能异常。

(三)头颅 MRI 检查

　　了解下丘脑和垂体的形态改变,排除颅内肿瘤。一般尿崩症者其神经垂体高信号区消失,同时有侏儒症者可发现垂体容量变小。儿童颅内肿瘤常以尿崩症形式起病,故应对患儿进行长期随访。

(四)尿崩症特殊实验检查

1.禁水试验

主要用于鉴定尿崩症和精神性烦渴。于早晨 8 时开始,试验前先排尿,测体重、尿量、尿比重及尿渗透压,测血钠和血浆渗透压。于 1h 内给饮水 20mL/kg,随后禁饮 6～8h,每 1h 收集一次尿,测尿量、尿比重及尿渗透压,共收集 6 次,试验结束时采血测血钠及血浆渗透压。本试验过程中必须严加观察,如果患者排尿甚多,虽然禁饮还不到 6h,而体重已较原来下降 5% 或血压明显下降,立即停止试验。

正常人禁水后不出现严重的脱水症状,血渗透压变化不大,尿量明显减少,尿比重超过1.015,尿渗透压超过 800mmol/L,尿渗透压与血浆渗透压比率大于 2.5。完全性尿崩症患者尿量无明显减少,比重<1.010,尿渗透压<280mmol/L,血浆渗透压>300mmol/L,尿渗透压低于血渗透压。部分性尿崩症血浆渗透压最高值<300mmol/L;若尿比重最高达 1.015 以上,尿渗透压达 300mmol/L 或尿渗透压与血渗透压比率≥2,则提示 ADH 分泌量正常,为精神性烦渴。

2.禁饮结合加压素试验

用于中枢性尿崩症与肾性尿-崩症的鉴别。先禁水,每小时收集尿一次,测尿比重及渗透压。待连续 2 次尿渗透压差<30mmol/L 时,注射水溶性加压素 0.1U/kg,注射后每 1h 测定尿比重或尿渗透压,连续 2～4 次。正常人注射加压素后,尿渗透压不能较禁饮后再升高,少数增高不超过 5%。有时还稍降低,中枢性尿崩症者禁饮后,尿渗透压不能显著升高,但在注射加压素后,尿渗透压升高,且超过血浆渗透压,尿量明显减少,比重达 1.015 以上,甚至1.020,尿渗透压达 300mmol/L 以上;部分性中枢性尿崩症患者,禁饮后尿渗透压能够升高,可超过血浆渗透压,注射加压素后,尿渗透压可进一步升高;如用加压素后反应不良,尿量及比重、尿渗透压无明显变化,可诊断为肾性尿崩症。

六、治疗

(一)一般治疗

1.护理

准确记录患儿的饮水量和尿量,监测患儿体温,观察患儿有无发热、头晕、烦躁、疲倦、无汗、皮肤干燥等高渗性脱水表现。

2.营养管理

由护士对患儿的营养状况进行初始评估,一般尿崩症患儿都有营养不良的风险,护士向主管医师报告后通知营养科医师会诊,临床营养医师完成营养专业评估,与主管医师、患者、家属及其他与患儿饮食营养服务有关人员共同制订营养治疗方案,按照已制订的营养治疗方案对患儿进行营养治疗,同时进行与营养治疗相关的健康教育。

3.心理治疗

尿崩症患者会经常口渴、多饮多尿而产生焦虑,在对患者进行心理评估的同时,向患者进行解释说明,缓解患者的不良心理状况。

(二)对症治疗

1.1-脱氨 8-右旋精氨酸加压素(DDAVP)

为合成的 AVP 类似物。常用的口服片有去氨加压素,每次 $30\sim100\mu g$,每天 $1\sim2$ 次。DDAVP 的不良反应很小,偶会引起头痛或腹部不适,药物过量会引起水中毒。

2.加压素

即长效尿崩停,为混悬液,用前须稍加温并摇匀,再进行深部肌内注射,开始注射剂量为 $0.1\sim0.2mL$,作用可维持 $3\sim7$ 天,须待多饮、多尿症状出现时再给用药,并根据疗效调整剂量。用药期间应注意控制患儿的饮水量,以免发生水中毒。

(三)病因治疗

对有原发病灶的患儿必须针对病因治疗。肿瘤可手术切除。特发性中枢性尿崩症,应检查有无垂体及其他激素缺乏情况。

七、并发症及处理

(一)脱水和电解质紊乱

纠正脱水和电解质紊乱。

(二)脑水肿

应用呋塞米利尿,严重者应用甘露醇脱水治疗。

第三节　先天性肾上腺皮质增生症

一、概述

先天性肾上腺皮质增生症(CAH)是一组以肾上腺皮质细胞类固醇激素合成障碍为主要特征的常染色体隐性遗传性病。总体发病率为 1:(10000~20000 活产婴儿),因地区、人种和型别而异。国内 2002 年某地区首个新生儿筛查 21-羟化酶缺陷,2007 年始全面筛查分别得出患病率为 1:16466~1:12200。目前已明确的皮质醇合成通路中酶的缺陷有 6 种类型,同一个酶的缺陷也可因突变基因型不同使酶缺陷程度不一。以上使 CAH 的总体诊断和处理具有复杂和多元性:包括了产前诊断、新生儿筛查、不同酶缺陷的诊治方式,婴儿期肾上腺危象的预防和处理,儿童期为保证正常线性生长的治疗,青春期为保证正常青春发育和远期生殖能力的处理,远期代谢合并症的预防和监控乃至心理和生活质量的干预。其中因失盐型在婴儿早期因肾上腺危象导致的死亡率可达 4%~10%;新生儿筛查和早期诊治可使死亡率下降。

二、病因

与所有酶缺陷的遗传代谢病一样,不同酶缺陷的 CAH 将发生相应类固醇激素(终产物)的缺乏和所缺陷酶的相应阶段的前体(中间代谢产物)堆积和旁路代谢亢进所致产物增多,引起不同的相应症状。目前较明确的 6 种酶的缺陷,分别发生不同相应型别的 CAH。其中最常见的是 21-羟化酶缺陷,占 95%;其次为 11-羟化酶缺陷、17α-羟基脱氢酶、17,20 裂解酶缺陷和 3β-羟基脱氢酶缺陷,分别占 1% 左右;此外还有胆固醇侧链剪切酶、类固醇快速调节蛋白(StAR)缺陷。近年还发现了肾上腺皮质氧化还原酶(POR)缺陷。这些酶所编码的基因均已被克隆,结构和功能的关系大多已明确;对指导临床诊治和遗传咨询有积极的指导意义。

三、诊断

按肾上腺皮质类固醇合成异常状况 CAH 总体临床发病表现可依据以下三大类临床表现作为诊断线索:婴幼儿期失盐、雄激素合成过多和雄激素合成不足致男性生殖器男性化不全和青春发育障碍。

由于 21-羟化酶缺陷(21-OHD)是最常见的类型,以下内容主要是 21-OHD 的诊治。诊断须依据临床表现、内分泌激素检查综合判断,必要时进行基因诊断。

(一)临床症状和体征

1.失盐表现

21-OHD 失盐型患儿在生后 2~4 周内或婴儿早期发病,在有或无诱因时表现为急性低血容量性休克的肾上腺危象,未及时诊治可致命。部分患者的危象由应激因素诱发,如轻重不等的感染、外伤、手术甚至预防接种。慢性失盐表现为软弱无力、慢性脱水状态、恶心呕吐、腹泻和喂养困难。

2.雄激素合成过多表现

女性患儿(46,XX)出生时有不同程度的外阴男性化。轻者出生时仅轻度阴蒂肥大,随年龄加重。严重者阴蒂似阴茎,外阴酷似完全性阴囊型尿道下裂伴隐睾的男性(但有完全正常的女性内生殖器卵巢和子宫、输卵管等结构)。中间状态为阴蒂肥大伴不同程度的大阴唇背侧融合和阴囊化;尿、阴道分别开口或共同一个开口。迟发型在青春期因多毛、阴毛早生、阴毛浓密和(或)似男性倒三角状分布,嗓音低沉,甚至无女性性征发育或原发性闭经就诊。男性患儿(46,XY)出生时外阴无明显异常,使新生儿期失盐危象时因之被忽视了对本症的诊断。2 岁后开始(早迟不一)发生阴茎增大伴阴毛早生等外周性性早熟表现。两性幼儿期都可有体毛增多、阴毛早生和多痤疮。

3.其他

不同程度的皮肤、黏膜颜色加深,位于齿龈、外阴、乳晕、掌纹和关节皱褶部位;部分患儿可无皮肤、黏膜颜色加深。

4.不同型别的表现

典型的 21-OHD 大多以失盐或伴雄激素过多表现起病,但因基因型复杂使临床表现呈现出轻至典型严重的宽阔谱带。结合诊治需要,一般将 21-OHD 分为 3 个类型:

(1)典型失盐型。呈严重失盐伴不同程度的雄激素增高表现。

(2)单纯男性化型。以不同程度的雄激素增高为主要表现,无明显失盐。应激事件可诱发危象。

(3)非典型或称迟发型。一般无症状,多因阴毛早生、骨龄提前或月经稀发,原、继发闭经等就诊。

(二)辅助检查

1.染色体核型分析

对有失盐危象的新生儿或婴儿,不论有无外阴性别模糊者都须作染色体核型分析。某些伴肾上腺发育缺陷的患儿可以是 46,XY 的 DSD,例如 SF-1(NR5A1)基因突变的男性患儿,以失盐起病,外阴可以完全似女性。

2.生化改变

典型的 21-OHD 失盐型患者未经皮质醇补充治疗或替代不足时有不同程度的低钠和高钾血症,可伴酸中毒和低血糖。血容量不足有高钾血症时拟似失盐型的 CAH。

3.内分泌激素

(1)血清皮质醇和 ACTH。早上 8 时皮质醇低下、ACTH 升高支持原发性皮质醇合成减低。但酶活性减低程度轻者,两者都可以在正常范围内,尤其非应激情况下。对 3 月龄以下,睡眠-觉醒节律未建立的婴儿,不强调早上 8 时抽血,在患儿白天醒觉时抽血为宜。

(2)血清 17-OHP。17-OHP 升高是 21-羟基脱氢酶缺陷重要的激素改变;是诊断和治疗监测的重要指标。17-OHP 基础值因年龄、性别和酶缺陷类型和程度而异,须参照按年龄的正常参照值判断。该激素有昼夜的变化,一般上午较高,故血标本不迟于早上 8 时抽取为宜。

按 2010 年欧洲内分泌学会临床指导委员会发布的 21-羟化酶缺陷的临床应用诊治指南,17-OHP 对诊断 21-OHD 的参照值如下:

按基础的 17-OHP 值划分为 3 个区段指导诊断和分型:①17-OHP＞300nmol/L(10000ng/dL)时考虑为典型的 21-OHD(包括失盐型和单纯男性化型)。②17-OHP 在 6～300nmol/L(200～1000ng/dL)时考虑为非典型。③17-OHP＜6nmol/L(200ng/dL)时不太支持 CAH 或为非典型。但临床拟似诊断时,则将和第二种情况一样,均须作 ACTH 激发试验,按激发值判断。对第 2、3 种基础值须做激发试验时,按 ACTH 激发后的 17-OHP 建议判断界值为:17-OHP＞300nmol/L(10000ng/dL)时考虑为典型的 21-OH 缺陷,在 31～300nmol/L(1000～10000ng/dL)时考虑为非典型的,17-OHP＜50nmol/L(1666ng/dL)时不支持 21-OH 缺陷的诊断或考虑为杂合子携带者(需基因诊断确定)。

(3)血清雄激素。判断血清中肾上腺来源的雄激素:雄烯二酮、硫酸去氢表(DHEAS)和睾酮的测值时须注意年龄变化规律,尤其是男孩宜按照按年龄的正常参照值判断。21-OHD 患者改变较敏感和显著升高的是雄烯二酮,其次是睾酮。DHEAS 升高的敏感性和特异性不强。

男孩生后 7～10 天内因胎儿睾丸受胎盘 hCG 影响,血清雄激素可达青春期水平。其后下降,至 1 个月后又可因小青春期再度升高,但此时还可伴 LH 和 FSH 的升高。

(4)肾素-血管紧张素和醛固酮。典型失盐型 21-OHD 患者的肾素活性(PRA)升高,但它并非是诊断 21-OHD 的特异性指标。而 PRA 低下时可除外 21-OHD 的诊断。对单纯男性化型的 21-OHD 患者,PRA 升高是 9α-氟氢可的松替代的依据。醛固酮低下支持 21-OHD;但至少有 1/4 的 21-OHD 患儿的醛固酮在正常范围内。如 PRA 和醛固酮在"正常范围"不能排除

21-OHD 诊断。新生儿和小婴儿有生理性醛固酮抵抗,测得高值时易被误导。

4. 影像学检查

对出生时性别模糊者应按性发育障碍(DSD)的诊断流程,在生后一周内作 B 超检查有无子宫(女性患儿因受母亲雌激素影响,在生后 2 周内子宫增大,使 B 超能清晰显示)。这得以在染色体核型分析结果出来之前对性别判别有参考意义。儿童期起病者 B 超和 CT/MRI 等可显示双侧增大的肾上腺,可与肾上腺肿瘤或其他肾上腺发育不良、萎缩所致皮质醇减低鉴别;部分小婴儿和新生儿患者也可见增大,但可以是正常大小。如 MRI 显示肾上腺有类脂样密度,可提示类脂增生性 CAH 诊断。

5. 基因检测

对临床高度拟似,但实验室检查结果不典型者,可做相应基因检测以获确诊。

(三)分型

按照临床和实验室检查结果,综合判断诊断不同 CAH 类型和 21-OHD 的相应分型,以制订治疗方案。不同类型的 CAH 的临床和生化、内分泌激素改变,因酶缺陷不同而异。部分类似 21-OHD,但有些可以低雄激素血症为主要就诊原因。

四、治疗

诊断一经明确应立即治疗,治疗药物剂量因人、因病情轻重而异。女性患者及失盐型男女患者应终身治疗。

(一)糖皮质激素

首选氢化可的松(HC)或醋酸可的松治疗,按每日 $10\sim20mg/12$ 计算,总量一般分 $2\sim3$ 次,每 $8\sim12h$ 服用 1 次。新生儿开始治疗剂量宜大些,以抑制 ACTH 分泌和纠正水、电解质紊乱。在应激情况下,如感染或手术,剂量须加倍($2\sim3$ 倍)。

糖皮质激素治疗剂量应该个体化。一般以患者获得正常的线性生长为有效治疗的标准。生长快于正常同龄者为治疗量不足,而生长慢于正常同龄者为治疗量过度。药物剂量过度时,体重亦增加明显。定期的体格检查可以监测性发育情况,定期手腕部位的 X 线片可以判断骨骼发育情况。用药剂量应根据生长速率、骨成熟度、17-OHP、睾酮以及 ACTH 等指标综合分析调整。

大多数治疗有效的女性患者,可在正常年龄出现初潮,当控制欠佳时,初潮延迟。单纯男性化型患者,有些男孩要到 $3\sim7$ 岁才能明确诊断,他们的骨龄可比实际年龄提前 5 岁或更多,并且提前开始青春发育,启动下丘脑-垂体-性腺轴功能。对于这类真性性早熟,可以用促性腺激素释放激素类似物治疗,例如醋酸亮丙瑞林。

(二)盐皮质激素

21-羟化酶缺乏症患儿无论是否失盐,其血浆肾素活性都很活跃,应用 9α-氟氢可的松可协同糖皮质激素作用,使 ACTH 分泌进一步减少。一般口服 9α-氟氢可的松的剂量 $0.05\sim0.1mg/d$,失盐难纠正者可加大 9α-氟氢可的松至 $0.2\sim0.3mg/d$,每日饮食中加入 $1\sim2g$ 盐。盐皮质激素使用过量时会出现心动过速和高血压。婴儿早期,应该定期复查血清电解质浓度。

血浆肾素活性测定是检测疗效的有效手段。

(三)急性肾上腺皮质功能衰竭处理

①纠正脱水：轻、中度脱水，在最初 2h 内静滴 5%～10% 葡萄糖生理盐水 20～40mL/kg。②纠正低血钠：补钠量(mmol/L)按(135-测得值)×0.6×体重计算，初 8～12h 给予总量的一半，余半量放入维持量中补给；可用 9α-氟氢可的松 0.05～0.1mg/d 口服。③纠正严重高血钾：按葡萄糖 0.5g/kg 加胰岛素 0.3U/kg 静滴。④补充 HC 100～200mg/(m^2·d)或醋酸可的松 125～250mg/(m^2·d)，分 3 次口服，1 周后减量，3～4 周后减至维持量。

(四)外科治疗

女性患者呈现明显男性化时，在药物控制前提下可行外阴矫治术，一般在 4～12 个月可行外生殖器矫形手术。手术切除肥大部分，保留神经血管束。

五、预 防

(一)新生儿筛查

目前许多国家已经开展了针对 21-羟化酶缺乏症的新生儿筛查。具体方法是新生儿生后 3d，在脚跟部位采血数滴于滤纸片上，测定干血滤纸片中 17-羟孕酮的水平，同时还可测定干血中促甲状腺素和苯丙氨酸水平，进行先天性甲状腺功能减退症和苯丙酮尿症的新生儿筛查。干血滴纸片法作为初筛，如结果异常，需要招回，再次采血测定 17-羟孕酮，以及测定血电解质、ACTH 及睾酮等。新生儿筛查是早期诊断，目的是①预防危及生命的肾上腺皮质危象及盐皮质功能不足而导致的死亡；②预防女性患儿由于外生殖器男性化造成性别判断错误；③预防过多雄激素造成患儿日后身材矮小及心理生理发育等障碍。

(二)产前诊断

患儿家庭再生育要进行遗传咨询。因 CAH 是常染色体隐性遗传病，每生育一胎就有 1/4 概率为 CAH 患者，因此，对家族中有本病先证者的孕妇要在妊娠中期抽取羊水或者早期取绒毛膜抽提 DNA，进行产前基因分析和诊断。

参考文献

[1]江载芳,申昆玲,沈颖.诸福棠实用儿科学[M].8版.北京:人民卫生出版社,2015.

[2]罗小平,刘铜林.儿科疾病诊疗指南[M].3版.北京:科学出版社,2018.

[3]廖清奎.儿科症状鉴别诊断学[M].3版.北京:人民卫生出版社,2016.

[4]赵祥文.儿科急诊医学[M].4版.北京:人民卫生出版社,2015.

[5]倪鑫,沈颖.儿科诊疗常规[M].北京:中国医药科技出版社,2013.

[6]赵春,孙正芸.临床儿科重症疾病诊断与治疗[M].北京:北京大学医学出版社,2015.

[7]王晓青,高静云,郝立成.新生儿科诊疗手册[M].北京:化学工业出版社,2013.

[8]史郭兵,张伶俐,袁洪.儿科专业[M].北京:人民卫生出版社,2017.

[9]黄力毅,李卓.儿科疾病防治[M].北京:人民卫生出版社,2015.

[10]魏克伦.儿科诊疗手册[M].2版.北京:人民军医出版社,2013.

[11]洪庆成,王薇.实用儿科新诊疗[M].上海:上海交通大学出版社,2011.

[12]严超英.儿科查房实录[M].2版.北京:人民军医出版社,2011.

[13]姜红.儿科程序诊疗手册[M].北京:化学工业出版社,2010.

[14]蔡维艳.儿科疾病临床诊疗学[M].北京:世界图书出版社,2013.

[15]夏慧敏,龚四堂.儿科常见疾病临床诊疗路径[M].北京:人民卫生出版社,2014.

[16]文飞球.儿科临床诊疗误区[M].长沙:湖南科技出版社,2015.

[17]封志纯.儿科重症医学理论与诊疗技术[M].北京:北京大学医学出版社,2011.

[18]金玉莲.基层儿科医师诊疗大全[M].合肥:安徽科学技术出版社,2013.

[19]罗嫚丽,严慧,张淑敏.儿科危急重症[M].北京:化学工业出版社,2013.

[20]程力平,张群威,杨亚东.实用儿科疾病诊疗手册[M].西安:西安交通大学出版社,2014.

[21]薛征.儿科疾病[M].北京:科学出版社,2011.

[22]王川平.儿科疾病用药手册[M].北京:人民军医出版社,2011.

[23]童笑梅,汤亚南.儿科疾病临床概览[M].北京:北京大学医学出版社,2012.